权威·前沿·原创

皮书系列为
"十二五""十三五""十四五"时期国家重点出版物出版专项规划项目

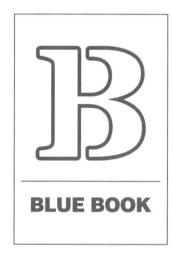

BLUE BOOK

智 库 成 果 出 版 与 传 播 平 台

医院蓝皮书

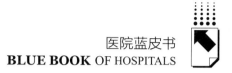

BLUE BOOK OF HOSPITALS

编委会主任 / 曹荣桂　张宗久

中国智慧医院发展报告（2022）

ANNUAL REPORT ON THE DEVELOPMENT OF SMART HOSPITALS IN CHINA (2022)

智慧医院建设，推动医院高质量发展

主　　　编 / 庄一强　廖新波
副　主　编 / 王兴琳　徐权光　吴庆洲　李　琼
广州艾力彼医院管理中心 / 研创

社会科学文献出版社
SOCIAL SCIENCES ACADEMIC PRESS（CHINA）

图书在版编目（CIP）数据

中国智慧医院发展报告.2022：智慧医院建设，推动医院高质量发展/庄一强，廖新波主编.--北京：社会科学文献出版社，2022.8
（医院蓝皮书）
ISBN 978-7-5228-0511-5

Ⅰ.①中… Ⅱ.①庄… ②廖… Ⅲ.①医院-管理-信息化建设-研究报告-中国-2022 Ⅳ.①R197.324

中国版本图书馆 CIP 数据核字（2022）第 137650 号

医院蓝皮书

中国智慧医院发展报告（2022）
——智慧医院建设，推动医院高质量发展

主　　编/庄一强　廖新波
副 主 编/王兴琳　徐权光　吴庆洲　李　琼

出 版 人/王利民
组稿编辑/周　丽
责任编辑/李　淼
责任印制/王京美

出　　版/社会科学文献出版社·城市和绿色发展分社（010）59367143
　　　　　地址：北京市北三环中路甲 29 号院华龙大厦　邮编：100029
　　　　　网址：www.ssap.com.cn
发　　行/社会科学文献出版社（010）59367028
印　　装/三河市东方印刷有限公司

规　　格/开　本：787mm×1092mm　1/16
　　　　　印　张：21.75　字　数：326 千字
版　　次/2022 年 8 月第 1 版　2022 年 8 月第 1 次印刷
书　　号/ISBN 978-7-5228-0511-5
定　　价/158.00 元

读者服务电话：4008918866

《中国智慧医院发展报告（2022）》
编 委 会

广州艾力彼医院管理中心

广州艾力彼医院管理中心（以下简称"艾力彼"），是一家以大数据为基础的独立第三方医院评价机构，它结合十多年来医院竞争力排名、智慧医院排名所累积的经验与数据库，建立对医院的综合竞争力和专科能力评价体系、星级医院评价、智慧医院 HIC（Hospital Information Competitiveness）评价。其医院评价标准于 2019 年获得 ISQua（International Society for Quality in Health Care）国际医疗质量协会（WHO 战略合作机构）的国际认可证书，是中国大陆首个获得国际认可的第三方医院评价标准。2021 年，艾力彼的"认证官培训体系"也获得 ISQua 的国际认可证书。同时，艾力彼是亚洲首个获准采用世界银行医疗伦理原则的第三方医院评价机构，还是广东省卫生经济学会绩效管理与评估分会会长单位、广东省器官医学与技术学会创新技术发展与评价分会会长单位。此外，2018 年经广东省教育厅批准，艾力彼成为南方医科大学卫生管理学院的在校生实习基地、2021 年进一步获批准为广东省联合培养研究生示范基地。2021 年 9 月，艾力彼医院评价研发人员担任广州中医药大学社会医学与卫生事业管理（医院评价学方向）研究生导师。

艾力彼愿景：以大数据为基础，努力成为中国最佳的第三方医院暨创新医疗产业评价机构，与国际接轨。

艾力彼使命：推动医院管理职业化、推动医疗数据透明化、推动医疗产业智慧化、推动创新产品价值最大化。通过医院竞争力排名、星级医院评价、医疗设备运营效益研究（MEPM）、等级医院评审"红绿灯"项目、医院管理咨询和艾力彼医管培训课程，努力推动医院管理职业化；通过大数据挖掘与研究、智慧医院 HIC 评价与咨询、智慧医院 HIC 排名、医疗企业 MIT 排名、北极星医院运营与绩效对标等数据产品，努力推动医疗数据透明化、推动医疗产业智慧化。

艾力彼组织开展医院第三方评价、医疗大数据、医院专科发展、医技科室排名、医院运营效率、民营医院投融资及投后管理与发展战略等学术研究，先后在各类医管杂志发表几十篇医院管理论文；核心成员主编《中国智慧医院发展报告》系列、《中国医院竞争力报告》系列（2016~2022）、《中国医院评价报告》系列（2018~2020）、《中国民营医院发展报告》、《医院品牌战略》，主译《JCI 评审标准第四版》等十几部专著。其中《中国医院竞争力报告（2017~2018）》在 2019 年第十届皮书评选中获得"优秀皮书奖"，在参评的 400 余本皮书中排名第 37 名，在大健康类皮书中排名第 1 名。

主要编撰者简介

庄一强 博士，艾力彼创始人，兼任中国器官移植发展基金会副秘书长，中国医院协会原副秘书长（全职驻会），广东省器官医学与技术学会创新技术发展与评价分会会长，中国研究型医院学会QSHE管理专委会副主委，中国卫生信息与健康医疗大数据学会中医药专委会常委，广东省医院协会顾问，中国社会科学院社会科学文献出版社皮书研究院理事会常务理事，福建省医疗保障研究院学术研究和工作指导委员会委员，香港医务行政学院HKCHSE副院士。长期从事医院管理研究、评价和教学工作，开设"医疗大数据与第三方评价"以及"医院评价学"课程，从2021年起招收社会医学与卫生事业管理（医院评价学方向）硕士研究生。"中国医院竞争力"排名、星级医院评价、智慧医院HIC评价、北极星医院运营与绩效对标体系创始人；研究并发布中日韩最佳医院100强、中国·东盟最佳医院100强、中国·中东欧最佳医院100强等国际榜单；发表医院管理论文数十篇；主编及主译十几本医管类书籍，包括《中国智慧医院发展报告（2022）》、《中国医院竞争力报告》系列（2016~2022）、《中国医院评价报告》系列（2018~2020）、《中国民营医院发展报告》系列（2014~2015）、《JCI评审标准第四版》、《医院品牌战略》、《医患关系思考与对策》、《医院品牌营销实战解码》以及2008年汶川地震后所编写的《当苦难来临时》，记录大灾大难中的逆行者、医务人员的人道主义精神。其中《中国医院竞争力报告（2017~2018）》在2019年第十届皮书评选中获得"优秀皮书奖"，在参评的400余本皮书中排名第37名，在大健康类皮书中排名第1名；曾主持20

个大城市 100 多家"大型医院品牌研究与评价"项目、1000 家"县级医院的生存发展与评价调研"。目前是三家上市民营医院的独立董事。

廖新波 1982 年广州医学院本科毕业，工商管理硕士。中国医师协会智慧医疗专委会副主任委员，曾任广东省人民医院副院长，广东省卫生厅副厅长、巡视员。在医院任职期间极力推进医院信息化管理；在政府部门任职期间专注医改政策研究，出版专著《医改，何去何从》，深谙医院管理之规律。2016 年以来，持续关注基层医疗、医院信息化建设和智慧医院建设。

王兴琳 管理学博士，广州艾力彼医院管理中心执行主任，联合创始人，总裁，艾力彼医管学院院长，广东省卫生经济学会绩效管理与评估分会会长，广东省卫生经济研究院研究员。2011~2014 中国医院竞争力排名研究负责人，中国医院竞争力星级医院评价评定委员会专家、智慧医院 HIC 评定委员会专家、专科质量与安全评价共享平台（HQ-Share）创始人之一。蓝皮书《中国医院竞争力报告》系列（2016~2021）与《中国医院评价报告》系列（2018~2020）副主编，《医患关系思考与对策》副主编，《医院品牌战略》编委，《医院品牌营销实战解码》作者之一。专注于医院运营管理研究，主持和提供过国内上百家医院的定量、定性管理咨询服务。

徐权光 渥太华大学管理学硕士，广州艾力彼医院管理中心副主任，北极星医院运营与绩效对标体系创始人之一。曾就职于医疗领域全球领先的咨询顾问公司 IMS Health。拥有超过 30 年国内外医疗健康大数据管理、医院信息化建设与咨询领域的实战经验。领导开展了近 30 个大数据咨询项目。参与开发了国内外上百个医疗医药大数据产品。参与编写了《中国医院竞争力报告（2019~2020）》。广东省器官医学与技术学会创新技术发展与评价分会常务委员。

吴庆洲 主任医师、大校军衔。现任广州艾力彼医院管理中心智慧医院

HIC首席顾问、广东省卫生经济学会副秘书长兼信息分会副会长、广东省卫健委绩效考核核心专家成员、广东卫生经济研究院副院长。曾任解放军广州军区计算机专业委员会主委、联勤部卫生部信息中心主任，广东省医院协会后勤管理专业委员会委员，广东省计算机信息网络协会副会长，中国人民解放军驻港部队医院副院长，中国人民解放军驻港部队卫生处处长，中国人民解放军第458医院（解放军南部战区空军医院）副院长。专注于医院管理和智慧医院建设研究，曾负责原广州军区几十家军队医院信息系统组网建设工作，有丰富的信息规划、建设实战经验，曾获中国医院优秀CIO。参与编写《中国智慧医院发展报告（2022）》《中国医院评价报告（2020）》。

李 琼 主治医师，现任广东省器官医学与技术学会创新技术发展与评价分会副秘书长，广州艾力彼医院管理中心副主任。毕业于武汉大学医学院临床医学专业，武汉大学商学院EMBA。曾任武汉大学中南医院主治医师、美年大健康管理中心院长；曾于美国默沙东、先灵葆雅等跨国企业任中高层管理职务；参与《中国医院竞争力报告》系列（2020~2022）的编写；主要研究方向为"产学研医投"的产业政策、行业动态与发展、转化医学、创新科技赋能医管等，领域包括MED（医疗仪器设备）、IVD（体外诊断设备）、HIT（医院智慧技术）；研究项目主要有MEPM（医疗设备运营效益分析）、医技百千万工程等，从管理学角度为医技平台专业能力提升提供咨询服务。

序　言

2021 年 10 月，国家卫健委发布《公立医院高质量发展促进行动(2021~2025 年)》，提出将信息化作为医院基本建设的优先领域，建设电子病历、智慧服务、智慧管理"三位一体"的智慧医院信息系统，完善智慧医院分级评估顶层设计，提高医疗服务的智慧化、个性化水平。

广州艾力彼医院管理中心从第三方角度对医院进行序化评价和排名研究，目前已拥有一套成熟的医院评价体系。2015 年首次发布中国智慧医院HIC500 强排行榜，从医院基本情况、信息化基础建设及认证、智慧医院建设投入、智慧医院创新应用、行业影响力五大维度对医院智慧化进行分层分类的研究与评价，为智慧医院的发展提供行业标杆与发展方向。随着国家对医院信息化建设的要求不断提高，艾力彼于 2022 年推出《医院蓝皮书：中国智慧医院发展报告（2022）》。

"十四五"时期，面对复杂的国际形势，我国智慧医疗技术发展必须自立自强，立足于技术创新和研发。近几年来，艾力彼一直对医院的转化医学进行调研和评价，并在 2021 年首次推出转化医学最佳医院排行榜，推动国家智慧医疗技术的创新和转化医学研究的发展。

智慧医院及转化医学的进一步提升需要"产学研医投"的协同发展与医疗相关企业的通力合作，包括 MIT 三个细分行业。M 代表 MED（Medical Equipment and Device，医疗仪器设备），I 代表 IVD（In Vitro Diagnostic，体外诊断设备），T 代表 HIT（Hospital Information Technology，医院智慧技术）。为了提高医院信息竞争力及转化医学的研究能力，艾力彼于 2021 年首

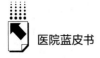

次发布 HIT 医院智慧技术·医院满意度排行榜；并将于今年首次发布 MED 医疗仪器设备智慧化·医院满意度排行榜及 IVD 体外诊断设备智慧化·医院满意度排行榜。

本书作为一个行业性的年度发展报告，我期待它的出版能为我国智慧医院的建设提供有价值的行业信息与决策依据。

曹荣桂

中国医院协会创会会长、 原卫生部副部长

2022 年 6 月 6 日

前　言

习近平主席指示："创新是一个民族进步的灵魂，是一个国家兴旺发达的不竭动力，也是中华民族最深沉的民族禀赋。在激烈的国际竞争中，惟创新者进，惟创新者强，惟创新者胜。"[①]

2016 年国务院印发《国家创新驱动发展战略纲要》，其中强调：推动创新创业，激发全社会创造活力；壮大创新主体，引领创新发展；优化区域创新布局，打造区域经济增长极。国家对医疗卫生领域创新转化越来越重视，频频出台政策增进创新成果落地。在国家发布的《"十四五"优质高效医疗卫生服务体系建设实施方案》中，将国家医学中心和国家区域医疗中心建设作为重点工作任务，要形成一批医学研究高峰、成果转化高地、人才培养基地、数据汇集平台，集中力量开展核心技术攻关，推动临床科研成果转化，加快解决一批药品创新研发、医疗设备、医学检验、医学数据、医学信息化等领域"卡脖子"问题。

医院高质量发展离不开尖端技术和创新科技在医疗中的应用。艾力彼以推动医院创新、转化为使命，响应创新中国战略，结合医疗行业、产业的特点，率先提出"产学研医投"即医疗产业、高校、研究所、医院、投资机构的融合发展战略。艾力彼在多年医院量化评价、智慧医院 HIC 评价、转化医学产业化评价的基础上进一步推动医疗企业 MIT 智慧化的评价工作。希望推动"智慧医院、机器人应用、智慧检验、影像未来、新超声、智慧化药事管理、大介入、医院物联"的创新发展。

[①] 《习近平谈治国理政》，外文出版社，2014，第 59 页。

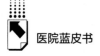

医院创新力如何在智慧化条件下，促进医院高质量发展，提升专科竞争力，是一个值得认真研究的课题。《医院蓝皮书：中国智慧医院发展报告（2022）》的出版希望以科技赋能医院管理提高专科诊断与治疗水平为出发点，推陈出新，树立在医疗领域的创新标杆，为推动中国医院创新力带来启示！

庄一强博士

广州艾力彼医院管理中心主任

广东省器官医学与技术学会创新技术发展与评价分会会长

2022 年 6 月 6 日

摘　要

　　《医院蓝皮书：中国智慧医院发展报告（2022）》是根据广州艾力彼智慧医院排行榜的两个系列排名——智慧医院 HIC 系列和医疗企业 MIT 的排名结果进行横向和纵向的对比研究、总结分析而成的年度行业报告。本报告秉持数据说话、时间说话的原则，通过统计分析、文献整理、数据比较、定量和定性分析方法对全国多家不同层级的智慧医院进行系统的分析，挖掘目前国内智慧医院和医疗企业发展存在的问题，探索未来智慧医院高质量发展的前景，为医院管理者提供有价值的决策参考。

　　本报告主题为"智慧医院建设，推动医院高质量发展"，分析中国智慧医院和智慧医疗产业的现状、发展前景，同时根据 2022 年艾力彼排行榜的结果对智慧医院进行分层分类分析以及对智慧医疗设备产业满意度进行分析，并精选优秀的智慧医院案例供医院管理者参考。其一，从现状和前景看，中国医院信息化和智慧化发展还处于成长期，往高速区发展还需要将 AI、5G、区块链、物联网等新技术完全融合并应用到智慧医院中；医疗企业作为智慧医疗关键技术的主要提供方，随着智慧医疗市场需求高速增长和规模迅速扩张，加上行业政策的引导扶持，医疗企业将面临重大变革和转型。其二，从分层分类的角度分析，顶级医院信息竞争力与其医疗实力一样位居前茅，地级城市医院、专科医院具备较高的信息竞争力，社会办医医院信息竞争力偏弱。其三，从智慧医疗设备产业医院满意度方面进行分析，医疗仪器设备（MED）和体外诊断设备（IVD）的医院满意度排行榜上榜企业总部主要集中在上海、北京和深圳等经济发达地区。两个榜单国产品牌上榜数量均多于外国品牌，说明国产品牌具有较大的发展潜力和市场竞争力；HIT 医院智慧技术·医院满意度排行榜上榜的厂家主要为上海、北京、浙江、广东的品牌，总数超过 70%。

关键词： 智慧医院　医疗企业　医疗设备　医院排名

目 录 ↖↘

Ⅰ 总报告

Ⅱ 专题篇

Ⅲ 智慧医疗服务篇

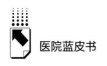
Ⅳ　智慧医疗产业篇

Ⅴ　智慧医院助力社会办医发展篇

Ⅵ　案例篇

Ⅶ 附 录

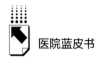
皮书数据库阅读 **使用指南**

总 报 告

General Report

B.1

2022年智慧医院及医疗产业
智慧化发展报告

庄一强　徐权光　刘剑文 *

摘　要： 本报告以艾力彼研发的智慧医院 HIC 双横双纵评价矩阵，利用"云大物移智"综合评价智慧医院的发展现状。从 2022 年智慧医院 HIC 排名，可以看到智慧医院的发展前景包括去时空医疗以及区块链、元宇宙技术对医院智慧化的长远影响。作为智慧医疗关键技术的主要提供方，随着智慧医疗市场需求高速增长和规模迅速扩张，加上行业政策的引导扶持，医疗企业 MIT 将面临重大变革和转型。本报告通过回顾近年来智慧医疗的政策环境，以及分析医疗企业 MIT 智慧化发展水平，为构建智慧医疗生态系统的参与者提供决策依据。

关键词： 智慧医院　智慧医疗　医疗产业　MIT

---

* 庄一强，广州艾力彼医院管理中心主任；徐权光，广州艾力彼医院管理中心副主任；刘剑文，广州艾力彼医院管理中心大数据研究部总监。

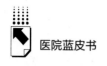

2022年5月，国务院发布《"十四五"国民健康规划的通知》强调促进全民健康信息联通应用，落实医疗卫生机构信息化建设标准与规范。推广应用人工智能、大数据、第五代移动通信（5G）、区块链、物联网等新兴信息技术，实现智能医疗服务。2021年10月国家卫健委印发《公立医院高质量发展促进行动（2021~2025年）》，明确了"十四五"时期公立医院高质量发展的8项具体行动。其中一项是建设电子病历、智慧服务、智慧管理"三位一体"的智慧医院。

未来十年左右可能迎来医院的第三次洗牌。而第三次洗牌离不开"云大物移智"这五个字，即云计算、大数据、物联网、移动互联网和人工智能。"云大物移智"的发展将使得精准医学、"去时空"医疗、机器人护理、全生命周期健康管理等e时代手段成为可能。以上智慧医院技术的发展将助力医院提升临床诊疗能力、提高医院管理的效果和竞争力。

"十四五"时期，面对复杂的国际形势，我国医疗技术发展必须自立自强，立足于自我的技术创新和研发。智慧医院的发展可在临床专科、转化医学和医学创新技术研究方面起到推动作用。而智慧医院及转化医学的进一步提升都需要"产学研医投"的协同发展与医疗相关企业的通力合作，包括MIT三个细分行业。M代表MED（Medical Equipment and Device，医疗仪器设备），I代表IVD（In Vitro Diagnostic，体外诊断设备），T代表HIT（Hospital Information Technology，医院智慧技术）。

广州艾力彼医院管理中心（以下简称"艾力彼"）发布的智慧医院排行榜有两个系列的排名。一是智慧医院HIC系列，二是医疗企业MIT系列。自"2015智慧医院HIC排名"发布以来，智慧医院HIC系列为医院信息化、智慧化发展提供行业标杆，存留发展轨迹，获得业界的广泛认可。为了进一步提高医院信息竞争力及转化医学的研究能力，艾力彼于2021年首次发布HIT医院智慧技术·医院满意度排行榜；并将于2022年首次发布MED医疗仪器设备智慧化·医院满意度排行榜及IVD体外诊断设备智慧化·医院满意度排行榜。

智慧医疗（Smart Healthcare）诞生于IBM在2009年提出的"智慧地球"概念。智慧医疗是利用"云大物移智"等新一代信息技术，连接患者、医务人员、医疗机构、医疗设备，实时、动态获取信息，以智能方式主动管理和响应医疗健康领域内各方需求的新型医疗健康服务。医疗企业 MIT 利用自身的优势产品、创新技术和优质服务，解决医疗健康服务的智慧化问题。

MIT 的产品和服务，关系到操作者、使用者或患者的健康和信息安全，发达经济体对 MIT 建立了比较完善的法律法规和监管体系，以保障公众身体健康、生命安全、信息安全为前提，同时也兼顾了对行业智慧化创新应用的引导和扶持。另外，国外医疗企业 MIT 起步较早，企业研发、服务能力强，市场竞争比较充分。因此，对比、分析国内外医疗企业 MIT 智慧化的政策环境和发展现状，对提升我国智慧医疗生态系统建设的整体水平，有着十分重要的现实意义。

一　智慧医院 HIC 发展现状

（一）智慧医院 HIC 双横双纵矩阵

2010 年 3 月艾力彼开始研究"医改转型期医疗网络与区域现状调查与发展方向"的课题，2014 年开始研究医院信息互联互通的排名方法，自2015 年发布第一届"智慧医院 HIC 排名"后，艾力彼一直秉持"数据说话、时间说话"的原则每年发布一届"智慧医院 HIC 排名"。经过对智慧医院评价多年的研究和探索，艾力彼开发了智慧医院 HIC 双横双纵评价与分析矩阵（见表 1），将智慧医院的发展分为医院内和医院外（即医院与医院、医院与第三方机构之间）（双横），包含以业务为驱动的信息化建设和以数据为驱动的数字智能化建设（双纵）。具体分析如下。

A 区是医院内业务驱动的信息化建设，是从单业务系统应用如医院信息系统 HIS 逐渐发展到多业务系统交互。1997 年卫生部发布了《医院信息系统（HIS）软件基本功能规范》，初步推进了医院信息化单系统建设，规范医院信息系统的应用，随后提出医院信息互联互通的发展方针。各类临床信

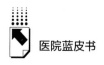

表1　智慧医院 HIC 双横双纵矩阵

	信息化（业务驱动）	数字智能化（数据驱动）
医院内	A 区 单业务系统应用（信息孤岛） 多业务系统交互（互联互通）	B 区 数据中心（临床、运营、科研等） 商务智能 BI 应用（预测性分析、跨领域分析、 主动分析、实时分析、多元化分析） 临床辅助决策应用（CDSS、智能审方等） 科研数据应用 人工智能 AI 应用 智慧管理 智慧医疗 物联网数据应用
医院外 （院际、第三方）	C 区 院际互联互通（医联体、医共体等） 医院与第三方互联互通（医保、商保、银行等） 远程会诊（影像、心电等） 智慧服务（智能导医、预约挂号、智能缴 费、药事、随访、检查检验结果推送等） 互联网医院 检查检验互认	D 区 区域医疗大数据平台（检查、检验互认等） 区域医疗设备运营与效益管理 远程互操作（超声、手术等） 区域物联网数据应用 居民健康数据管理（EHR）

息系统如电子病历（EMR，Electronic Medical Record）、医学影像信息管理系统（PACS）、实验室信息系统（LIS）等多系统互联互通发展，推动了作为医院信息系统的核心——电子病历（EMR）的发展。为了加强对电子病历的管理和规范使用，2010 年卫生部发布《电子病历基本规范（试行）》、2018 年发布《电子病历系统应用水平分级评价标准（试行）》，加强以电子病历为核心的医院信息化和智慧化建设，并将电子病历系统应用水平分为 0 至 8 级。截至目前，病历功能 7 级的医院有 4 家，分别是中国医学科学院阜外医院、中国医科大学附属盛京医院、上海交通大学医学院附属瑞金医院、广州市妇女儿童医疗中心，6 级的医院有北大三院、厦大一院、郑大一院、杭州市一、连云港一院、深圳二院、北大深圳、苏北人民医院、青大附院、新疆区人民医院等 22 家，5 级的医院有 146 家。

　　B 区是医院内以数据驱动的数字智能化建设，包含数据中心的建设、商务智能 BI（Business Intelligence）应用、临床辅助决策应用、科研数据应用、人工智能 AI（Artificial Intelligence）应用、智慧管理、智慧医疗和物联网数据应用。2021 年国家卫健委发布《医院智慧管理分级评估标准体系（试行）》要求医院初步建立医院智慧管理信息系统，实现高级业务联动与管理决策支持功能。各管理部门能够利用院内的医疗、护理、患者服务、运营管理等系统，完成业务处理、数据核对、流程管理等医院精细化管理工作。医院智慧管理数据库，具备管理指标自动生成、管理信息集成展示、管理工作自动提示等管理决策支持功能。医院智慧管理的项目包括医疗护理管理、医疗准入管理、医院感染管理与控制、不良事件管理、医患关系管理、人力资源管理、人事管理、人员考核与薪酬管理、财务资产管理、财务会计、预算管理、资产账务管理、设备设施管理、使用运维管理、质量管理、效益分析、药品耗材管理、库存管理、消毒与循环物品管理、监测与使用评价、运营管理、绩效核算管理、医疗服务分析评价、运行保障管理、安全保卫管理、医疗废弃物管理、楼宇管控、信息系统保障管理、教学科研管理、办公管理、档案管理。

能否建立一个成熟的互联互通医院数据中心可以反映医院内部的数字智慧化发展情况。2015 年国家卫计委发布《医院信息互联互通标准化成熟度测评方案（试行）》将医院信息互联互通水平分为 0 至 5 级，其中五级细分为五甲、五乙，四级分为四甲、四乙、四级。根据 2021 年国家卫健委发布的测评结果，参评医院总共 543 家，获得五级乙等的医院有上海龙华、江苏省人民、河南省人民、中科大一院、厦大中山、南昌大学一院、广医二院、广东省人民、广安门医院、南京鼓楼医院、大医二院、上海仁济、上海新华、浙大二院、南方医院、珠海人民、兰大二院、武汉同济等 53 家，四级甲等 430 家，四级乙等 52 家，四级 3 家，三级 6 家。

C 区是医院外以业务驱动的信息化建设，它包含院际互联互通、医院与第三方互联互通、远程会诊、智慧服务、互联网医院、检查检验互认。2019 年国家卫健委发布《医院智慧服务分级评估标准体系（试行）》建立医院智慧服务分级评估标准体系（Smart Service Scoring System，4S），并将医院智慧服务分为 0 至 5 级，要求基本建立基于医院的智慧医疗健康服务。患者在一定区域内的医院、基层医疗机构以及居家产生的医疗健康信息能够互联互通，医院能够联合其他医疗机构，为患者提供全生命周期、精准化的智慧医疗健康服务。医院智慧服务分级评估项目包括诊前服务的诊疗预约、急救衔接、转诊服务；诊中服务的信息推送、标识与导航、患者便利保障服务；诊后服务的患者反馈、患者管理、药品调剂与配送、家庭服务、基层医师指导；以及费用支付、智能导医、健康宣教、远程医疗、安全管理、服务监督。

根据 2021 年国家卫健委发布的《关于 2019、2020 年度医院智慧服务分级评估 3 级及以上医院结果公示的通知》医院名单，全国共有 29 家医院通过 3 级及以上评审，其中，中国医学科学院阜外医院是唯一一家通过医院智慧服务分级评估 4 级的医院（见表 2）。

表 2 医院智慧服务分级评估结果

序号	单位名称	省市	评级
1	中国医学科学院阜外医院	北京	4 级
2	北京大学第三医院	北京	3 级
3	北京大学肿瘤医院	北京	3 级
4	首都医科大学附属北京天坛医院	北京	3 级
5	首都医科大学附属北京友谊医院	北京	3 级
6	赤峰学院附属医院	内蒙古	3 级
7	大连大学附属中山医院	辽宁	3 级
8	上海交通大学医学院附属瑞金医院	上海	3 级
9	上海市儿童医院	上海	3 级
10	上海市杨浦区中心医院	上海	3 级
11	江苏省人民医院	江苏	3 级
12	江苏省苏北人民医院	江苏	3 级
13	江阴市人民医院	江苏	3 级
14	连云港市第一人民医院	江苏	3 级
15	浙江省人民医院	浙江	3 级
16	浙江省中医院	浙江	3 级
17	浙江医院	浙江	3 级

续表

序号	单位名称	省市	评级
18	浙江大学医学院附属第二医院	浙江	3级
19	浙江大学医学院附属邵逸夫医院	浙江	3级
20	浙江大学医学院附属妇产科医院	浙江	3级
21	浙江大学医学院附属儿童医院	浙江	3级
22	杭州师范大学附属医院	浙江	3级
23	树兰(杭州)医院	浙江	3级
24	建德市第一人民医院	浙江	3级
25	厦门大学附属中山医院	福建	3级
26	南昌大学第一附属医院	江西	3级
27	郑州大学第一附属医院	河南	3级
28	郑州人民医院	河南	3级
29	武汉市中心医院	湖北	3级

资料来源：国家卫生健康委医院管理研究所。

D区是医院外以数据驱动的数字智能化建设，包括区域医疗大数据平台（检查、检验互认等）、区域医疗设备运营与效益管理、远程互操作（超声、手术等）、区域物联网数据应用、居民健康数据管理。2016年国务院发布《关于促进和规范健康医疗大数据应用发展的指导意见》提出建设统一权威、互联互通的人口健康信息平台，到2020年，建成国家医疗卫生信息分级开放应用平台；统筹区域布局，依托现有资源建成100个区域临床医学数据示范中心。2022年国务院发布《"十四五"国民健康规划的通知》，强调促进全民健康信息联通应用，推广应用人工智能、大数据、第五代移动通信（5G）、区块链、物联网等新兴信息技术，实现智能医疗服务。构建权威统一、互联互通的全民健康信息平台，完善全民健康信息核心数据库，推进各级各类医疗卫生机构统一接入和数据共享。

（二）智慧医院趋势预测

2020年以来反复不断的新冠肺炎疫情，加大了线上问诊的需求，刺激了互联网医疗与远程医疗的发展。"去时空医疗"可能会成为未来智慧医院的发展趋势之一。所谓"去时空医疗"，包含医生与患者可以同时同空、同时不同空、不同时同空以及不同时不同空进行诊疗的四个应用场景（见表3）。同时间和同空间不再是诊疗服务的必要条件。A区同时同空即医生与病人面对面进行问诊。1999年实施的《中华人民共和国执业医师法》第二十三条规定"医师实施医疗、预防、保健措施，签署有关医学证明文件，必须亲自诊查、调查，并按照规定及时填写医学文书"，该法规要求医生与病人必须面对面诊疗和检查，互联网医疗是否符合面对面诊查引发歧义。

表3　去时空医疗方阵

空间	时间	
	同时	不同时
同　空	A:面诊	C:慢病管理(病人自我监测、定期复诊)
不同空	B:远程医疗(远程会诊、互联网医疗)	D:今天问,明天答

B区是同时不同空即远程医疗，包含远程会诊、互联网医疗。本报告认为互联网医疗的发展至今为止分为三个阶段，第一个阶段的标志是2014年广东省卫计委批准广东省第二人民医院建立互联网医院，这是当时全国第一家有政府背书的互联网医院。它主要的功能定位是针对社区慢性病患者和出院的复诊患者提供医疗服务。第二个阶段是习近平主席在2015年乌镇举办的第二届世界互联网大会开幕式上肯定和赞赏了网上医院的作用，并对互联网医院的发展表示支持。同年7月国务院发布《关于积极推进"互联网+"行动的指导意见》提出推广医疗卫生在线的新模式，并对移动医疗、远程医疗、互联网健康服务、医疗数据共享和医疗大数据平台等给出具体指导意见；强调"发展基于互联网的医疗卫生服务，鼓励第三方机构成立信息共享平台"。随后全国各地陆续涌现"互联网+"医疗机构。第三个阶段是受新冠肺炎疫情的影响，网上问诊需求激增使互联网医院数量增多。根据国家卫健委公布的数据，全国互联网医院在2018年12月时只有100多家，到2020年12月已发展至1100余家，2021年增至1600多家。截至2021年12月广东省互联网医院已达到251家。

C区是同空不同时的慢病管理，慢病病人定期收集 PGHD（Patient Generated Health Data，病人自我收集的健康数据），通过互联网医院定期传送给相关医生，并定期到医院复诊。三个"定期"的时间段是不一样的，所以是"不同时"。但要到医院去复诊，所以是"同空"。

D区是不同时不同空，患者可以通过互联网以留言的形式给医生提供自己的患病信息，比如症状自我描述、患部照片和视频、PGHD资料、第三方检查检验结果等，而医生则在另一个时间利用上班时间或者碎片时间进行基于网上信息的医学判断和处置建议。

"去时空医疗"的发展需要 HIT 的支撑，大数据、互联互通、人工智能，这三者相辅相成是"去时空医疗"的关键。病人记录的产生与数据的互联互通便是很好的例子。HIT 的病情记录分为三种。一是电子病历（EMR），即病人在医院诊断治疗全过程的原始记录，包含首页、病程记录、检查检验结果、医嘱、手术记录、护理记录等。二是电子健康档案（EHR，Electronic Health Records），是人们在健康相关活动中直接形成的具有保存备查价值的电子化历史记录，是存储于计算机系统之中、面向个人提供服务、具有安全保密性能的终身个人健康档案。三是病人自我收集的健康数据（PGHD），指有助于解决健康问题的，由患者及其指定人员通过 POCT 以及医疗级可穿戴设备、可自我测量工具等创造、记录、收集的健康医疗数据。如何有效地将病人记录的这些大数据进行互联互通，也是"去时空医疗"需要突破的一个技术问题。在未来，EMR、EHR、PGHD 都将朝着社会化的方向发展，是可以存储在云端且随时被调用的。在大数据、人工智能的帮助下，这类包含了主诉和症状描述的数据都能完成结构化或者半结构化的存储。病人根据自己的身份证号码查找到自己唯一的、历史的和最新的健康数据（包括 EMR、EHR、PGHD）。

（三）区块链、元宇宙技术的医疗应用前景

目前智慧医院发展离不开"云大物移智"，本报告认为区块链技术、元宇宙技术可能是影响下一阶段智慧医院发展的重要技术因素。目前国内还没

有全国或全省统一的互联互通全民健康信息平台，因此患者在不同医院就医的病情信息无法进行院际共享。日后随着区块链技术的成熟，可利用区块链建立一个院际甚至是城际的区块链电子病历。区块链，是一个又一个区块组成的链条，每一个区块中保存了一定的信息，它们按照各自产生的时间顺序连接成链条。如果要修改区块链中的信息，必须征得半数以上节点的同意并修改所有节点中的信息，而这些节点掌握在不同的主体手中，因此很难被篡改。区块链的特点是分布式去中心化、不易篡改、可追溯。无论是 EMR、EHR，还是 PGHD 的数据都可以上传到区块链形成一个可共享的全民健康信息平台，医生可以通过这个平台查看患者以往所有医疗健康信息。

随着 AR 和 VR 技术日渐成熟，元宇宙技术在医疗领域可能会有广阔的应用前景。元宇宙可以利用 AR 和 VR 技术创造与现实世界映射与交互的虚拟医院，在里面提供虚拟问诊，让患者和医生虚拟化身，以数字人的身份近距离面对面交流。同时，运用区块链电子病历提供的完整医疗数据，无论在何地，患者都能进行问诊，特别是轻症、慢性病、复诊等不需要手术的病人。相信在未来，病人无论在何时何地，只要带上 VR 眼镜就能线上虚拟问诊。

（四）2022年智慧医院 HIC 虚化评价概览

艾力彼连续发布智慧医院 HIC 排行榜八年以来，每年收集、记录我国智慧医院发展的轨迹。艾力彼的智慧医院定义是各类信息化、智慧化建设优秀的医院，含综合医院、专科医院、中医医院、社会办医医院等，不含部队医院。以医院信息化的有效应用和管理效果为主要评价维度。根据艾力彼智慧医院数据库，2022 年智慧医院 HIC 500 强上榜医院主要分布在北京、上海、江苏、浙江、山东、广东等省市，而其他区域仅有湖北、四川等区域医疗高地的上榜情况良好。总体上，智慧医院 HIC 的上榜医院数量与地区经济、医院实力有较强的相关性。在智慧医院建设的竞争中，三甲医院的主导地位进一步增强，非三甲医院仅有 63 家，三乙、三级、二甲医院进入 500 强的，占比仅为 15.4%；建设投入方面，智慧医院 HIC 100 强上榜医院的资金投入高于 300 强，300 强高于 500 强。数据分析显示，医院规模越大，资金投入越高，但投入占比呈下降趋势。人员投入与床位比方面，数据分析较上一年度榜单有小幅提升。

智慧医院 HIC 子榜单，按分层、分类对上榜医院的地域分布、建设投入等情况进行分析。按省份统计，江苏、广东、浙江、北京均名列前茅，西部省份上榜医院的总体数量较少。关于智慧医院建设的资金投入，按医院分层分析，顶级医院、省单医院、地级城市医院、县级医院逐级稍微递减；但在资金投入占比方面，则呈现逐级递增的情况；按医院分类分析，社会办医的资金投入占比较高，但投入总金额偏低。

智慧医院建设是医院高质量发展的重要支撑，这已是行业内达成的一个共识，智慧医院建设是一项系统性工程，需要持续进行配套资金、人员等方面的投入。

从智慧医院 HIC 的双横双纵分析到智慧医院 HIC 虚化评价分析可知，中国医院信息化和智慧化发展还处于成长期，往高速区发展还需要将 AI、5G、区块链、物联网等新技术完全融合和应用到智慧医院中。

二 医疗企业 MIT 智慧化发展现状

（一）国内外医疗企业 MIT 政策环境

医疗企业 MIT 的行业政策和法律，是构建智慧医疗新模式的重要基础。国外在这方面起步较早，相关的规范和法律相对完善。因此，借鉴国外相关的行业政策和法律，有利于促进我国智慧医疗政策和法律体系的建设。

1. **医疗企业 MIT 国外政策环境**

国外医疗企业 MIT 相关的行业法律出台时间早，但各国医学技术水平和实际情况存在较大差异，现有政策和法律在智慧医疗领域也存在差异。近年来国外相关的行业政策，请参阅本书 B. 22《医疗企业 MIT 国内外行业政策概览》。

2. **医疗企业 MIT 国内政策环境**

从《健康中国 2030 规划纲要》到《"十四五"全民医疗保障规划》，医

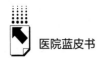

疗健康已被提升到了国家战略层面。近年来，从中共中央、国务院到各部委，一系列围绕此战略目标发布的政策，推动着医疗企业 MIT 与医疗健康的深度融合、发展。近年来国家发布的相关行业政策，请参阅 B.22《医疗企业 MIT 国内外行业政策概览》。

（二）医疗企业 MIT 智慧化发展现状

智慧医疗行业目前需求高速增长，市场规模呈加速扩张态势，预计2022 年市场规模将达到 3766 亿元。MIT 作为智慧医疗关键技术的主要提供方，面对新的医疗模式，同时在创新技术、政策引导、资本流入等外部因素推动下，将面临重大变革和转型。了解 MIT 智慧化发展现状，有助于构建共生发展的智慧医疗生态系统。

1. MED、IVD 智慧化发展状况

MED、IVD 智慧化主要体现在"云大物移智"等新技术的应用。

（1）人工智能

Ⅰ. 医学诊断设备包括放射影像设备、超声检查设备、心电监测设备及病理检查设备等，利用人工智能系统能显著提高其图像质量、辅助诊断分类、提供数据分析等。

Ⅱ. 设备管理系统与人工智能相结合的智能化管理系统，广泛应用于设备故障预警、设备数据监测等工作，化被动为主动，大大提高了设备使用效率。

（2）大数据

大数据贯穿医疗器械全生命周期，包括研发生产、设备选型、临床使用维护、售后服务、报废鉴定及回收。大数据的应用，帮助实现医疗器械精细化管理。

（3）物联网

Ⅰ. 医疗器械耗材管理以实现全流程闭环管理为目标，打通院内院外供应链，建立 SPD 服务团队，基于云平台、系统集成、条码技术等，实现供应商线上集中管理、供应全程条码管理、耗材供应与临床使用消耗关联管控。

Ⅱ. 医疗器械耗材管理以满足智慧管理需求为目标，借助物联网、云平台及数据分析模型，实现实时定位、精准匹配、快速预警、监测追溯、合理用耗、临床应用评价等功能。

（4）5G 技术

Ⅰ. 随着医疗机器人与医工融合技术的发展，远程超声机器人应运而生，其特点是能够有效还原医生的检查手法，而 5G 技术的加持，更是提高了该种设备的稳定性。5G 远程超声机器人还可以部署在智慧急救车上，对有需要的患者进行院前检查，为后续的急救提供参考。5G 超声远程会诊系统能够提供高速率、低延迟、大接入量的移动会诊网络，能够让优质医生资源得到更为有效的利用，同时也为患者提供了更为优质的医疗服务。

Ⅱ. 5G 网络支持高清视频信号及多种生命体征参数信号的实时传输，使相隔两地的主刀医生、指导医生能够更好地协作。手术过程中，智能头盔、智能眼镜等设备为医生提供患者的全息影像，高年资的指导医生能够在全息影像中标注手术路径，从而指导主刀医生更好地完成手术。

Ⅲ. 5G 全息远程诊疗是一种借助全息影像技术为患者提供更好就诊体验的诊疗方式。这种诊疗方式突破了以往远程视频诊疗方式的局限，将患者及医生的三维人物影像通过 5G 网络实时、生动地呈现给对方，让医患双方能够更好地交流与互动。

Ⅳ. 远程手术对远程连接的可靠性、稳定性及安全性有着极高的要求。借助 5G 技术的优势，医生可以更好地获取手术进程的信息，主刀医生及远程会诊专家之间能够无延时地进行交流。

借助 5G 网络，各种智能医疗信息采集设备能够将人体参数高速、实时地传输给远程监护人员，使患者的异常情况被及时发现。发现患者异常状态后，急救人员快速到达现场，通过 5G 智能记录设备将患者情况传输给远程救治中心，以便远程端的专家及时了解患者情况并提出救治建议。在患者运输途中，配备了 5G 智能医疗设备的急救车可将患者的生命体征参数实时传输给远程救治中心，现场急救人员可在上级医生的指导下对患者进行院前救

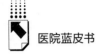

治。同时，通过5G网络对医疗资源进行管理，能够缓解医护人员和患者之间的供需矛盾。

2. HIT医院智慧技术发展状况

以"云大物移智"为代表的新一代信息技术，无疑是当今世界最活跃、渗透性最强、影响力最广的创新力量，正在全球范围内引发新一轮的科技革命，并以前所未有的速度转化为现实生产力，引领科技、经济和社会日新月异地发展。这些新技术在医疗领域也已开始投入使用。据预测，2022年医疗信息化的市场规模，将达到221.5亿元。

（1）数据中心建设

Ⅰ.虚拟化技术是一种资源管理技术，它将计算机的各种物理资源予以抽象、转换，然后呈现出来一个可供分割并任意组合为一个或多个（虚拟）计算机的配置环境。虚拟化技术的应用有效地降低了能耗、减少场地占用、充分利用了设备资源，同时也具有备份可靠、配置灵活的便利。IDC预计2022年我国服务器虚拟化市场规模将达109亿元。

Ⅱ.云计算是指能够针对共享的可配置计算资源，按需提供方便的、泛在的网络接入模型。随着技术的发展，云计算服务正日益成为新型的信息基础设施。IDC预计2023年我国云计算的市场规模是168.8亿元，2018~2023年的年复合增长率预计为27.3%。

Ⅲ.模块化数据中心（一体化模块化产品）含有机柜、配电柜、UPS、精密空调、动环监控系统、冷通道、电池柜等，由这些产品组成一个封闭空间。每个产品可以看成一个模块，各模块像搭积木一样组合起来就成了一个模块化数据中心，用户可根据自己的需求增添产品。

Ⅳ.医疗数据管理系统正在从集成平台、临床数据仓库等系统向临床大数据、单病种数据库等方向发展。

（2）新一代信息通信技术

Ⅰ.5G通信技术是第五代移动通信技术的简称，泛指包括无线接入网、核心网及相关支撑系统的完整的技术体系，具有高速度、低延迟、大容量和低功耗等特点。5G通信技术实用化以来，在医疗保健的诸多领域开展了试验性应用，包括远程医疗、远程手术、传输大型医疗文件、追踪患者在医院的行踪、使用可穿戴式实时监测设备，以及持续为患者提供治疗信息和支持等。

Ⅱ. 多网融合技术主要是在医院内部将医院的医疗 WLAN 网、医疗遥测网、RFID 传感网等多张网络合为一体，既支持局域网通信，又支持 RFID、ZigBee 和蓝牙等物联网连接，使医院中的各类感知设备能够融入整个医院的网络体系。

（3）智能穿戴设备

近年来，大量的健康监测和穿戴设备投入应用，如监测心率的运动手环、持续监测的血糖仪、电子血压计、多功能体重秤、数字体温计、血氧饱和度监测仪等，这类设备既是传感器，又可利用移动通信网、广域网络或 Wi-Fi 无线网实时传送所采集的数据。根据 IDC 的一份市场报告，2021 年我国全年可穿戴设备出货量近 1.4 亿部，同比增长 25.4%；预测 2022 年出货量将会超过 1.6 亿部，同比增长 18.5%。

（4）医院信息系统新技术架构

Ⅰ. 随着互联网以及移动互联网的发展，各种新的业务场景不断涌现，技术架构也随之不断演变。后端、前端、移动端技术架构都在发生变化。后端技术架构从早期的单一应用架构，演变到垂直应用架构，再到面向服务架构。新的信息系统架构趋向于将系统的前端界面、逻辑处理、数据访问等不同层次的程序分别开发，通过规范的框架和接口衔接组合。分层开发的系统有利于软件的运用，也能够较好地适应当前云计算环境、跨平台运行的需求。

Ⅱ. 逐步转向微服务和中台架构，医疗软件系统正在从医院核心管理系统、电子病历和检验检查系统等基础性应用，转向以医共体、互联网医疗、疾病防治一体化、公共卫生管理、健康管理、临床试验、医养结合等应用软件系统为重点。

（5）大数据技术

建立数据治理、数据分析模型，以及自然语言处理（NLP）技术生产知

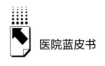
识库，让医疗大数据的价值获得展现。

（6）人工智能

开发医学影像人工智能、临床决策支持系统（CDSS）、辅助诊断与治疗、智能导诊、医疗质量控制、机器人应用，并在更广泛领域展开探索，朝着人工智能驱动的预测性医疗方向发展。

（三）2022年MIT虚化评价概览

1. MED医疗仪器设备智慧化·医院满意度排行榜

（1）包含14个品类子榜单，上榜名额160个，上榜企业共107家。上榜2个及以上子榜单的企业有20家。上榜数量最多的企业是GE和飞利浦，均涵盖了8个子榜单，而西门子和东软上榜7个子榜单。迈瑞上榜6个子榜单，联影4个，科曼、万东各3个，均为国产医疗设备领军企业。

（2）国产品牌有69个，占比64.49%，进口品牌38个，占比35.51%。除DSA、呼吸、血液净化、病理类外，有10个子榜单的上榜企业中超半数为国产品牌。在中低端产品领域，国产医疗设备品牌已经逐步实现进口替代。而在高端产品领域，市场份额和保有率主要被国外品牌占据。

（3）上市企业占比49.53%，其中22家中国企业，占比41.51%；31家外国企业，占比58.49%。上市企业具有相对较好的口碑和知名度，占据一定的市场份额。MR、DSA、X线机、超声影像、放疗、监护、血液净化类子榜单有超50%的品牌为上市企业。

2. IVD体外诊断设备智慧化·医院满意度排行榜

（1）包含7个子榜单，合计70个上榜名额，上榜的企业一共有47家，其中有12家企业重复上榜。有3家企业上榜4个子榜单，分别是罗氏、雅培和迈瑞，共5家企业上榜3个子榜单，分别是贝克曼、西门子、安图、迪瑞和雷杜，共4家企业上榜2个子榜单，分别是迈克、科华、希森美康和帝迈。

（2）在上榜的47家企业中，一共有11家进口品牌和36家国产品牌，分别占比23%和77%。在三大常规设备和微生物设备的榜单中，国产品牌的上榜数量是最多的，与进口品牌的比例为4∶1，国产品牌的技术能力已经可以跟进口品牌看齐甚至比进口品牌更加优秀。而在生化分析仪、化学发光分析仪和POCT的榜单中，国产品牌和进口品牌的上榜数量接近，比例为3∶2，医院用户还比较依赖进口设备。

（3）上榜的企业大部分都已经上市，比例达到72%。剩下的国产品牌虽然还未上市，但是拥有自主研发的产品，并且产品多次获得国家优秀医疗设备的称号。

3. HIT医院智慧技术·医院满意度排行榜

（1）包含21个子榜单，合计230个上榜名额。软件系统模块共有76个厂商上榜，物联网技术模块共有86个厂商上榜。从地域分布看，厂商覆盖了15个省/直辖市，其中上海、北京、浙江、广东上榜的品牌总数超过70%，行业分布较为集中。

（2）软件系统模块中，上榜数量超过4个的厂商中除重庆中联外，均为上市公司。

（3）物联网技术模块，仅7家医疗信息厂商上榜数量超过2个，其中上榜数量最多的为思创医惠、昂科信息以及无锡识凌科技。物联网技术应用厂商更加注重各自细分领域的建设，企业规模也相对较小。

（4）从全院信息化管理系统（HIS）分布情况看，东华医为医院占比最高，达11.28%，创业慧康、东软集团、卫宁健康位居其后，分别为10.39%、9.50%、9.20%。前四位使用客户占比合计已超40%。

（5）从电子病历管理系统（EMR）厂商总体分布情况来看，嘉和美康、卫宁健康、东华医为分别占比17.51%、10.92%、9.15%，嘉和美康处于领跑地位。

结　语

从智慧医院HIC的双横双纵分析到智慧医院HIC评价分析，可知中国医院信息化和智慧化发展还处于成长期，往数据驱动的数字智慧化发展，还

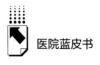

需要将 AI、5G、区块链、物联网等新技术完全融合和应用到智慧医院发展中。

智慧医疗不仅仅是简单的技术进步，更是全方位、多层次的医疗变革。医疗企业 MIT 作为智慧医疗关键技术的主要提供方，利用新一代信息技术，提升智慧化水平，赋能改造、变革传统医疗体系，构建共生发展的智慧医疗生态系统，让医疗服务更公平、高效、便捷，代表了现代医学未来的发展方向。

参考文献

［1］ 庄一强、王兴琳主编《中国医院竞争力报告（2022）》，社会科学文献出版社，2022。

［2］ 庄一强、曾益新主编《中国医院竞争力报告（2017）》，社会科学文献出版社，2017。

［3］ 庄一强、王兴琳主编《中国医院评价报告（2020）》，社会科学文献出版社，2020。

［4］ J. L. Martin, H. Varilly, J. Cohn, G. R. Wightwick. Preface: technologies for a smarter planet. *IBM J. Res. Dev.*, 54（4）（2010），pp. 1-2.

［5］ Review of Smart Hospital Services in Real Healthcare Environments, https://www. ncbi. nlm. nih. gov/pmc/articles/PMC8850169/.

［6］ Health Information Technology（HIT）Adaptation: Refocusing on the Journey to Successful HIT Implementation, https://www. ncbi. nlm. nih. gov/pmc/articles/PMC5608986/#ref1.

［7］ The cloud is transforming medtech: Amazon, Microsoft, Google, J. &J., Philips and G. E. Healthcare leaders explain, https://www. medicaldesignandoutsourcing. com/cloud-computing-medtech-industry-amazon-aws-microsoft-azure-google-cloud-jnj-philips-ge-healthcare/.

［8］ 麦肯锡中国：《未来已来：智慧医院发展之路》，https://www. mckinsey. com. cn/%E6%9C%AA%E6%9D%A5%E5%B7%B2%E6%9D%A5%EF%BC%9A%E6%99%BA%E6%85%A7%E5%8C%BB%E9%99%A2%E5%8F%91%E5%B1%95%E4%B9%8B%E8%B7%AF/。

［9］ 金东、许锋、刘松峰主编《中国医疗器械行业数据报告（2022）》，社会科学文献出版社，2022。

［10］宋海波总主编《中国体外诊断产业发展蓝皮书（2019～2020 年卷）》，上海科学技术出版社，2022。

［11］Ten MedTech Trends to Watch in 2022，https：//www. iqvia. com/locations/united - states/blogs/2022/01/ten-medtech-trends-to-watch-in-2022.

［12］德勤：《中国医疗器械行业：企业如何在日趋激烈的市场竞争中蓬勃发展?》，2021。

［13］毕马威中国：《医疗器械行业 2030 年前景展望》，2018。

［14］State Of Telehealth Q2'21 Report：Investment & Sector Trends To Watch，https：//www. cbinsights. com/research/report/telehealth-trends-q2-2021/.

［15］9 Key Consumer Behavior Trends（2022-2025），https：//explodingtopics. com/blog/consumer-behavior.

［16］ Telehealth：A quarter - trillion - dollar post - COVID - 19 reality?，https：//www. mckinsey. com/industries/healthcare - systems - and - services/our - insights/telehealth-a-quarter-trillion-dollar-post-covid-19-reality.

［17］Fortune Business Insights，https：//www. globenewswire. com/news - release/2020/10/19/2110170/0/en/Telemedicine-Market-to-Flourish-at-23-5-CAGR-and-Hit-USD-185-66 - Billion - by - 2026 - Rising - Demand - for - Better - Access - to - Advanced - Healthcare-to-Aid-Growth-Says-Fortune-Business-Insights. html.

［18］Teladoc Health，https：//ir. teladochealth. com/news-and-events/investor-news/press-release-details/2022/Teladoc-Health-Reports-Fourth-Quarter-and-Full-Year-2021-Results/default. aspx.

［19］Market Data Forecast，https：//www. marketdataforecast. com/market-reports/Medical-Devices-Market.

［20］《迈瑞和腾讯联合新推出一款 IVD 产品》，https：//new. qq. com/omn/20220517/20220517A09ZHB00. html。

［21］GE Digital：What is Asset Performance Management?，https：//www. ge. com/digital/applications/asset-performance-management.

［22］中国医院协会编著《2014～2020 年中国医院信息化发展研究报告》，中国协和医科大学出版社，2021。

［23］易观分析：《2022 年中国智慧医疗行业洞察》，https：//www. analysys. cn/article/detail/20020384。

［24］广东省人民政府办公厅：《关于印发广东省推动医疗器械产业高质量发展实施方案的通知》，http：//www. gd. gov. cn/zwgk/wjk/qbwj/ybh/content/post_ 3776694. html。

专题篇
Theme Reports

B.2
2022年医院智慧化"产学研医投"一体化发展报告

王兴琳　李琼　蔡华*

摘　要： 本报告针对智慧医院建设和与之相关联的产、学、研、医、投排名的综合研究，基于数据进行一体化平台建设的发展探索，以便在城市新经济转型中，为政府提供参考依据。研究结果提示：国内智慧医疗市场规模和注册企业增长迅速，但入围医院满意度MIT排行榜的企业分布不均，一梯队城市为北京和上海，二梯队城市为深圳、杭州、苏州和广州；Top10的医学高校"双一流"学科设置与智慧化无关；转化医学最佳医院80强有42家为北上广顶尖医学高校的附属三甲医院；HIC智慧医院建设院企合作，有助医院和企业的双赢。在高新科技园区建设及产业集群化上，一梯队城市以吸引外资为主；二梯队则以民营为主。除此之外，

---

* 王兴琳，广州艾力彼医院管理中心执行主任；李琼，广州艾力彼医院管理中心副主任；蔡华，广州艾力彼医院管理中心副主任。

MIT 上榜企业明显分布不均衡，也为其他城市留出了充足的引进空间。目前，医院智慧化发展需求大，研发转化与产业匹配不足，特别是 HIT 企业小而分散。解决"卡脖子"的问题，需要政府推动，产学研医多方联动，才可引领产业投入的方向，形成产业集群化，打造有竞争力的一体化平台。

关键词： 医院智慧化　产学研医投　产业集群化　一体化平台

一　医疗智慧化产业发展

中国智慧医院建设兴起时间不长，但是随着政策驱动和技术更新，发展十分迅猛，与之匹配的医疗智慧化高新科技产业也随之得到快速发展。医院的需求，从简单应用，不断向医院服务、运行、管理、临床和创新全方位发展。根据《2022 年中国智慧医疗行业洞察》研究提示，中国智慧医疗市场规模从 2018 年的 1186 亿元，逐年增长，预计 2022 年可达到 3766 亿元，每年平均增幅为 43.51%（见图 1）。智慧医疗相关企业注册量，从 2016 年的 927 家，到 2021 年增至 2723 家，年平均增加 25.88%。尤其是前 4 年，注册企业快速增长，平均年增幅为 34.4%（见图 2）。

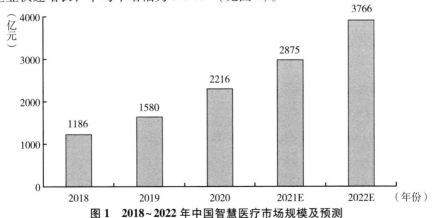

图1　2018~2022 年中国智慧医疗市场规模及预测

资料来源：《2022 年中国智慧医疗行业洞察》。

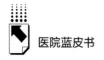

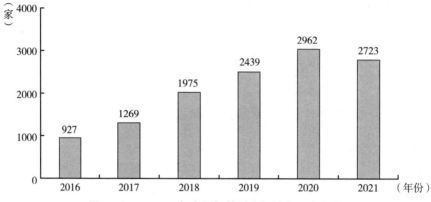

图2 2016~2021年中国智慧医疗相关企业注册量

资料来源：2022年中国智慧医疗行业洞察。

本报告以医疗仪器设备（MED）智慧化、体外诊断设备（IVD）智慧化、医院信息化软件（HIT-1）和医疗物联网（HIT-2）三大类［简称MIT（MED/IVD/HIT）］为分析主线，对2022年医院满意度的上榜MIT企业进行分析，寻找"产学研医投"的医疗智慧产业发展的方向（见表1）。

表1 2022年医院满意度智慧化MIT上榜企业分布

城市	M（MED）（家）	I（IVD）（家）	T（HIT）		上榜企业总计（家）	占比（%）	
			HIT-1（家）	HIT-2（家）			
上 海	24	11	19	18	72	22.78	一梯队 40.51
北 京	21	7	16	12	56	17.72	
深 圳	16	7	4	9	36	11.39	二梯队 29.43
杭 州	5	0	11	15	31	9.81	
苏 州	9	1	0	5	15	4.75	
广 州	0	2	4	5	11	3.48	
武 汉	3	2	3	2	10	3.16	三梯队 25.32
南 京	3	1	2	3	9	2.85	
成 都	3	1	3	2	9	2.85	
厦 门	0	1	3	2	6	1.90	
长 沙	0	4	1	1	6	1.90	

续表

城市	M（MED）（家）	I（IVD）（家）	T（HIT）HIT-1（家）	T（HIT）HIT-2（家）	上榜企业总计（家）	占比（%）	
郑　州	1	1	1	2	5	1.58	
珠　海	2	3	0	0	5	1.58	
福　州	0	0	2	2	4	1.27	
重　庆	1	0	2	0	3	0.95	
常　州	2	0	1	0	3	0.95	
沈　阳	2	0	1	0	3	0.95	
宁　波	1	1	1	0	3	0.95	三梯队 25.32
济　南	0	1	1	0	2	0.63	
无　锡	0	0	1	1	2	0.63	
淄　博	1	0	0	1	2	0.63	
东　莞	1	0	0	1	2	0.63	
合　肥	1	0	0	1	2	0.63	
孝　感	2	0	0	0	2	0.63	
长　春	1	1	0	0	2	0.63	
青　岛	1	0	0	0	1	0.32	
西　安	1	0	0	0	1	0.32	
泰　州	1	0	0	0	1	0.32	
秦皇岛	1	0	0	0	1	0.32	
佛　山	1	0	0	0	1	0.32	
台　州	1	0	0	0	1	0.32	
威　海	1	0	0	0	1	0.32	四梯队 4.75
汕　头	1	0	0	0	1	0.32	
泸　州	0	0	0	1	1	0.32	
绍　兴	0	0	0	1	1	0.32	
太　原	0	0	0	1	1	0.32	
徐　州	0	0	0	1	1	0.32	
聊　城	0	1	0	0	1	0.32	
桂　林	0	1	0	0	1	0.32	
南　昌	0	1	0	0	1	0.32	
总　计	107	47	76	86	316	100	

资料来源：艾力彼数据库。

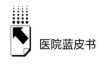
上榜企业数前六的城市为上海、北京、深圳、杭州、苏州和广州,合计占所有上榜企业的近七成。北京、上海两大直辖市有 128 家上榜 MIT 企业,占 40.51%,为第一梯队。深圳、杭州、苏州、广州四市作为第二梯队,上榜 93 家,占 29.43%。北京和上海独特的城市优势,难于学习和超越。故本报告将对第二梯队的城市进行分析。

深圳市:2021 年 GDP 排名全国城市第 3,全年 30664.85 亿元,万亿(元)俱乐部城市。2022 年 6 月由深圳市发改委、科创委、工信局、市场监管局、卫健委共五部门联合发布关于《深圳市培育发展高端医疗器械产业集群行动计划(2022~2025)》的通知,目的是聚焦高端医疗器械产业政产学联动,以迈瑞医疗为龙头,对标世界先进产业集群做法,探索同粤港澳大湾区科研院所的联动机制,计划到 2025 年,全市高端医疗器械产业增加值达到 650 亿元,营业收入达到 2000 亿元。吸引世界知名医疗器械企业设立生产基地、区域总部或研发总部 5 个以上,形成千亿元级专业制造园区,将深圳建设成全球知名的高端医疗器械产业集群发展高地。

杭州市:2021 年 GDP 排名全国城市第 8,全年 18109.00 亿元,万亿(元)俱乐部城市。杭州是如何打造产业兴盛新天堂的?从 2014 年 7 月开始,杭州推出"发展信息经济,推动智慧应用"的"一号工程"。在此工程拉动下,以海康威视等为代表的信息制造和服务业呈几何级发展。迅速崛起的信息经济,造就杭州经济发展加速度。可以看出数字经济产业成为杭州发展的驱动力,同时带动医疗数字化产业的高速发展。杭州市的产业集群主要集中在 HIT 和 MED 领域,代表性企业如医惠科技、创业慧康、火树科技、好克光电、旭化成医疗器械等。

苏州市:2021 年 GDP 排名全国城市第 6,全年 22718.3 亿元,万亿(元)俱乐部城市。2020 年苏州市委、市政府印发《全力打造苏州市生物医药及健康产业地标实施方案(2020—2030 年)》,着力催生一批原创成果,着力突破一批"卡脖子"技术,着力培育一批龙头领军企业,优化产业结构,实现生物医药产业高质量发展,打造具有苏州特色的生物医药产业地标,争取成为国际知名、国内最具影响力和竞争力的"中国药谷"。苏州

HIT上榜企业中，艾信智慧医疗、真趣信息科技等有较强的竞争力。

广州市：2021年GDP排名全国城市第4，全年28231.97亿元，万亿（元）俱乐部城市。2022年广州入围MIT榜单企业共11家，其中IVD企业有2家上榜。以达安基因、金域医疗、万孚生物等一批行业领先的龙头企业为代表，广州市计划在十四五期间，"打造千亿（元）级医学检验产业集群，培育3~5家百亿（元）级创新型龙头企业及一批细分领域冠军企业，全面提高体外诊断产品的创新研发水平与医学检验服务水平，建设医学检验产业高地，打造成为广州产业'新名片'"。2022年6月国务院印发《广州南沙深化面向世界的粤港澳全面合作总体方案》中，提出强化粤港澳科技联合创新、打造重大科技创新平台、培育发展高新技术产业、推动国际化高端人才集聚，促进物联网、云计算等新兴产业集聚发展，在政策红利的推动下，广州将会再次发力与提速（见表2）。

表2　深圳、杭州、苏州、广州产业集群对照

城市	深圳	杭州	苏州	广州
2021年GDP城市排名	3	8	6	4
2021年GDP（亿元）	30664.85	18109.00	22718.3	28231.97
2021年GDP同比增速	6.7%	8.5%	8.7%	8.1%
产业集群	—	数字经济产业	生物医药产业	制造业立市
十四五期间医疗高新产业	医疗器械产业迈向高端，生产总值超805亿元（生物医药与健康战略性支撑产业集群）	生物医药及大健康产业、智能健康新生态等	生物医药及健康产业地标打造	打造千亿（元）级医学检验产业集群；人工智能产业；布局元宇宙智库产业
医疗高新科技产业集群	MED产业集群	HIT产业集群	生物医药产业集群	IVD产业集群

资料来源：各城市政府官网。

以上四个城市共同的特点在于：①经济高度发达，均为万亿（元）俱乐部城市；②政府在产业发展上的定位清晰；③有政府主导的产业集群发展方向。不同点在于：产业集群发展方向及城市产业集群驱动方式不同。

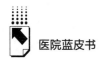

二 医院智慧化学科设置与科研转化

随着中国医院信息化发展，为适应新一轮科技革命和产业变革的要求，高等医学教育中出现了"新医科"。新医科专业主要包括精准医学、转化医学和智能医学等新专业。"新医科"的特点是新兴和智能，是传统医学与人工智能、大数据、机器人等技术的融合。目前仅有电子科技大学与四川省医学科学院·四川省人民医院共建医工结合应用医学研究中心，及广东医科大学和东莞理工学院联手，针对"新医科"和"新医工"建立医工联合创新学院，围绕国家发展战略重大需求，瞄准医工交叉融合学科前沿，开展医工融合深度合作。

《"十四五"优质高效医疗卫生服务体系建设实施方案》将国家医学中心和国家区域医疗中心建设作为重点工作任务，提出要形成一批医学研究高峰、成果转化高地、人才培养基地、数据汇集平台，集中力量开展核心技术攻关，推动临床科研成果转化，加快解决一批药品创新研发、医疗设备、医学检验、医学数据、医学信息化等领域的"卡脖子"问题。为此，科研成果的转化，要在实验室、企业、医院应用之间搭建校企、医企之间紧密配合的平台。在校企和医企结合方面，2022年1月国家发改委批准由华西医院牵头，联合上海瑞金、清华大学、上药集团、华大基因等全国多家共建单位，组建国家精准医学产业创新中心，这是国家在生物医药领域布局建设的第一个产业创新平台，也是精准医学方向唯一的产业创新中心。

医院智慧化科研转化，是一个新兴的发展领域和研发方向，既包含提供医院运行的软硬件系统，也需要开发、创新与临床相关的各种智能化系统，如手术机器人、手术导航等。生物医药等传统领域的科研转化较多，但在信息科技的学科设置和科研转化上，却明显不足（见表3）。Top10 医学高校"双一流"学科设置均与智慧化无关。此外，转化医学最佳医院，主要集中在北上广地区，而在信息科技企业领先的城市，如杭州、深圳、苏州等，与新医科相关的高校和科研转化都缺乏足够的支撑。在2022年转化医学最佳医院80强中，北京、上海的医院占绝对优势，各有17家医院入围；紧随其后为广州，有8家医院入围。并且，入围80强的全是国内顶尖医学高校的附属三甲医院，除4家医院分布在苏州、温州和青岛外，其余全部位于直辖市或省会城市，这与顶尖医学高校所处位置有关（见图3）。

表3　2021年艾力彼转化医学最佳医院10强所属高校排名对比

医学高校名称	直属附属医院上榜名次	英国QS全球临床医学学科排名	软科中国大学专业(临床医学、基础医学)排名	艾力彼高校临床医学专业排名	教育部"双一流"建设医学类学科	教育部临床医学学科评价
上海交通大学	1、7	80	2、—	1	基础医学、临床医学、口腔医学、药学	A+
复旦大学	2、10	74	3、2	2	基础医学、临床医学、中西医结合、药学	A
四川大学	3	251~300	5、5	5	基础医学、口腔医学、护理学	A-
北京大学	4	56	4、1	3	基础医学、临床医学、口腔医学、公共卫生与预防医学、药学、护理学	A-
北京协和医学院	5	301~350	1、—	—	临床医学、药学	—
广州医科大学	6	—	19、—	24		B-
中山大学	8	139	9、3	4	基础医学、临床医学、药学	A-
中南大学	9	351~400	11、11	9	—	A-

资料来源：艾力彼数据库。

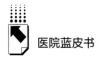
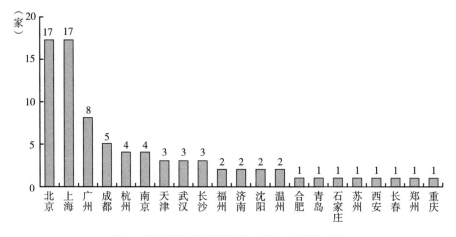

图3　2022年转化医学最佳医院80强城市分布

资料来源：艾力彼数据库。

三　智慧医院 HIC 建设与智慧化产业的相关性

艾力彼智慧医院 HIC 排名始于 2017 年，已发布五次。与其他医院排行榜最大的区别在于，该榜单名次变化大，如 2022 年与 2017 年比较，仅 10 强中就有一半的医院名次变动较大（见表4）。另外上榜医院类别多样，百强中虽以三甲医院为主，但也有三乙医院和县级医院上榜。这可能与这些医院建设理念领先、经营状况好和信息化建设资金投入大有关。

在 HIC10 强中，7 家医院所在城市为北京、上海、杭州、广州、深圳，都属于经济强市及 MIT 上榜企业集中度高和优质医院聚集的城市。但是值得关注的是，另外 3 家 10 强医院中国医科大学附属盛京医院（简称"盛京医院"）、厦门大学附属第一医院和中国科学技术大学附属第一医院（安徽省立医院），其所处城市为 MIT 上榜企业较少的沈阳、厦门和合肥。这三家医院除了理念领先外，信息化建设起步早，评级上都取得极高的等级。此外，三家医院都有一个共同特征，就是医院与企业之间的有效联合。如2020 年盛京医院与东软医疗签署战略合作，共建影像技术协同创新中心、临床创新应用与培训中心、创新成果转化基地、新产品应用示范基地等，为产业与医疗之间的转化注入了活力；2021年以校友企业为代表的生物医药企业与厦门大学生命科学学院成立生物医药转化研究院，并共建5个校企合作平台；2021年，全国首个由医院牵头的医工协同创新中心落户中科大附一院（安徽省立医院）。这些企业的参与，无疑给医院的智慧化发展带来了新的动力。

表4　2022年智慧医院HIC10强对比2017年排名变化

2017年排名	2022年排名	医院	所在城市	级别	信息化评级（EMR/互联互通/智慧服务）
3	1	中国医学科学院阜外医院	北京	三甲	七级/四级甲等/4级
5	2	广州市妇女儿童医疗中心	广州	三甲	七级/五级乙等/—
14	3	上海交通大学医学院附属瑞金医院	上海	三甲	七级/五级乙等/3级
1	4	中国医科大学附属盛京医院	沈阳	三甲	七级/五级乙等/—
—	5	北京大学第三医院	北京	三甲	六级/五级乙等/3级
8	6	厦门大学附属第一医院	厦门	三甲	六级/五级乙等/—
4	7	浙江大学医学院附属邵逸夫医院	杭州	三甲	五级/四级甲等/3级
—	8	中国科学技术大学附属第一医院（安徽省立医院）	合肥	三甲	—/五级乙等/—
69	9	北京大学深圳医院	深圳	三甲	六级/五级乙等/—
23	10	上海市儿童医院	上海	三甲	五级/五级乙等/3级

资料来源：艾力彼数据库。

在智慧医院实际的建设中，医院对MIT企业的选择与配合经常面临困难。一难是建设投入巨大，以普通三级医院年收入10亿元为例，投入资金平均占比1%~3%，就需要1000万~3000万元；二难是MIT技术迭代快，生命周期短，建设前中后都可能出现问题。例如，建设前，顶层设计有缺陷，与医院战略匹配过度超前或滞后，在先进性和实用性上都会失衡；建设中，医企间认知有差异，工程进展不顺，严重的甚至要推倒重来等；建设后，Bug不断等诸多问题困扰使用者。医疗和MIT科技不是简单相加，而是兼并与融合，如盛京医院与企业之间在创新、研发、转化、新产品应用的战

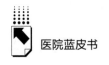

略联合就是一种很好的示范。或如深圳推动的政产学联合,最佳模式是在政府推动下的产学研医的联合,带动的不仅是医院、企业,更是整个城市产业的投入和全方位发展。

四　MIT企业投入的机会与挑战

在2022年MIT排名企业中,北京和上海高度集中了共计128家上榜企业。北京的中关村科技园区和上海的张江高新技术产业开发区建设时间早,实力雄厚。中关村科技园区拥有"中国硅谷"的美誉,集科技、智力、人才和信息资源于一体,在软件产业、信息服务和信息制造业形成了其特色和科研方向。上海的张江高新技术产业开发区则有别于北京中关村科技园区,主要表现为高新技术产业门类齐全、技术密集、布局合理、规模较大等特点。此外,在进行国际间的合作和交流时,张江高新技术产业开发区实行"一次审批、多次有效"程序,简单、方便快捷的管理流程,对外资有极大的吸引力(见表5)。

表5　第一梯队城市(北京、上海)科技园区对照

城市	园区	园区情况	科技方向	园区激励政策	园区人才政策
北京	中关村科技园区	1. 有"中国硅谷"美誉的国家自主创新示范区,始建于1988年; 2. 覆盖科技、智力、人才和信息资源最密集区域; 3. 园区内有清华、北大等院校39所,大学生40万人;	《中关村国家创新示范区扶持政策》 1. 以软件产业、信息服务、信息制造业为代表特色产业;	支持研发机构创新政策 1. 对创新平台建设的支持。通过市级立项后给予100万~400万元资金支持。 2. 鼓励企业与大学、科研机构合作建立工程技术研究中心和企业实验室;	《关于进一步加强中关村海外人才创业园建设的意见》 1. 支持优秀海外人才留京发展: (1)扩大人才引进自主权;

城市	园区	园区情况	科技方向	园区激励政策	园区人才政策
北京	中关村科技园区	4. 中国科学院为代表的科研机构213家； 5. 国家工程中心41个，重点实验室42个； 6. 国家级企业技术中心10家。	2. 大力促进电子信息、光电一体化、生物工程与新医药、新材料和环保等支柱产业的发展。	（1）市级和国家级工程技术研究中心，50万~100万元的资金支持； （2）市级和国家级企业实验室，50万元的资金支持； （3）对与大学和科研机构合作，租用实验室开展技术研究、新产品开发的企业，提供50%租金补贴（<50万元）。	（2）支持留学人员在京落户。 2. 优化海外人才创业环境。
上海	张江高新技术产业开发区	1. 开发区创建于20世纪90年代，国家首批高新区之一； 2. 高新技术产业门类齐全、技术密集、布局合理、规模较大； 3. 园区内以生物医药，集成电路，软件产业为主要发展方向； 4. 被称为"中国药谷"和集成电路产业中心。	1. 以集成电路、软件、生物医药为主导产业； 2. 集中体现创新创业的主体功能。	《上海市促进张江高科技园区发展的若干规定》 1. 鼓励技术创新； 2. 鼓励科技成果转化和产业化； 3. 鼓励软件产业和集成电路产业； 4. 促进中小企业发展。	吸引人才和简化出国手续： 1. 鼓励国内外专业人才到园区内企业从事科研项目开发和成果转化工作； 2. 简化园区内企业因公出国、出境的审批手续； 3. 对转化和产业化出国出境，实行"一次审批、多次有效"的政策，有关部门应当优先办理。

资料来源：根据北京中关村科技园区、上海张江高新技术产业开发区网站资料整理。

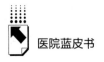

表6 第二梯队城市（深圳、杭州、苏州、广州）高新科技园对照

城市	园区	园区情况	科技方向	园区激励政策	园区人才政策
深圳	深圳市高新技术产业园区	1. 1985年创立，为中国首个科技园区； 2. 拥有84家上市企业和453家国家高新企业； 3. 以光机电一体化、生物医药、新能源、新材料和电子信息为主导产业； 4. 工业总产值位列全国首位，平均达1236.15亿元/平方公里。	光机电一体化、生物医药、新能源、电子信息	《深圳经济特区高新技术产业园区条例》 1. 专项资金支持创新体系建设，促进创新创业活动发展： （1）设立留学生创业园； （2）设立深圳虚拟大学园。 2. 鼓励企业、高等院校、科研机构在区内创办创新企业和机构，提供资金支持。 3. 鼓励培养初创阶段的孵化器。	《深圳经济特区高新技术产业园区条例》 1. 留学人员、外省市科技和管理人才办理"人才工作证"或户籍，子女义务教育、购买住房等享受本市户籍同等待遇； 2. 留学人员受聘任专业技术职务不受单位指标限制，在国外取得专业执业资格，可办理执业资格证书； 3. 因公临时出境的人员，优先办理。
杭州	杭州高新技术产业开发区	1. 力争通过5~8年的努力，使科技园发展为杭州湾乃至全国一流的软件研发、生物制药研发及工业设计产业基地和创新中心； 2. 建于1990年。	软件研发、生物制药、工业设计	《杭州高新技术产业开发区条例》 1. 高新技术企业享受有关政策； 2. 经认定的技术产权交易机构享受高新技术企业有关政策； 3. 经认定的高新技术企业和从事高新技术创新和研发的中小企业都可以申请资金支持； 4. 对信用记录良好的企业，在信用担保、产业扶持等方面给予支持。	《杭州高新技术产业开发区条例》 1. 鼓励人才创新创造的分配机制和激励机制； 2. 鼓励引进境内外各类人才，对以不改变户籍形式的人才，可享受本地人才同等待遇； 3. 鼓励留学归国人员和境外高层次人才来高新区从事创新创业活动，并予以资助，为其出入境、购房以及子女入学提供便利。

续表

城市	园区	园区情况	科技方向	园区激励政策	园区人才政策
苏州	苏州工业园区	1. 以纳米技术、生物医药和电子信息为主导产业的国家级经济技术开发区；2. 中国和新加坡两国之间的重要合作项目；3. 中国改革开放的重要窗口和国际合作的成功范例。	电子信息、生物医药、纳米技术	《苏州工业园区若干措施》在疫情下提供了若干减免税金的政策。	"金鸡湖人才计划"1. "领军登峰"人才支持计划，最高 5000 万元的项目配套支持；2. "企业撷英"人才支持计划，7 类引才育才行为提供实际支出最高 30%的综合补贴；3. "青春园区"人才支持计划，每年本科 1 万元、硕士 2 万元、博士 3 万元补贴，名校优生增加 1 万元/每年，在站博士后 6 万元/每年，配套住房和子女教育。
广州	广州经济技术开发区	1. 1984 年批准，国家首批经济技术开发区之一；2. 由广州科学城、天河科技园、黄花岗科技园和民营科技园共同组成；3. 生态环境良好、交通便利、投资环境优越；4. 国家级经济开发区。	国际生物岛、中新知识城、出口加工、保税区	《广州经济技术开发区条例》1. 减税、免税、退税等方面的待遇；2. 外商投资企业中，凡经管委会确认的开发区先进技术企业，可享受国家规定的优惠；3. 外商投资企业需要给予减征免征地方所得税优惠；4. 开发区及其新开发区域内经海关批准，可经营保税加工、保税仓储和转口贸易等项业务。	"广州市黄埔区、广州开发区、广州高新区人才奖励办法"1. 购房补贴；2. 万能津贴；3. 收入奖励；4. 新入户奖励。

资料来源：根据深圳、苏州、浙江、广州园区网站资料整理。

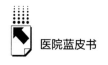

表6对第二梯队城市高新科技园区进行比较，深圳、杭州和苏州科技园定位清楚，有明确的资金支持和政策扶持，也有较为突出的表现，上榜的MIT企业更多。广州经济技术开发区建设时间最早，有减免税收和退税的明确政策，在人才奖励方面优势明显；缺陷在于产业的方向定位较为模糊，对吸引投资和形成产业集群不利。

表7 2022年MIT上榜企业第一、第二梯队城市对照

单位：家

MIT上榜企业数		MIT上榜企业总数	MIT总上市企业数	第一梯队（北京/上海）						第二梯队（深圳/苏州/杭州/广州）					
						上市企业分布						上市企业分布			
				上榜数	上市数	国企/央企	民营/公众企业	外企	中外合资	上榜数	上市数	国企/央企	民营/公众企业	外企	中外合资
M（MED）		107	54	45	28	1	2	22	3	30	14	0	6	6	2
I（IVD）		47	35	18	15	0	4	11	0	10	7	0	6	0	1
T（HIT）	HIT-1	76	12	35	7	1	5	1	0	19	3	0	3	0	0
	HIT-2	86	28	30	15	0	7	6	2	34	8	1	5	1	1
总计		316	129	128	65	2	18	40	5	93	32	1	20	7	4

资料来源：艾力彼数据库。

第一梯队城市上市企业占上榜数的50.8%，以外资企业为主。说明北京、上海作为中国最重要的一线城市，简化便捷的出入境审批制度，对外资更有吸引力；第二梯队城市深圳、杭州、苏州和广州，上市企业占上榜数的34.4%，以民营企业为主，可见第二梯队投资以本土的企业为主，本地企业更在意人才的落户及对家庭子女的安置（见表7）。

对MIT高新技术企业，各地政府都有不同程度的补贴，包括减免税收、直接补贴、优先上市、资金扶持、品牌提升、人才购房贴补，简称"免补优资升贴"。如2022年北京高新技术企业优惠政策，包括企业所得税从

25%降为15%、研发费用税前（按175%）加计扣除等一系列明确的奖励和补贴。目前国内与MIT相关的高新技术企业，特别是HIT企业的生命周期多处在"初创期"和"成长期"，产业呈现小而离散的特质。这无疑是"城市产业转型"与"城市新经济"建设的窗口期，值得各地方政府积极布局。

现在不同等级的高新科技园几乎遍布各城市，但遗憾的是，部分园区定位不清晰，产业细分不足，或者服务配套跟不上，导致招商引资困难，或引进的产业不能形成集群效应。在"健康中国2030"的大目标下，大健康产业是新一轮投资方向。大健康产业有较多的细分行业，建议政府借助第三方进行专业的细分产业评估，挖掘城市吸引健康产业的优势；锁定城市优势，明确产业定位，有助于吸引投资、扩大生产、降低成本及同类企业间的配合，形成产业集群效应。政府在推动医院智慧化"产学研医投"一体化平台的建设上，需要高校和科研院所的科研转化，需要医院为企业提供开发和应用基地，需要企业积极生产并推向市场，实现价值投资。

结　语

医院智慧化和"产学研医投"一体化发展，是城市产业转型和新经济建设重要的窗口期，是前瞻性的产业布局和绿色新经济产业的重要一环，是健康中国和大健康产业的重要保障，符合智慧城市和医院智慧化发展的需要。

在智慧化新医科设置不足和产学研医失衡的现状下，需要城市决策者锁定方向，把握机遇，抢得先机，建设优质的高新科技园，打造有城市特色优势的"产学研医投"一体化新平台。

政府可聚焦投入招商引资平台建设，形成医院智慧化"产学研医投"一体化发展新格局。实现三个推进：推进MIT产业布局的顶层设计和高新科技园区建设、推进MIT的科研转化与医企联合、推进"产学研医投"一

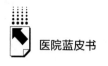

体化的平台建设；避免三无投入：无规划和分散性的引进和投入、无产业集群化的引进和投入、无"产学研医投"整合优势的投入。

参考文献

［1］庄一强、曾益新主编《中国医院竞争力报告（2017）》，社会科学文献出版社，2017。

［2］庄一强、王兴琳主编《中国医院竞争力报告（2022）》，社会科学文献出版社，2022。

［3］庄一强、王兴琳主编《中国医院评价报告（2020）》，社会科学文献出版社，2020。

［4］《智慧医院从概念到实践　全面提升医疗质量和效率》，新华网，2019年3月22日。

［5］《2022年中国智慧医疗行业洞察》，易观分析，2022年2月28日。

［6］《对标全国GDP前十城市　杭州如何打造产业兴盛新天堂?》，《浙江日报》2022年3月1日。

［7］《广州将打造千亿级检验产业集群》，广州市发展和改革委网站，2022年4月20日。

［8］国务院印发《广州南沙深化面向世界的粤港澳全面合作总体方案的通知》（国发〔2022〕13号）。

［9］《关于2020年度电子病历系统应用水平分级评价高级别医疗机构结果公示》。

B.3

2022年我国智慧城市、智慧医院政策环境与发展前景研究报告

吴庆洲　陈培钿　王文辉　庄一强*

摘　要： 本报告主要介绍我国智慧城市、智慧医院的政策环境与发展历程，同时展望智慧医院创新的未来前景。从"智慧"概念提出与智慧城市演变、智慧医疗产生与政策环境发展，总结智慧医院建设在持续助力医疗服务提能、加速推动医院高质量发展、赋能整体医疗水平提升等方面的价值与未来前景。最后建议各级医院因时因地制宜，结合自身场地条件、流程、投入情况，选择最优建设战略，并建议重视信息安全建设。

关键词： 智慧城市　智慧医疗　智慧医院

一　"智慧"概念提出与智慧城市演变

根据《现代汉语词典》的解释，"智慧"原指人辨析判断和发明创造的能力。随着互联网、物联网等技术的发展，2006年新加坡、欧盟委员会相继提出"智慧国2015"计划和搭建欧洲智慧城市网络。2009年国际商业机器公司（IBM公司）公开提出"Smart Planet"概念，国内译为"智慧地球"，并由此衍生了"智慧城市"等一系列概念。智慧城市是指通过广泛应用物

* 吴庆洲，广州艾力彼医院管理中心智慧医院HIC首席顾问；陈培钿，广州艾力彼医院管理中心智慧医院HIC管理部总监；王文辉，广州艾力彼医院管理中心智慧医院HIC评价专家；庄一强，广州艾力彼医院管理中心主任。

联网、云计算、移动互联网、大数据等技术，提高城市规划、建设、管理、服务、生产、生活的自动化、智能化水平，使城市运转更高效、更敏捷、更低碳。

中国智慧城市发展源于"数字城市"和"城市信息化"建设，由政策引导和市场演变相结合推进，政策扶持对我国智慧城市发展的意义重大。从2012年国家公布试点智慧城市名单开始，国家相关部委政策从试点探索、标准指导与评价执行、产业配套支持、顶层设计指南及相关建设标准等方面逐步深化明确智慧城市建设方向和内涵。智慧城市业务架构梳理与设计包括民生服务、城市治理、产业经济、生态宜居四大部分，2014年《关于促进智慧城市健康发展的指导意见》首次提及"智慧医院"，明确"推进智慧医院、远程医疗建设，普及应用电子病历和健康档案，促进优质医疗资源纵向流动"；同时，指导意见在"宜居化生活环境建设、信息资源开发利用、物联网应用、云计算和大数据发展、信息技术集成应用"等内容中，都提及与医疗健康领域结合。2012~2020年，我国智慧城市建设重点政策如表1所示。

表1 我国智慧城市建设重点政策（2012~2020年）

时间	印发单位	政策名称
2012年11月	住建部办公厅	《关于开展国家智慧城市试点工作的通知》
2014年3月	中共中央、国务院	《国家新型城镇化规划（2014—2020年）》
2014年8月	国家发改委、工信部、科技部、公安部、财政部、国土资源部、住建部、交通部八部委	《关于促进智慧城市健康发展的指导意见》
2015年11月	国家标准委、中央网信办、国家发改委	《关于开展智慧城市标准体系和评价指标体系建设及应用实施的指导意见》
2015年5月	国务院	《中国制造2025》
2015年7月	国务院	《关于积极推进"互联网+"行动的指导意见》
2015年8月	国务院	《关于印发促进大数据发展行动纲要的通知》
2016年2月	中共中央、国务院	《关于进一步加强城市规划建设管理工作的若干意见》
2016年9月	国务院	《关于加快推进"互联网+政务服务"工作的指导意见》
2016年11月	国家发改委办公厅、中央网信办秘书局、国家标准委办公室	《关于组织开展新型智慧城市评价工作务实推动新型智慧城市健康快速发展的通知》

时间	印发单位	政策名称
2016 年 12 月	国务院	《国家信息化发展战略纲要》
2018 年 6 月	国家市场监管总局、国家标准委	《智慧城市顶层设计指南》
2019 年 11 月	工信部	《"5G+工业互联网"512 工程推进方案》
2020 年 10 月	中共中央	《关于制定国民经济和社会发展第十四个五年规划和二〇三五年远景目标的建议》
2020 年 12 月	工信部	《工业互联网创新发展行动计划(2021~2023年)》

资料来源：各单位官网。

智慧医疗作为智慧城市在医疗保健领域的扩展，通过信息技术全方位链接医疗保健机构内外的医疗健康服务环境，实现人类医疗健康信息的全生命周期管理，为疾病的预防、保健、诊断、治疗及康复等提供更智能的辅助支持。截至目前，手机、自助终端的全流程智慧医疗就医服务已相对成熟；院内信息集成平台和院外区域信息共享平台的建设，也较好地支撑医院运营及部分管理需要。受新冠肺炎疫情发展影响，随着地区乃至全国人口卫生健康数据平台的完善、卫生健康信息的共享，以及产业创新的发展与成熟，医疗健康领域智慧化将迎来更高速发展的机遇。

二 智慧医院的产生与政策环境的不断优化

作为智慧城市建设中相对专业与独立的一部分，我国医院智慧化起步于医院内部的信息化，并逐步实现与院外各级机构的互联互通，前后经历了信息化（即数字化医院）、互联网化（即互联网医院）、智慧化（即智慧医院）三阶段。

（一）源于业务高速发展需要的医院信息化

我国医院信息化萌芽于 20 世纪 70 年代，并在 90 年代通过国家"金卫

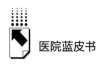

工程"取得较大发展,最具代表性的是"军字一号"系统,同时期还有一批医院与信息化厂家共同推动产业发展。2009 年国家新医改方案出台,逐步发展形成医疗健康信息化顶层规划"4631-2 工程",同时推动以电子病历为核心的信息平台建设,并试点了一批区域信息平台和国家居民健康卡"一卡通"项目,使得我国医院信息化从各自为政的单体建设逐步向区域甚至国家级平台发展(见表 2)。

表 2　医疗健康信息化顶层规划"4631-2 工程"

"4631-2 工程"	规划内容
4 级卫生信息平台	国家级、省级、地市级及区县级人口健康区域信息平台
6 项业务应用	公共卫生、医疗服务、医疗保障、药品管理、计划生育、综合管理
3 个基础数据库	电子健康档案数据库、电子病历数据库和全员人口个案数据库
1 个融合网络	人口健康统一网络
2 个体系	人口健康信息标准体系和信息安全防护体系

资料来源:国家卫计委统计信息中心。

本阶段系统发展经历单机收费、院内系统联网、区域信息共享,主要以处方、医嘱收费为 HIS(医院信息系统)主线,配套医保结算管理系统、PACS(医学影像信息管理系统)、LIS(实验室信息系统)、病案管理等系统,逐步融入 EMR(电子病历)、CP(临床路径),并通过双向转诊、远程医疗、居民健康档案、区域信息平台等向院外延伸。本阶段发展特点可总结为"业务驱动",通过实现业务工作电子化和信息共享的目标,提升门急诊、住院的缴费、医保联网结算、病历书写、药品管理等工作的效率,满足各级医院在该时期业务高速发展的需要。

(二)互联网化使信息创新技术价值进一步凸显

2014 年 4G 与移动互联网技术普及成熟,我国医院开启移动互联网化探索,互联网医院概念逐步为大众所熟悉。2015 年《国务院关于积极推进"互联网+"行动指导意见》等系列文件的出台加速了发展进程,使得手机、自助终端实现的预约、挂号、导航、缴费、报告查阅、线上复诊、药品配送、满意度评价等系列功能应用在全国得到全面推广。

本阶段发展特点可总结为"技术驱动",主要体现在信息创新技术对于工作流程的再造与固化作用。移动互联网的出现改变了原网络和电话预约、窗口缴费排队模式,线上线下一体化整合极大提升了服务效率,改善了患者就医体验,提升了医院品牌形象,也让更多医院管理者、行政主管部门领导理解了信息技术的价值;医院高质量转型发展,要求院内管理更加规范化、标准化,使得信息创新技术在制度固化与流程再造方面的支撑作用凸显;云计算和大数据的发展、网络速度的提升以及智能终端的普及,使远程会诊、远程病理诊断、远程影像诊断、远程心电图诊断、远程培训等得以更好地实现,更有效支撑了分级诊疗、医联体的发展。

(三)智慧化将成为未来医院高质量发展的关键

2019年1月,国务院办公厅印发《关于加强三级公立医院绩效考核工作的意见》,强调"根据医学规律和行业特点,发挥大数据优势,强化考核数据分析应用,提升医院科学管理水平",并将"电子病历系统应用水平分级评价"作为其中一项国家监测指标。同年3月,国家卫健委在信息化质控与智慧医院建设工作会议上,明确了智慧医院范围主要包括面向医务人员的"智慧医疗"、面向患者的"智慧服务"、面向医院管理的"智慧管理"三大领域。在电子病历系统应用水平分级评价的基础上,国家卫健委后续又分别发布了智慧服务、智慧管理评级标准,通过"三位一体"智慧医院建设评价引领和加速医院智慧化步伐。

新阶段发展特点可总结为"数据驱动",通过医疗大数据应用助力医院在服务、管理、医疗三方面的水平提升,支撑医院高质量发展。院内外信息平台的建成与互联互通,专科系统专业化发展与应用的深入,智能穿戴设备技术成熟与应用普及,将使得医疗大数据资源采集、积累、共享与应用更加便捷,为医务工作的开展和患者就医带来更好体验;管理类、知识类、科研类等数据的治理与应用,也将整体提升医院管理能力和医疗水平,在助力医

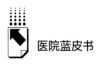

院得到更加规范化、精细化、标准化管理的同时，助力医院团队提能与专科学科发展。

2009 年以来我国信息化、智慧医院建设重点政策如表 3 所示。

表 3　我国信息化、智慧医院建设重点政策（2009～2022 年）

时间	印发单位	政策名称
2009 年 3 月	中共中央、国务院	《关于深化医药卫生体制改革的意见》
2012 年 3 月	国务院	《关于印发"十二五"期间深化医药卫生体制改革规划暨实施方案的通知》
2012 年 6 月	卫生部、国家中医药局	《关于加强卫生信息化建设的指导意见》
2013 年 11 月	国家卫计委、国家中医药局	《关于加快推进人口健康信息化建设的指导意见》
2015 年 1 月	国家卫计委、国家中医药局	《关于印发进一步改善医疗服务行动计划的通知》
2015 年 9 月	国务院办公厅	《关于推进分级诊疗制度建设的指导意见》
2016 年 2 月	国务院	《关于促进和规范健康医疗大数据应用发展的指导意见》
2016 年 10 月	中共中央、国务院	《"健康中国 2030"规划纲要》
2016 年 10 月	国家卫计委	《关于印发医院信息平台应用功能指引的通知》
2017 年 2 月	国家卫计委	《关于印发"十三五"全国人口健康信息化发展规划的通知》
2017 年 4 月	国务院办公厅	《关于推进医疗联合体建设和发展的指导意见》
2017 年 7 月	国务院办公厅	《关于建立现代医院管理制度的指导意见》
2017 年 12 月	国家卫计委办公厅	《关于印发医院信息化建设应用技术指引（2017 年版）的通知》
2018 年 4 月	国务院办公厅	《关于促进"互联网+医疗健康"发展的意见》
2018 年 7 月	国家卫健委、国家中药局	《关于深入开展"互联网+医疗健康"便民惠民活动的通知》
2018 年 7 月	国家卫健委、国家中药局	《关于印发互联网诊疗管理办法（试行）等 3 个文件的通知》
2018 年 8 月	国家卫健委	《关于进一步推进以电子病历为核心的医疗机构信息化建设工作的通知》
2019 年 1 月	国务院办公厅	《关于加强三级公立医院绩效考核工作的意见》
2019 年 3 月	国家卫健委办公厅	《关于印发医院智慧服务分级评估标准体系（试行）的通知》
2019 年 4 月	国家卫健委、国家中医药局	《关于印发全国基层医疗卫生机构信息化建设标准与规范（试行）的通知》

时间	印发单位	政策名称
2020 年 5 月	国家卫健委	《关于进一步完善预约诊疗制度加强智慧医院建设的通知》
2020 年 12 月	国家卫健委、国家医保局、国家中医药局	《关于深入推进"互联网+医疗健康""五个一"服务行动的通知》
2021 年 5 月	国务院办公厅	《关于推动公立医院高质量发展的意见》
2022 年 1 月	国家卫健委	《关于印发"十四五"卫生健康标准化工作规划的通知》
2022 年 3 月	财政部办公厅、国家卫健委办公厅	《关于组织申报中央财政支持公立医院改革与高质量发展示范项目的通知》
2022 年 3 月	国务院办公厅	《国务院办公厅关于印发"十四五"中医药发展规划的通知》
2022 年 4 月	国家卫健委办公厅、国家中医药局办公室	《关于印发公立医院运营管理信息化功能指引的通知》
2022 年 4 月	国务院办公厅	《"十四五"国民健康规划的通知》

三 智慧医院的价值与发展前景

回顾过去，我国医院智慧化建设已取得长足进步。展望未来，智慧医院将形成一种以患者为中心，极大提升医疗质量安全、健康服务能力、患者就医体验和医院运行效率，集成所有医疗健康数据，互通、连续、高效、智能、安全的全流程医疗健康服务形态（见图1）。

（一）区域化互联、专科化系统应用将持续助力服务水平提升

改革开放四十多年，我国经济生活水平经历了高速发展，医疗健康服务需求呈现爆炸式增长，信息化作为医院重要基础支撑，在医疗服务水平与能力的快速提升方面扮演着重要作用。但因幅员辽阔，地区经济、医疗及信息化水平差异大，我国医疗服务能力和患者就医体验在地区、各级医院间仍存在较大的差距。

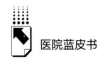

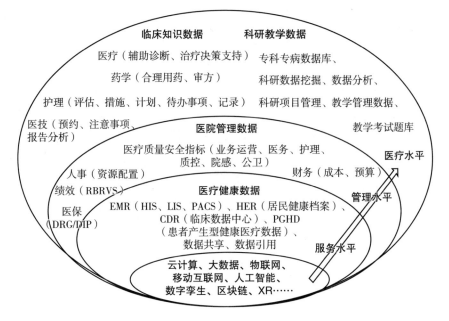

图1　智慧医院与医疗大数据的未来发展

资料来源：广州艾力彼医院管理中心。

未来随着医疗信息共享互认配套政策、技术标准的完善，国家、省、市、县等各级区域医疗健康信息平台建成，以及各医院完成互联互通，医院间壁垒将逐步消除，整体提升医疗与医保资源的利用效率。同时，院内信息集成平台的完善，线上与线下一体化流程整合，基于5G技术等各类医用穿戴、智能化设备引入与各专科病种结合，以及专科化电子病历系统、临床辅助决策支持系统等应用，将持续提升医院整体服务效率与能力、患者就医体验。

（二）医院管理类数据全面应用将加速推动医院管理水平提升

随着多年来的发展，每家医院都已积累海量医疗健康基础数据，结合数据应用场景分析，可衍生出医院管理类、临床知识类、科研教学类等几类数据，相较仍在探索积累中的后两类数据，医院管理类数据发展已相对成熟，较容易在各级医院进行全面推广应用。目前，国家公立医院绩效考核管理平台、国家医疗质量管理与控制信息网（NCIS）、国家医院质量监测系统（HQMS）、国家单病种质量管理与控制平台、地区全民健康信息平台、卫生财务年报、卫生统计年报等已经从医院采集了大量的数据，但针对这些数据许多医院仍存在取数难、数不准、数未用好的问题。

医院从"规模扩张"向"高质量发展"转变，要求医院管理必须更加规范化、精细化、标准化，并通过系统助力固化医院管理思想、流程，最后通过印迹追踪和数据智能分析帮助医院更好地评价管理效果。未来各级医院结合国家相关评价监测要求以及在患者服务与专科学科发展、医疗质量与安全管理、财务与运营管理等方面的需要，加强数据资源规划，通过数据治理驱动前端"医护技"质量、安全管理实现规范化、标准化和后端"人财物"运营管理实现合规化、精细化，提高全院系统数据应用意识，支撑业务团队建设与提能，助力专科学科可持续发展，将是其在高质量发展竞争中胜出的关键。

（三）创新积累与成熟应用整合将赋能全国整体医疗水平提升

创新技术应用助力医院科研和能力取得突破，同时提升医院品牌形象。目前我国在医疗大数据应用某些领域的探索与世界保持着同步，多家优秀医院在全球首创发布医学人工智能类应用与文章，其中 AI 医学影像诊断应用，如肺炎 CT 影像识别在新冠肺炎疫情的疾病诊断中发挥着重要作用。5G、物联网等技术的成熟已使远程影像诊断与会诊协同、远程手术影像传输与手术指导等得到较好推广，未来随着系统安全性、稳定性的不断提升，医疗远程操作、远程手术应用将得到更全面拓展。

因人类对人体机能与疾病认识、医疗健康基础数据的结构化与标准化、人工智能算法与推理机制、多方系统数据整合及人机交互接口等多方面水平的限制，针对整体健康管理和诊疗过程的综合分析、辅助诊断、治疗等的临床知识库、决策支持应用仍处于探索完善中，目前一些特定病种的影像辅助诊断和合理用药辅助审方等相对成熟。医疗科研大数据应用主要依赖各医院专科学科积累与能力，按病种构建专科专病数据库投入成本相对较高，但可

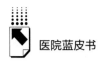
能存在实际产出偏低的情况，同样也制约了医疗大数据创新应用的发展。

智慧化创新技术在医疗能力领域应用目前仅是大型医院的"专属"，未来如何通过国家政策引导与产业扶持，依托高水平医院推动医学科学领域创新发展，摆脱国外在高端医疗设备、器械领域的垄断，在解决国际竞争中"卡脖子"问题的同时，逐步加强产学研转化，推动以更低的成本全面推广应用，通过智慧化助力更多基层医院纠错提能，达到提升我国整体医疗水平的目的，将是我国智慧医院发展的一个重要方向。

结　语

"数字经济"时代，医院智慧化产业方兴未艾，"真实世界数据"（RWD）、"元宇宙"的相继提出，使得数字孪生、区块链、XR等技术应用有了更多的想象空间，但创新技术应用探索从试点突破到全面推广，特别是在关系人类自身的卫生健康领域，全面医院智慧化还将经历相对漫长的周期。在当前高速发展的浪潮下，各级别医院承担着各自的使命，高水平医院如何攻坚克难、总结优秀经验、引领创新，地方及基层医院如何强化内涵建设与数据治理、提升管理水平与信息管理能力、推动成熟领域的系统应用，提升医院整体能力，需要各级医院因时因地制宜，结合政策以及自身场地条件、流程、投入情况，选择最优建设战略。面对日益复杂的国际竞争环境，全面的数字化还将面对一系列信息数据技术安全风险，智慧化建设过程中还需"未雨绸缪"，不断提升全员信息安全意识，重视并持续加强信息安全建设。

参考文献

［1］庄一强、曾益新主编《中国医院竞争力报告（2017）》，社会科学文献出版社，2017。

［2］庄一强、王兴琳主编《中国医院竞争力报告（2022）》，社会科学文献出版社，2022。

［3］庄一强、王兴琳主编《中国医院评价报告（2020）》，社会科学文献出版社，2020。

［4］金江军：《智慧城市：大数据、互联网时代的城市治理（第5版）》，电子工业出版社，2021。

［5］〔美〕杰曼·R.哈里古亚：《智慧城市》，高慧敏译，清华大学出版社，2021。

［6］陈校云、宋博强：《我国医疗人工智能产品分类与发展》，载张旭东主编《中国医疗人工智能发展报告（2020）》，社会科学文献出版社，2020。

［7］陈忠、罗永杰、陈培钿：《中国医院竞争力智慧医院HIC评价发展报告》，载庄一强、刘庭芳主编《中国医院评价报告（2018）》，社会科学文献出版社，2018。

［8］沈崇德、刘海一主编《医院信息与评价》，电子工业出版社，2017。

［9］任连仲：《超越医疗：HIT拓荒——"军字一号"点滴回望》，电子工业出版社，2016。

［10］朱桂龙、樊霞：《智慧城市建设理论与实践》，科学出版社，2015。

［11］上海社会科学院信息研究所编著《智慧城市辞典》，上海辞书出版社，2011。

智慧医疗服务篇

Smart Health Services Reports

B.4
2022年智慧医院 HIC 500强研究报告

陈培钿　王文辉　吴庆洲　徐权光　刘欣*

摘　要： 本报告针对 2022 年度智慧医院 HIC 上榜医院，从地理分布、医院等级、交叉榜单等方面进行分析，通过数据描绘国内智慧医院建设的现状，为医院寻找标杆，通过样板效应助力推进医院信息建设、辅助提升医院管理能力。经分析发现，上榜医院主要分布在经济发展良好、医疗资源丰富的东部沿海省市；医院规模越大，资金投入越高，但投入占比呈现下降趋势。总体而言，智慧医院建设水平与地区经济、医院实力、建设投入有较强的正相关性。

关键词： 智慧医院　信息化建设　HIC 指标

---

* 陈培钿，广州艾力彼医院管理中心智慧医院 HIC 专家；王文辉，广州艾力彼医院管理中心智慧医院 HIC 专家；吴庆洲，广州艾力彼医院管理中心智慧医院 HIC 首席顾问；徐权光，广州艾力彼医院管理中心副主任；刘欣，广州艾力彼医院管理中心数据分析师。

一 智慧医院 HIC 榜单分析

（一）地域分布

1. 区域分布

如表1、图1所示，按区域划分统计2022年智慧医院HIC上榜医院的数量，华东遥遥领先，华北、华南有一定的优势，东北、西北则处于劣势地位。

表1 2022年智慧医院HIC 500强上榜医院在各区域、省（区、市）的分布情况

单位：家

区域	省（区、市）	100强	101~300强	301~500强	500强合计
华东	江苏	11	24	19	54
	浙江	8	15	22	45
	上海	13	15	8	36
	山东	4	18	13	35
	福建	5	8	11	24
	安徽	2	4	7	13
	江西	1	3	6	10
	区域总计	44	87	86	217
华北	北京	14	8	8	30
	内蒙古	2	3	9	14
	河北	1	5	6	12
	天津	2	1	7	10
	山西	1	4	3	8
	区域总计	20	21	33	74
华南	广东	12	35	10	57
	广西	1	2	4	7
	海南	0	1	3	4
	区域总计	13	38	17	68

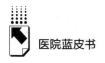

续表

区域	省(区、市)	100强	101~300强	301~500强	500强合计
华中	湖北	3	7	13	23
	河南	4	5	9	18
	湖南	1	4	3	8
	区域总计	8	16	25	49
西南	四川	3	4	12	19
	重庆	0	4	8	12
	云南	1	5	3	9
	贵州	0	1	2	3
	西藏	0	0	0	0
	区域总计	4	14	25	43
西北	新疆	6	1	2	9
	陕西	0	5	2	7
	甘肃	0	2	2	4
	宁夏	0	3	1	4
	青海	0	0	2	2
	区域总计	6	11	9	26
东北	辽宁	3	7	3	13
	吉林	2	2	2	6
	黑龙江	0	4	0	4
	区域总计	5	13	5	23

资料来源:广州艾力彼医院管理中心数据库。

2.省(市、区)分布

如表1、图2所示,2022年智慧医院HIC 100强上榜医院分布在22个省(区、市),数量排名前五的分别是北京、上海、广东、江苏、浙江,广西、吉林首次有医院上榜,黑龙江、陕西、甘肃、宁夏、贵州、青海、重庆、西藏、海南9个省(区、市)没有医院入围;300强上榜医院分布在29个省(区、市),数量排名前五的分别是广东、江苏、上海、浙江、山东和北京,西藏、青海没有医院入围;500强上榜医院,西藏依然没有医院入围,数量排名前五的分别是广东、江苏、浙江、上海、山东。

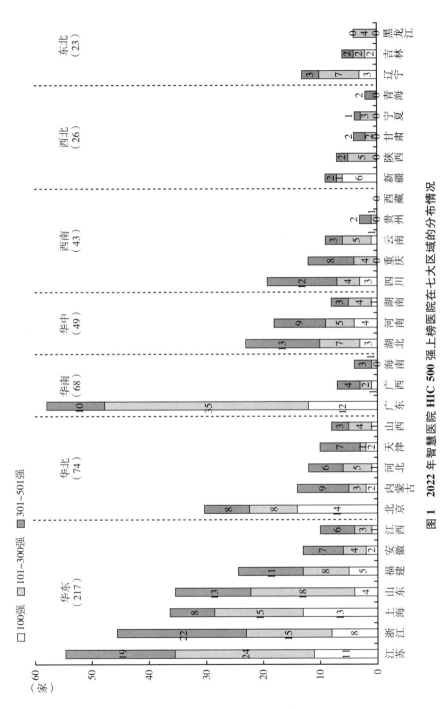

图 1 2022 年智慧医院 HIC 500 强上榜医院在七大区域的分布情况

资料来源：广州艾力彼医院管理中心数据库。

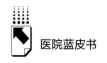
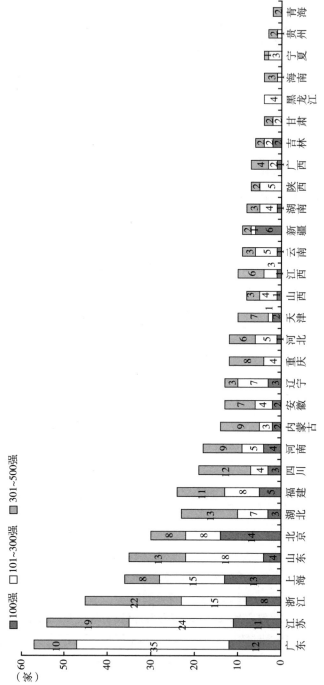

图 2 2022 年智慧医院 HIC 500 强上榜医院在各省（区、市）的分布情况

资料来源：广州艾力彼医院管理中心数据库。

经分析发现，智慧医院 HIC 500 强上榜数量超过 30 家的省（区、市）分别是广东（57 家）、江苏（54 家）、浙江（45 家）、上海（36 家）、山东（35 家）、北京（30 家），6 个省（区、市）共计 257 家（占比 51.4%），主要分布在华东、华北、华南区域，多为经济发展较好的东部沿海省市，其他区域仅湖北（23 家）上榜数量超过 20 家。由此分析，智慧医院建设水平与地区经济、医院实力有较强的正相关性。

3. 城市分布

智慧医院 HIC 上榜医院的散列分布情况，一定程度上反映了区域内智慧医院建设与发展的均衡程度，此处通过"均衡指数"分析各个省（区）的情况，北京、上海、天津、重庆四个直辖市不做分析。均衡指数＝上榜医院所分布的地级城市数量/该省（区）的地级城市总数量，如：江苏省入围 100 强的医院有 11 家分布在 7 个地级城市，而江苏省有 13 个地级城市，均衡指数 ＝ 7/13 = 0.54（见表 2）。

表 2 2022 年智慧医院 HIC 各省（区）的均衡指数

省（区）	所属区域	地级城市数	100 强			1~300 强			1~500 强		
			医院数量（家）	分布城市数（个）	均衡指数	医院数量（家）	分布城市数（个）	均衡指数	医院数量（家）	分布城市数（个）	均衡指数
江 苏	华东	13	11	7	0.54	35	13	1.00	54	13	1.00
山 东	华东	16	4	3	0.19	22	10	0.63	35	13	0.81
浙 江	华东	11	8	4	0.36	23	6	0.55	45	8	0.73
广 东	华南	21	12	4	0.19	47	13	0.62	57	14	0.67
福 建	华东	9	5	2	0.22	13	4	0.44	24	7	0.78
内蒙古	华北	12	2	2	0.17	5	4	0.33	14	7	0.58
湖 北	华中	13	3	3	0.23	10	4	0.31	23	8	0.62
河 南	华中	17	4	1	0.06	9	3	0.18	18	9	0.53
海 南	华南	4	0	0	0.00	1	1	0.25	4	2	0.50
山 西	华北	11	1	1	0.09	5	2	0.18	8	3	0.27
四 川	西南	21	3	1	0.05	7	1	0.05	19	8	0.38
安 徽	华东	16	2	1	0.06	6	3	0.19	13	6	0.38
河 北	华北	11	1	1	0.09	6	3	0.27	12	4	0.36
新 疆	西北	14	6	4	0.29	7	4	0.29	9	5	0.36
陕 西	西北	10	0	0	0.00	5	2	0.20	7	3	0.30
辽 宁	东北	14	3	2	0.14	10	3	0.21	13	4	0.29

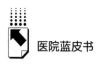

续表

省（区）	所属区域	地级城市数	100强			1~300强			1~500强		
			医院数量（家）	分布城市数（个）	均衡指数	医院数量（家）	分布城市数（个）	均衡指数	医院数量（家）	分布城市数（个）	均衡指数
云　南	西南	16	1	1	0.06	6	2	0.13	9	4	0.25
黑龙江	东北	13	0	0	0.00	4	3	0.23	4	3	0.23
贵　州	西南	9	0	0	0.00	1	1	0.11	3	2	0.22
吉　林	东北	9	2	1	0.11	4	1	0.11	6	2	0.22
湖　南	华中	14	1	1	0.07	5	2	0.14	8	3	0.21
甘　肃	西北	14	0	0	0.00	2	1	0.07	4	2	0.14
宁　夏	西北	5	0	0	0.00	3	1	0.20	4	1	0.20
江　西	华东	11	1	1	0.09	4	1	0.09	10	2	0.18
广　西	华南	14	1	1	0.07	3	2	0.14	7	2	0.14
青　海	西北	8	0	0	0.00	0	0	0.00	2	1	0.13
西　藏	西南	7	0	0	0.00	0	0	0.00	0	0	0.00

资料来源：广州艾力彼医院管理中心数据库。

根据智慧医院 HIC 上榜医院的数据分析，在 27 个省区中，不管是 100 强、300 强，还是 500 强，按医院数量排序，广东均稳居第一，江苏、浙江位列前三。按均衡指数排序，江苏均稳居第一，浙江、福建位列前五。综合分析，广东上榜医院主要分布在珠三角、湖北上榜医院主要分布在省会城市武汉，上榜医院数量与均衡指数排序情况并不一致，其中一项指标位列前五的省（区），如表 3 所示。

表 3　2022 年智慧医院 HIC 上榜医院数量或均衡指数位前五的省（区）

省（区）	100强				1~300强				1~500强			
	医院数量（家）	上榜数量排名	均衡指数	均衡指数排名	医院数量（家）	上榜数量排名	均衡指数	均衡指数排名	医院数量（家）	上榜数量排名	均衡指数	均衡指数排名
江　苏	11	2	0.54	1	35	2	1.00	1	54	2	1.00	1
山　东	4	6	0.19	7	22	4	0.63	2	35	4	0.81	2
浙　江	8	3	0.36	2	23	3	0.55	4	45	3	0.73	4
广　东	12	1	0.19	7	47	1	0.62	3	57	1	0.67	5
福　建	5	5	0.22	5	13	5	0.44	5	24	5	0.78	3
湖　北	3	8	0.23	4	10	6	0.31	7	23	6	0.62	6
新　疆	6	4	0.29	3	7	9	0.29	8	14	9	0.36	13

资料来源：广州艾力彼医院管理中心数据库。

（二）医院等级

如图3所示，2022年智慧医院 HIC 上榜医院中，三甲医院在100强中占94%；1~300强267家，占89%；1~500强437家，占87.4%。非三甲医院（三乙、三级、二甲）上榜医院1~500强63家，仅占12.6%，无二乙、二级、未定级医院入围。相比2021年（100强占91%，1~300强259家占86.3%、1~500强423家占84.6%）、2020年（100强占92%、1~300强251家占83.7%），在智慧医院 HIC 榜单中，三甲医院的主导地位进一步增强。

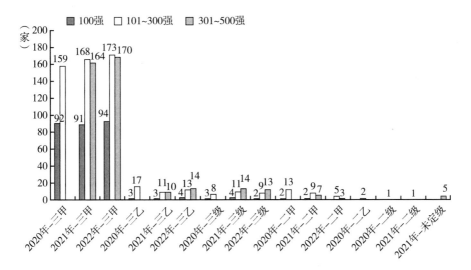

图3 2020~2022年智慧医院 HIC 上榜医院的等级和数量分析

资料来源：广州艾力彼医院管理中心数据库。

（三）交叉榜单

交叉榜单，即入围艾力彼顶级医院、省单医院、地级城市医院、县级医院等榜单，同时入围智慧医院 HIC 榜单的名单。交叉榜单的数量变化及波动幅度，一定程度上反映了智慧医院建设的竞争变化情况。参照物理学及股市的"振幅"概念，以"2020~2022年交叉榜单的平均数量"为基线值，分析本年度上榜医院的数量变化和波动情况，振幅=本年度的数量变化/基线值×100%。

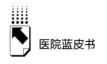

如表4所示，2022年智慧医院HIC交叉榜单的数据分析显示，顶级医院的信息竞争力依然处于头部位置，省单医院的信息竞争力优势有所削弱，地级城市医院的信息竞争力有所提升。

表4　智慧医院HIC 2020~2022年上榜医院的交叉榜单分析

单位：家；%

HIC榜单	顶级医院					省单医院				
	2020年	2021年	2022年	2022年数量变化	振幅	2020年	2021年	2022年	2022年数量变化	振幅
100强	49	47	51	4	8.16	12	10	8	2	20.00
1~300强	77	87	86	1	1.20	43	45	43	2	4.58
1~500强	—	100	99	1	1.01	66	62	4	6.25

HIC榜单	地级城市医院					县级医院				
	2020年	2021年	2022年	2022年数量变化	振幅	2020年	2021年	2022年	2022年数量变化	振幅
100强	15	18	18	0	0.00	2	5	4	1	27.27
1~300强	66	60	69	9	13.85	22	17	19	2	10.34
1~500强	—	121	141	20	15.27	28	39	11	32.84

HIC榜单	中医医院					妇产/儿童医院				
	2020年	2021年	2022年	2022年数量变化	振幅	2020年	2021年	2022年	2022年数量变化	振幅
100强	2	5	4	1	27.27	9	11	9	2	20.69
1~300强	11	21	24	3	16.07	29	33	25	8	27.59
1~500强	—	45	50	5	10.53	49	44	5	10.75

资料来源：广州艾力彼医院管理中心数据库。

另外，根据国家卫生健康委公布的国家医学中心名单、国家区域医疗中心名单，在10个国家医学中心所依托的19家医院中，上榜智慧医院HIC 500强的17家（占比89.5%，其中100强10家、101~300强7家）；在89家国家区域医疗中心建设输出医院中，上榜智慧医院HIC 500强的78家（占比87.6%，其中100强38家、101~300强29家、301~500强11家）。在广东省高水平医院50家重点建设医院中，上榜智慧医院HIC 500强37家（占比74%，其中100强11家，101~300强25家，301~500强1家）。总体分析，国家级、省级高水平医院的整体信息化建设水平较高，具有良好的信息竞争力。

二 智慧医院 HIC 指标分析

凭借多年的医院管理实践经验，艾力彼提出"先进性与实用性""质量与成本"的平衡原则。在智慧医院建设中找到"政策要求、投入产出、管理效果"三者之间的平衡，是艾力彼·智慧医院 HIC 团队一直致力探寻的方向，也是医院同行一直关注的内容。本节将主要对上榜医院的建设投入、建设应用、行业影响力指标进行分析。

（一）智慧医院建设投入

1.资金投入

关于智慧医院建设的资金投入，艾力彼通过投入绝对值、投入占比两个维度进行分析。资金投入占比＝智慧医院建设的资金投入/医院总收入，资金投入为 2020～2022 年各医院在软件、硬件和系统运维等方面投入的平均值，范围包括机房设备、网络设备和信息安全等，不包含基础建筑、装修、弱电、信息科人员成本。如表 5、表 6 所示，智慧医院 HIC 榜单的数据分析显示，在资金投入方面，100 强医院高于 101～300 强医院、101～300 强医院高于 301～500 强。而且，医院规模越大，资金投入越高，但投入占比呈现下降趋势。

表 5 　智慧医院 HIC 2020～2022 年上榜医院的资金投入

HIC 榜单	资金投入均值（万元）			资金投入占比均值（%）		
	2020 年	2021 年	2022 年	2020 年	2021 年	2022 年
100 强	2458.33	2638.29	3407.50	1.31	1.02	0.96
101～300 强	1844.11	1679.92	1969.04	1.14	1.09	1.10
301～500 强	—	1043.03	1302.01	—	0.94	1.05

资料来源：广州艾力彼医院管理中心数据库。

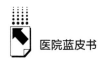

表6　智慧医院 HIC 2020～2022 年各类规模上榜医院的资金投入

床位数（床）	资金投入均值（万元）			资金投入占比均值（%）		
	2020 年	2021 年	2022 年	2020 年	2021 年	2022 年
≥3000	2930.94	3302.26	3109.03	0.86	0.73	0.74
2000～2999	2210.73	2234.58	3023.23	1.20	0.88	1.01
<2000	1420.17	1316.34	1236.78	1.33	1.21	1.49

资料来源：广州艾力彼医院管理中心数据库。

2. 人员投入

艾力彼运用"信息人员投入占比"来衡量智慧医院建设的人员投入情况，信息人员投入占比=工程师数量/（开放床位数/100），其中工程师数量是信息部门人数和厂商长期驻点人数之和，如表7所示。

表7　智慧医院 HIC 榜单 2020～2022 年上榜医院的人员投入

HIC 榜单	每百床配备的工程师数量（人）			人均服务床位数（床/人）		
	2020 年	2021 年	2022 年	2020 年	2021 年	2022 年
100 强	1.26	1.35	1.31	79.54	74.07	73.94
101～300 强	1.15	1.18	1.26	86.82	84.49	79.64
301～500 强	—	1.33	1.34	—	74.97	74.41

资料来源：广州艾力彼医院管理中心数据库。

（二）智慧医院建设应用

1. 硬件基础

终端设备占比=终端设备数量/医院员工数。终端设备数量统计目前医院使用的电脑、PDA、移动推车、平板等，如表8所示，2020～2022 年上榜医院的终端设备投入维持在相对稳定的状态。

表8 智慧医院 HIC 2020~2022 年上榜医院的终端设备投入情况

单位：台/人

HIC 榜单	终端设备占比		
	2020 年	2021 年	2022 年
100 强	1.12	1.22	1.17
101~300 强	0.93	0.96	0.94
301~500 强	—	0.89	0.90

2. 软件建设

软件建设包括 HIS、容灾备份、OA、医院门户网站等基础系统，电子病历、临床路径、移动护理、手术麻醉、LIS、PACS、RIS 等医疗业务系统，财务、固定资产、成本核算、预算管理、人力资源、科研教学等运营管理系统。其中，2022 年榜单医院在医疗信息化应用方面，移动护理系统上线率为 93.9%（上一年为 86.7%）、病历微缩系统上线率为 53.3%（上一年为 41.5%）、重症监护系统上线率为 73.3%（上一年为 68%）、临床数据中心（CDR）上线率为 66.7%（上一年为 57%）、临床决策支持系统（CDSS）上线率为 66.7%（上一年为 57%），总体而言，2022 年系统上线率有所提升，医疗业务系统应用继续深化。

3. 创新应用

智慧医院建设需要持续创新，包括技术应用创新、服务模式创新等。在医院的创新应用维度上，本报告主要侧重三个指标：智慧化应用、互联网医院、区域互联。医院常见的创新应用有患者服务平台、移动办公平台、智能导诊、智能药房、AI 影像、AI 辅助诊断、供应链延伸系统（SPD）、楼宇智能管理、智能机器人应用、轨道智能运送小车、语音电子病历录入等应用系统。其中，2022 年榜单医院的供应链延伸系统（SPD）上线率 53.3%、药房自动化设备上线率 78.6%、5G 新技术应用探索率 40%。

（三）行业影响力

智慧医院 HIC 榜单通过信息化评审、论文发表、学术任职等指标分析医院的行业影响力。在国家系列政策的支持和推动下，各级医院高度重视信息化建设，通过"以评促建、以评促改"推进智慧医院建设快速发展，此处结合国家信息化评审情况进行分析。如表9所示，2022年智慧医院HIC榜单中通过"医院信息互联互通标准化成熟度测评（四级以上）"的医院对比上一年有小幅度的提升，通过"电子病历系统应用水平分级评价（五级以上）"以及获得两个评审结果的医院，对比上一年有较大幅度的增加。

表9 智慧医院 HIC 2020~2022 年上榜医院的信息化评审情况

单位：家；%

HIC 榜单	电子病历系统应用水平分级评价(五级以上)				医院信息互联互通标准化成熟度测评(四级以上)				获得两个评审结果			
	2020年	2021年	2022年	2022年提升幅度	2020年	2021年	2022年	2022年提升幅度	2020年	2021年	2022年	2022年提升幅度
100 强	60	63	86	36.51	66	84	92	9.52	40	53	82	54.72
101~300 强	46	63	107	69.84	102	120	158	31.67	19	30	79	163.33
301~500 强	—	0	17	—	—	106	116	9.43	—	0	9	—
总计	106	126	210	66.67	168	310	366	18.06	59	83	170	104.82

资料来源：广州艾力彼医院管理中心数据库。

结 语

第一，智慧医院HIC上榜医院主要分布在华东、华北、华南等经济发展较好的东部沿海省市，而其他区域仅有湖北、四川等区域医疗高地的上榜情况良好。总体上，智慧医院HIC的上榜医院数量与地区经济、医院实力有较强的正相关性。

第二，根据智慧医院HIC榜单，通过医院等级分析，在智慧医院建设的竞争中，三甲医院的主导地位进一步增强；通过交叉榜单分析，顶级医院的信息竞争力依然处于头部位置，省单医院的信息竞争力优势有所削弱，地级城市医院的信息竞争力则有所提升。

第三，关于智慧医院的建设投入，在资金投入方面，医院规模越大，资金投入越高，但投入占比呈现下降趋势；在人员投入方面，每百床配备的工程师数量较 2021 年榜单有小幅提升。智慧医院建设是医院高质量发展的重要支撑，已成为行业的共识，是一个需要有持续的资金、人员等配套投入的系统性工程。

第四，关于智慧医院建设应用，2020～2022 年上榜医院的终端设备投入维持在相对稳定的状态；软件建设方面，医疗业务系统应用在继续深化，一定程度上反映了医院对医疗质量与安全关注度的提升；创新应用方面，供应链延伸系统、药房自动化设备、5G 新技术等应用有所提升。

第五，在国家系列政策的支持和推动下，"以评促建、以评促改"的方式较好地推动了国内智慧医院的建设和发展，2022 年榜单通过国家信息化评价的高级别医院，数量相较前两年均有所提升。

2022 年是第二次发布智慧医院 HIC 500 强，首次对 100 强、300 强的部分指标数据进行连续三年的跟踪分析，这样能更好对比榜单数据的信息变动情况，更有利于探寻智慧医院建设的现状与发展规律。

参考文献

［1］ 庄一强、曾益新主编《中国医院竞争力报告（2017）》，社会科学文献出版社，2017。

［2］ 庄一强、王兴琳主编《中国医院竞争力报告（2022）》，社会科学文献出版社，2022。

［3］ 庄一强、王兴琳主编《中国医院评价报告（2020）》，社会科学文献出版社，2020。

［4］ 林靖生、李国红、杨海俊、刘坤、吴韬：《新型医联体发展驱动力：智慧医院信息化体系建设研究》，《中国医院》2018 年第 11 期。

［5］ 庄一强主编《中国医院竞争力报告（2020～2021）》，社会科学文献出版社，2021。

［6］ 沈崇德、刘海一：《医院信息与评价》，电子工业出版社，2017。

［7］ 沈崇德：《医院智能化建设》，电子工业出版社，2017。

B.5
2022年智慧医院HIC分层
分类研究报告

王文辉　陈培钿　吴庆洲　徐权光　刘　欣*

摘　要： 本报告针对智慧医院HIC子榜单，分层分类对上榜医院的地域分布、建设投入等指标进行分析，按级别和类型寻找智慧医院的建设标杆，探索符合各类医院信息化建设与发展的方向。根据分层和分类分析，按国家七大区域统计，华东上榜医院的数量遥遥领先，西北上榜医院的数量较少，华南三个省（区、市）仅广东省上榜医院的数量靠前；按省（区、市）统计，江苏、广东、浙江、北京均名列前茅，西部省（区、市）上榜医院的数量较少。

关键词： 分层分类　智慧医院　HIC指标

一　智慧医院HIC分层分析

（一）地域分布分析

根据2022年度智慧医院HIC子榜单（包括顶级医院HIC、省单医院HIC、地级城市医院HIC、县级医院HIC），按地域对上榜医院进行分层分

---

* 王文辉，广州艾力彼医院管理中心智慧医院HIC专家；陈培钿，广州艾力彼医院管理中心智慧医院HIC专家；吴庆洲，广州艾力彼医院管理中心智慧医院HIC首席顾问；徐权光，广州艾力彼医院管理中心副主任；刘欣，广州艾力彼医院管理中心数据分析师。

析，总体分布情况见图 1。按七大区域分析，华东上榜医院的数量遥遥领先，华南区域各省（区、市）分布极不均匀，西北上榜医院的数量较少；按省（区、市）分析，上榜医院数量前五的分别是江苏、广东、浙江、山东、北京、四川（并列第五），西藏没有医院上榜。

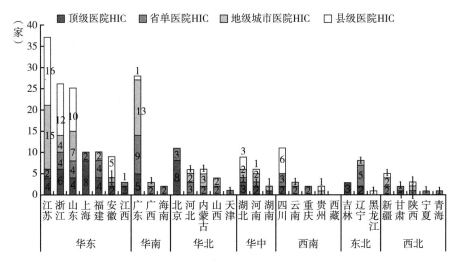

图 1　2022 年智慧医院 HIC 子榜单按地域的分层分布情况

资料来源：广州艾力彼医院管理中心数据库。

（二）医院建设投入

智慧医院建设是一项系统性工程，需要医院的持续投入，本节从"人财物"（如人员投入、资金投入、设备投入）方面，分析顶级医院 HIC、省单医院 HIC、地级城市医院 HIC、县级医院 HIC 的投入情况。

人员投入，以智慧医院建设的专职信息人员与医院规模占比进行衡量。信息人员投入占比=工程师数量/（开放床位数/100），其中工程师数量是信息部门人数和厂商长期驻点人数之和。

资金投入，以智慧医院建设的投入绝对值、投入占比两个维度进行分析，其中，资金投入占比=智慧医院建设的资金投入/医院总收入，资金投入为 2020~2022 年在软件、硬件和系统运维等投入的平均值，范围包括机

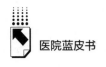
房设备、网络设备和信息安全等，不包含基础建筑、装修、弱电、信息科人员成本。

设备投入，此处通过终端设备数量与医院规模占比进行衡量。终端设备占比＝终端设备数量/医院员工数。终端设备数量统计目前医院使用的电脑、PDA、移动推车、平板等。

如表1所示，顶级医院HIC、省单医院HIC、地级城市医院HIC、县级医院HIC四个子榜单均为60强。上榜医院的资金投入方面，顶级医院HIC是省单医院HIC两倍以上，省单医院HIC、地级城市医院HIC、县级医院HIC则逐级稍微递减；但在资金投入占比方面，则是逐级递增的情况。总而言之，按医院分层定位，医院所处层级越高、规模体量越大，则智慧医院建设资金投入越高，但投入占比呈现下降趋势。

表1 智慧医院HIC分层子榜单的建设投入情况

HIC子榜单	人员投入		资金投入		设备投入
	每百床配备的工程师数量（人）	人均服务床位数（床/人）	2020~2022年资金投入均值（万元）	2020~2022年资金投入占比均值（%）	终端设备占比（台/人）
顶级医院HIC60强	1.53	65.34	4373.97	0.66	1.21
省单医院HIC60强	1.83	54.52	1945.93	1.07	0.76
地级城市医院HIC60强	1.34	74.38	1900.38	1.08	0.74
县级医院HIC60强	1.29	77.39	1577.11	1.59	1.23

资料来源：广州艾力彼医院管理中心数据库。

二 智慧医院HIC分类分析

（一）地域分布分析

根据2022年智慧医院HIC子榜单（包括中医医院HIC、专科医院HIC、社会办医 HIC），按地域对上榜医院进行分类分析，总体分布情况如图 2 所示。按七大区域分析，华东上榜医院的数量遥遥领先，西北、东北上榜医院的数量较少；按省（区、市）分析，上榜医院数量前五的分别是广东、江苏、浙江、上海、北京，海南、内蒙古、贵州、西藏、甘肃、青海没有医院上榜。

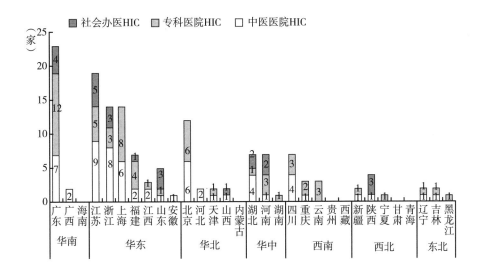

图 2　2022 年智慧医院 HIC 子榜单按地域的分类分布情况

资料来源：广州艾力彼医院管理中心数据库。

（二）医院建设投入

如表 2 所示，根据地级城市医院 HIC、中医医院 HIC、县级医院 HIC、社会办医 HIC 榜单的上榜医院数据分析，资金投入方面，中医医院 HIC 的投入金额、投入占比均稍低于地级城市医院 HIC；社会办医 HIC 的投入占比虽然仅低于县级医院 HIC，高于其他子榜单，但由于医院规模体量不大，2020~2022 年资金投入均值不足千万元，为所有子榜单的最低值。

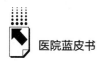

表 2　2022 年智慧医院 HIC 分类子榜单的建设投入情况

HIC 子榜单	人员投入		资金投入		设备投入
	每百床配备的 工程师数量 （人）	人均服务 床位数 （床/人）	近三年资金 投入均值 （万元）	近三年资金 投入占比均值 （%）	终端设备 占比 （台/人）
地级城市医院 HIC60 强	1.34	74.38	1900.38	1.08	0.74
中医医院 HIC60 强	1.52	65.68	1728.05	1.00	0.88
县级医院 HIC60 强	1.29	77.39	1577.11	1.59	1.23
社会办医 HIC30 强	1.56	64.10	972.19	1.33	0.81

资料来源：广州艾力彼医院管理中心数据库。

三　行业影响力

在国家一系列政策推动下，各级医院高度重视信息化建设，取得了显著的效果。智慧医院建设不仅为医院运行提供系统支撑，也能够提升医院的行业影响力，如医院信息化评审成效、医院专家的行业任职及课程分享、发表智慧医院方面的论文等。此处，结合智慧医院 HIC 子榜单，通过分析医院参加电子病历系统应用水平分级评价和医院信息互联互通标准化成熟度测评的情况，评估医院的信息竞争力。

如表 3 所示，获得两个评审结果的医院数量，顶级医院 HIC（39 家）遥遥领先，信息竞争力与其医疗实力一样位居前茅；地级城市医院 HIC（26 家）、专科医院 HIC（23 家）位列前三，具备较高的信息竞争力；社会办医 HIC 榜单没有医院同时获得两个评级结果，也许是没有政策上的要求，但也反映了社会办医医院在智慧医院建设上较为艰难，整体的信息竞争力偏弱。

表3 2022 年智慧医院 HIC 子榜单上榜医院的信息化评审情况

单位：家

HIC 子榜单	电子病历系统应用水平分级评价（五级以上）	医院信息互联互通标准化成熟度测评（四级以上）	获得两个评审结果
顶级医院 HIC60 强	43	57	39
省单医院 HIC60 强	19	46	16
地级城市医院 HIC60 强	32	52	26
县级医院 HIC60 强	17	26	6
中医医院 HIC60 强	10	38	9
专科医院 HIC60 强	31	49	23
社会办医 HIC 30 强	1	6	0

资料来源：广州艾力彼医院管理中心数据库。

结　语

第一，根据智慧医院 HIC 子榜单的上榜医院进行分层和分类分析，按国家七大区域统计，华东上榜医院的数量遥遥领先，西北上榜医院的数量较少，华南三个省（区、市）仅广东省上榜医院的数量靠前；按省（区、市）统计，江苏、广东、浙江、北京均名列前茅，西部省（区、市）上榜医院的数量较少。

第二，关于智慧医院建设的资金投入，按医院分层分析，顶级医院 HIC、省单医院 HIC、地级城市医院 HIC、县级医院 HIC 逐级稍微递减；但在资金投入占比方面，则是逐级递增的情况；按医院分类分析，社会办医 HIC 的资金投入金额为所有子榜单的末位，但投入占比较高。

第三，从医院通过国家信息化评审成果分析医院信息竞争力，顶级医院信息竞争力与其医疗实力一样位居前茅，地级城市医院、专科医院具备较高的信息竞争力，社会办医医院信息竞争力偏弱。

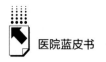
参考文献

［1］庄一强主编《中国医院竞争力报告（2020~2021）》，社会科学文献出版社，2021。

［2］庄一强、曾益新主编《中国医院竞争力报告（2017）》，社会科学文献出版社，2017。

［3］庄一强、王兴琳主编《中国医院评价报告（2020）》，社会科学文献出版社，2020。

［4］李华才：《智慧医院建设战略定位若干问题的探讨》，《中国数字医学》2019年第8期。

［5］沈崇德：《医院智能化建设》，电子工业出版社，2017。

B.6
2022年转化医学研究报告

庄一强　刘剑文　梁婉莹*

摘　要： 本报告对2022年转化医学最佳医院80强的地区分布和部分排名指标进行分析，发现入围机构数最多的是上海和北京（各17家），其次是广东（8家），80强医院所在地区有经济发展较繁荣、医疗器械或药品厂商多、高质量医学院校多等特点，可以为医院科研人才培养、项目合作、科研成果转化等提供支持。从排名指标来看，医院发明专利授权数呈逐年增长趋势；高质量人才配备、高难度研究项目和成果产出随榜单名次变化显现出较大差异，说明80强医院之间转化医学研究能力差距较大。80强医院基本都是高校附属医院，与高校在转化医学研究平台搭建、课题合作等方面交流密切。本报告列举医院转化医学研究的典型案例，以期为医院、高校和企业提供合作模式参考，整合多方资源与优势，提高研究成果产品化率，为改善人民健康服务。

关键词： 转化医学　项目合作　产品化

转化医学将基础研究和临床治疗连接起来，为开发新药品、新器械，研究新疗法等开辟新途径。面对日益激烈的国际竞争，需要坚持自主创新解决医疗领域的"卡脖子"问题，为提高医学技术水平、实现"健康

---

* 庄一强，广州艾力彼医院管理中心主任；刘剑文，广州艾力彼医院管理中心数据分析师；梁婉莹，广州艾力彼医院管理中心数据分析师。

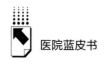
中国2030"目标提供强有力的支撑。目前我国转化医学水平在逐渐发展和提高，也有越来越多的支持政策出台。2016年10月，国家卫计委、科技部等五部委联合印发《关于加强卫生与健康科技成果转移转化工作的指导意见》，要求医疗卫生机构等有关单位要研究制定科技成果转移转化奖励和收益分配办法。2021年8月，人社部、国家卫健委和中医药局三部委联合印发《关于深化卫生专业技术人员职称制度改革的指导意见》，提出破除唯论文、唯学历、唯奖项、唯"帽子"等倾向，实行成果代表作制度，技术专利、科研成果转化等均可作为业绩成果代表作参加职称评审。各项政策大力激励医疗机构人员投入进行转化医学研究，很多研究型医院也加大对研究平台和设施的搭建，未来将会看到更多医院的转化医学研究成果的诞生。

艾力彼对医院的转化医学研究水平进行调研并已推出两届"转化医学最佳医院"榜单，榜单主要从专利成果、成果转化、平台投入和临床应用四个方面进行评价，评价对象为转化研究投入和研究成果转化处于全国领先的医院，含综合医院、中医医院、专科医院，不含部队医院。

一　转化医学最佳医院80强所在地区分析

2022年转化医学最佳医院80强分布在18个省份（区、市），即13个省份（不含港澳台）无机构上榜。如图1所示，入围机构数最多的是上海和北京，各有17家；其次是广东，有8家上榜；再次是浙江、江苏和四川，各有4~6家上榜。从城市分布情况看，北京、上海、天津、重庆四个直辖市共38家医院上榜；其余42家医院分别来自17个城市，其中省会城市14个，计划单列市1个（青岛），其他地级市2个（温州、苏州）。这些城市经济发展较繁荣、有较多医疗器械或药品等厂商，也拥有高质量发展的医学院校，可以为医院科研人才培养、项目合作、科研成果转化等提供支持。

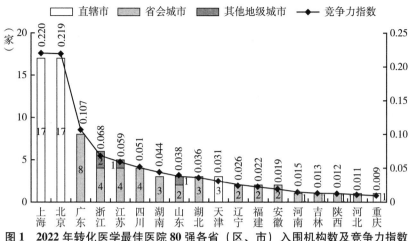

图1　2022年转化医学最佳医院80强各省（区、市）入围机构数及竞争力指数

资料来源：广州艾力彼医院管理中心。

二　转化医学最佳医院80强特征分析

2022年转化医学最佳医院80强中，综合医院共59家，专科医院共17家（其中6家为肿瘤医院），中医医院共4家。随着名次梯队的下降，专科医院入围医院数量逐渐增加，而中医医院则都分布在40名以后（见图2）。

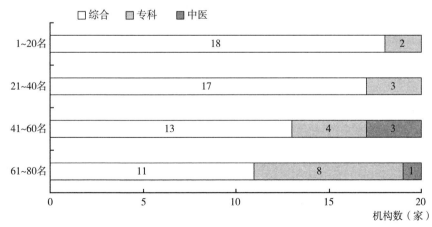

图2　2022年转化医学最佳医院80强各名次梯队的医院类型

资料来源：广州艾力彼医院管理中心。

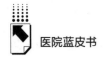

转化医学最佳医院80强基本都是高校附属医院且其中八成为高校直属。转化医学最佳医院前10强隶属于8个高校，这些高校医学相关学科在各项评价中表现较好（见表1），除了中南大学，其他几所高校都拥有"双一流"建设医学类学科，10强所属高校的医学学科实力较强。转化医学是基础研究和临床应用的相互促进和转化，医院与高校合作交流进行转化医学研究，可以互相融合产生"1+1>2"的效果，有助于提高医院的转化医学研究水平和产出效率。

表1 2022年转化医学最佳医院10强所属高校排名对比

高校	直属附属医院上榜名次	英国Q.S.全球临床医学学科排名*	软科中国大学专业排名(临床医学、基础医学)**	艾力彼高校临床医学专业排名***	教育部临床医学学科评价****
四川大学	1	201~250	5、5	6	A-
上海交通大学	2、6	96	2、—	1	A+
北京协和医学院	3	251~300	1、—	—	—
复旦大学	4	74	3、2	2	A
北京大学	5、9	54	4、1	3	A-
广州医科大学	7	—	19、—	23	B-
中南大学	8	351~400	11、11	8	A-
中山大学	10	148	9、3	4	A-

注：＊英国Quacququarelli Symonds 2022年全球大学临床学科（Medicine）排名。
＊＊软科2021中国大学专业（临床医学、基础医学）排名。
＊＊＊艾力彼2021高校临床医学专业（五年制）排名。
＊＊＊＊教育部第四轮临床医学学科评价结果（A+、A、A-、B+、B、B-、C+、C、C-）。
资料来源：广州艾力彼医院管理中心。

随着对转化医学越来越重视，很多医院都设置了独立的转化医学研究中心，配备专职研究人员，提高医院科研管理水平和成果转化率。转化医学最佳医院80强或所属高校都建有转化医学研究中心或其他相关的平台，如上海交通大学（瑞金医院）、四川大学（华西医院）和北京协和医院都是转化医学国家重大科技基础设施的依托单位。转化医学国家重大科技基础设施的建设将为其他医院建设或优化转化医学研究中心提供标杆和参考方案。80强中29家医院是国家临床医学研究中心，在与分中心等交流合作的过程中，也能产生广集思路、互相融合的效果。国家临床医学研究中心近年来在制定诊治指南规范和国家标准方面、专利研发和转移转化方面都有出色的成果。

图3将转化医学最佳医院1~40名和41~80名的发明专利授权件数进行对比。我国专利主要分为发明专利、实用新型专利和外观设计专利三大类型，转化医学最佳医院将发明专利情况纳入指标体系。转化医学最佳医院1~40名的发明专利授权件数显著多于41~80名，前者约为后者的三倍。国家"十三五"规划提出了每万人口发明专利达12件的目标，并于2020年超额完成，每万人口发明专利达15.8件。而"十四五"规划首次将高质量发明专利拥有量纳入经济社会发展主要指标，提出2025年每万人口高质量发明专利拥有量达12件，创新由追求数量转变为追求高质量。图3数据显示转化医学最佳医院80强发明专利授权件数呈逐年上升趋势，体现了医院对发明专利的重视和创新能力的提升。但医院本身不会对研发成果进行产业化生产，多与生产企业交流，可以提高专利实施率或其他成果的产品化率，让研究成果真正用于临床，不断提高医疗水平，为患者提供更好的服务。

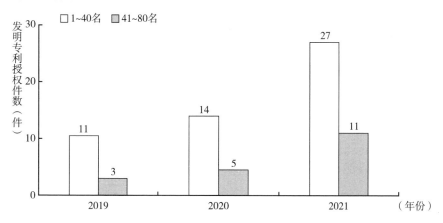

图3　2022年转化医学最佳医院80强2019~2021年发明专利授权件数（中位数）

资料来源：广州艾力彼医院管理中心。

药物临床试验机构备案管理信息平台的数据显示，全国 GCP 机构备案总数已超过 1190 家，其中转化医学最佳医院 80 强均为已备案机构。《CCHRPP 全国 GCP 机构药物临床试验量值》以医院 2019~2021 年项目数量及其含金量来进行评价，转化医学最佳医院 80 强在试验量值榜中不仅上榜数量多且排名靠前，其中 71 家医院进入了 2021 年度试验量值排行榜总榜（共 300 家医院）、73 家医院进入了试验量值牵头榜（共 226 家医院），体现出 80 强医院为促进药物研究成果转化应用承担了大量工作。对比转化医学最佳医院 80 强部分指标各名次梯队的数据（见图 4），发现各名次梯队之间的 I 期临床试验病房床位数差异较小；药物临床试验项目数和备案成功的干细胞临床研究项目数方面，各名次梯队的项目数均值随梯队下降而减小，转化医学排名靠前的医院拥有更多行业领军人物，可以带领团队承接更多的药物临床试验项目；生物等效性试验项目数方面，21~40 名医院的数量略多于 1~20 名医院但较为接近，1~40 名的医院明显多于 41~80 名的医院。80

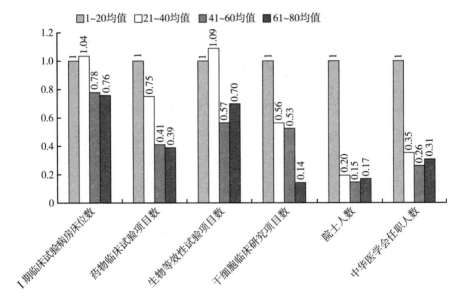

图 4 2022 年转化医学最佳医院 80 强部分指标各名次梯队对比

注：以 1~20 名均值为 1；中华医学会任职人数仅统计主委、副主委和常务委员。
资料来源：广州艾力彼医院管理中心。

强不同名次梯队医院在高质量人才配置方面差异十分明显，1～20名医院的院士人数和中华医学会任职人数（含主委、副主委和常务委员）远多于21～80名的医院，人才建设是临床和科研创新的关键。

三　转化医学研究典型案例

医院与高校、研究所或企业之间科研项目合作很多。2020年度国家科学技术奖励大会评奖结果显示，转化医学最佳医院80强中1家医院获得国家技术发明奖二等奖、2家医院获得国家科学技术进步奖一等奖、16家医院获得国家科学技术进步奖二等奖，其中获得国家技术发明奖的"高分子分散与高分子稳定液晶共存体系的材料设计、制备及应用"项目是由首都医科大学附属北京同仁医院与北京大学、中国矿业大学（北京）、西京学院合作完成的，获得国家科学技术进步奖一等奖的"高场磁共振医学影像设备自主研制与产业化"项目是由复旦大学附属中山医院、中国人民解放军总医院、上海联影医疗科技股份有限公司、中国科学院深圳先进技术研究院合作完成的，这些都是医院与高校、研究所或企业合作的典型成功案例。除上述获得国家奖的医院外，转化医学最佳医院80强还有很多典型的转化医学研究案例（见表2）。

由于篇幅有限，还有很多成功案例未被列出，包括一些正在研究阶段的项目，例如由西安交通大学第一附属医院、四川大学国家生物医学材料工程技术研究中心、西安交通大学机械学院联合研发的国内首款体外膜肺氧合设备在2021年已率先应用于临床；首都医科大学附属北京安贞医院与苏州心擎医疗技术有限公司联合研发的膜式氧合器系统项目也已启动；南方医科大学南方医院新研发的胶囊内镜人工智能辅助阅片系统已落地……从案例来看，医院转化医学研究、试验和产品化有多种模式，有些项目是医院独立研究或与高校、研究所合作研究，获得专利权后转让给企业进行产品化；有些是研究阶段便与企业合作，多方协力完成整个研发和生产过程。在专利实施方面，有直接转让专利权的，也有仅许可实施的。医院可以多关注同行的案例，

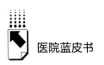

表2　2022年转化医学最佳医院80强近期转化医学研究典型案例

医院	时间	近期典型案例
中山大学肿瘤防治中心	2022年6月	中山大学肿瘤防治中心和君实生物签署了关于"一种细菌在制备免疫检查点抑制剂的增效剂中的应用"等三个专利的《专利申请技术实施许可合同》，君实生物将根据相关产品的研发及上市情况向肿瘤防治中心支付累计不超过人民币5亿元的里程碑款，以及销售提成、分许可收入提成。
中国医学科学院阜外医院	2022年2月	由国家心血管病中心、中国医学科学院阜外医院与四川大学国家生物医学材料工程技术研究中心和乐普心泰医疗联合攻关研发的全降解封堵器系统获批上市。
北京大学第一医院	2022年1月	由北京大学第一医院和北京大学肾脏病研究所研发的IgA蛋白酶融合蛋白酶PKU308药物，与上海礼邦医药签署了专利许可及项目合作开发合同，合同总额超2亿元。
中山大学中山眼科中心	2022年1月	中山大学中山眼科中心联合鹰瞳科技（Airdoc）共同研发的白内障检测独立医疗器械软件获批第二类医疗器械注册证书。
中山大学附属第一医院	2021年12月	中山大学附属第一医院把"不中断血流器官灌注装置和灌注方法""一种离体心肺联合灌注系统及灌注方法"专利权转让给天一阁医疗科技（广州）有限公司，转让价格为150万元。
中南大学湘雅三医院	2021年10月	中南大学湘雅三医院、天津大学和威高集团共同研发的新型微创一代手术机器人"妙手S"（腹腔内窥镜手术设备）获批上市。
北京协和医院	2021年7月	北京协和医院与迈克生物股份有限公司协商，拟交易价格为200万元，以许可使用方式实施关于抗药物干扰试剂盒相关专利的科技成果转让。
北京积水潭医院	2021年2月	北京积水潭医院、北京航空航天大学、天智航公司与中科院深圳先进技术研究院合作研发骨科手术机器人，"天玑1.0"骨科手术导航定位系统于2016年获批准注册，"天玑2.0"骨科手术导航定位系统于2021年获批准注册。
北京大学人民医院	2021年2月	北京大学人民医院与爱康医疗集团正式签约"GPS通用骨盆环重建系统"项目，实现9项专利成果转化。
上海交通大学医学院附属瑞金医院	2021年1月	瑞金医院将"胰管内置管"和"十字形冲洗引流管"的两项专利授权诚意药业进行产业化生产。
四川大学华西医院	2020年6月	华西医院与宜昌人福签署了"超长效局麻药"专利许可及项目开发合同，前者合同金额为5000万元，后者为2亿元+3%销售收入提成。
复旦大学附属中山医院	2020年3月	复旦大学附属中山医院与山东华安生物技术有限公司合作的生物可吸收冠脉雷帕霉素洗脱支架（可吸收）系统产品获批上市。

资料来源：广州艾力彼医院管理中心。

在专利研发、专利转让、管线开发和产品批准等阶段尝试不同的合作模式，拓宽研究思路，相信未来会看到更多医院的成功案例。

四　交叉榜分析

2022年转化医学最佳医院80强中，57家医院上榜"2022年中国顶级医院100强"，73家医院上榜"2020年度中国医院科技量值（STEM）100强"，对同时进入多个榜单的医院的名次进行相关性分析，结果见表3。顶级医院榜单通过医疗技术、资源配置、医院运营、智慧医院建设、学术科研、诚信服务六个维度评价医院的综合竞争力，学术科研能力只是其中一个维度。科技量值通过科技产出、学术影响、科技条件三个维度评价科技综合实力水平。表3数据显示，顶级医院名次与科技量值名次呈高度相关、与转化医学名次呈中等相关，科技量值名次与转化医学名次也呈中等相关，说明综合竞争力强的医院传统科研能力也强，但传统科研能力强不代表转化医学能力也一定强。转化医学要将基础研究的成果转化为临床所需的方案或产品，更强调多学科合作、多角色合作，对研究成果的实用价值要求更高。对于顶级医院或者其他研究型医院来说，转化医学研究是实现"弯道超车"的一个重要途径。

表3　各榜单名次的相关系数

相关系数	2020年度中国医院科技量值（STEM）100强名次	2022年转化医学最佳医院80强名次
2022年中国顶级医院100强名次	0.806**	0.540**
2020年度中国医院科技量值（STEM）100强名次	—	0.629**

注：** 显著性水平小于0.01。
资料来源：艾力彼医院管理中心。

结　语

2022年转化医学最佳医院80强相互之间在转化医学研究中心搭建、研究病床配置等方面差异较小，在高质量人才、高难度课题和成果产出等方面差异相对较大。促进转化医学研究，需要进一步提高医院的科研意识和科研管理水平，也需要多与高校、研究所、企业等交流合作，整合多方资源与优势，提高研究成果产品化率，为改善人民健康服务。

参考文献

［1］ 庄一强、曾益新主编《中国医院竞争力报告（2017）》，社会科学文献出版社，2017。

［2］ 庄一强、王兴琳主编《中国医院竞争力报告（2022）》，社会科学文献出版社，2022。

［3］ 庄一强、王兴琳主编《中国医院评价报告（2020）》，社会科学文献出版社，2020。

［4］ 庄一强主编《中国医院竞争力报告（2020~2021）》，社会科学文献出版社，2021。

［5］ 庄一强主编《中国医院竞争力报告（2019~2020）》，社会科学文献出版社，2020。

［6］ 国家知识产权局：《2020年中国专利调查报告》，2021年4月。

［7］ 英国Q.S.世界大学排行网（Quacquarelli Symonds Top Universities），https：//www.topuniversities.com/。

［8］ 软科中国大学排名：https：//www.shanghairanking.cn/。

［9］ 中国医院科技量值（STEM）排名：http：//top100.imicams.ac.cn。

［10］ James Geraghty, "Adenomatous Polyposis Coli and Translational Medicine," *Lancet*, 1996, 348 (9025)：422.

智慧医疗产业篇

Smart Medical Industry Reports

B.7

2022年 HIT 医院智慧技术研究报告

徐权光　刘嘉豪　翁佳宁*

摘　要：　本报告对 HIT 医院智慧技术信息化行业发展现状及相关政策的进行了简要分析。再根据医院反馈信息以及相关行业调查，产出 HIT 医院智慧技术·医院满意度排行榜，希望根据医院满意度、医疗信息厂商综合实力及品牌竞争力等维度，对现有的 HIT 软件系统、物联网技术厂商进行有效的评价。研究结果显示，从全院信息化管理系统（HIS）分布情况看，东华医为医院占比最高，达11.28%，创业慧康、东软集团、卫宁健康位居其后，分别为10.39%、9.50%、9.20%。前四位使用医院占比已超40%；从电子病历管理系统（EMR）厂商总体分布情况来看，嘉和美康、卫宁健康、东华医为分别占比17.51%、10.92%、9.15%，嘉和美康处于领跑地位。

徐权光，广州艾力彼医院管理中心副主任；刘嘉豪，广州艾力彼医院管理中心分析师；翁佳宁，广州艾力彼医院管理中心分析师。

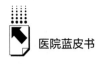

关键词： 软件系统　物联网技术　医院信息化

一　HIT 的定义

医院智慧技术（HIT）是指运用计算机科学、网络通信技术、数据库技术、物联网技术，结合医院运行模式，处理医院患者信息和管理信息的储存、检索、共享和使用，方便进行医患沟通和管理决策，以提高医院管理效率、经济效益和社会效益。

二　HIT 行业发展现状及相关政策

（一）行业发展现状

医院智慧技术市场呈现增长态势。根据国际数据公司（International Data Corporation，IDC）最新发布的报告《中国医疗软件解决方案市场预测2022—2026》，中国医疗行业 IT 支出在 2021 年达到 494.0 亿元，预计 2026年将会达到 920.7 亿元；2021 年医疗软件解决方案的总体市场规模为 160.4亿元，比上一年增长 14.5%，预计到 2026 年市场规模将达到 296.1 亿元。

（二）相关政策

政策对医院智慧技术发展有积极的指导作用。2009~2021 年医院智慧技术建设重点政策如表 1 所示，"十二五"期间，国务院和卫生部先后印发《关于深化医药卫生体制改革的意见》及《三级综合医院评审标准（2011版）》，明确要求推动电子病历建设，加强医疗卫生领域信息化建设规划，加强公立医院院内信息化建设；"十三五"期间，《全国医院信息化建设标准与规范（试行）》以及智慧医院建设等相关政策正式发布，要求医疗机构整合医疗子系统，以电子病历系统建设为核心，加强院内院外信息系统的互联互通；"十四五"期间，《DRG/DIP支付方式改革三年行动计划》及《"十四五"全民医疗保障规划》等政策中提到，要加快区域信息平台一体化、标准化建设，建立管用高效的医保支付机制，建设全国统一的医疗保障平台。在以上政策的驱动下，医疗机构将以电子病历建设为核心，推动信息化、平台化，从而改善医疗服务，加强智慧医疗体系建设，实现互联网技术、物联网技术与医疗服务融合发展。

表1　2009~2021年医院智慧技术发展相关政策

年份	政策	信息化建设的核心要点
2009	《关于深化医药卫生体制改革的意见》	推动电子病历建设
2011	《三级综合医院评审标准（2011版）》	三级医院信息化建设的具体要求
2016	《"健康中国2030"规划纲要》	推动区域信息共享
2018	《电子病历系统应用水平分级评价标准》	电子病历分级标准
2018	《全国医院信息化建设标准与规范（试行）》	明确医院信息化建设的基本要求和内容
2019	《国务院办公厅关于加强三级公立医院绩效考核工作的意见》	发挥大数据优势，强化考核数据分析应用，提升医院科学管理水平
2019	《国家卫生健康委办公厅关于印发医院智慧服务分级评估标准体系（试行）的通知》	明确0~5级医疗机构智慧服务分级标准
2020	《三级综合医院评审标准（2020版）》	转向以日常监测、客观指标、现场检查、定性与定量相结合的评审工作模式
2020	《国家医疗健康信息医院信息互联互通标准化成熟度测评方案（2020年版）》	促进卫生健康信息标准的采纳、实施和应用
2020	《关于进一步完善预约诊疗制度加强智慧医院建设的通知》	建立完善预约诊疗制度，加强智慧医院建设
2021	《DRG/DIP支付方式改革三年行动计划》	建立管用高效的医保支付机制
2021	《"十四五"全民医疗保障规划》	全国统一的医疗保障信息平台

资料来源：公开资料，广州艾力彼医院管理中心整理。

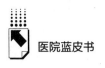

三 HIT 医院智慧技术·医院满意度榜单

（一）满意度调查

目前，国内信息化建设中，主要把市场划分为硬件、软件和服务三大类。HIT 医院智慧技术的研究对象为软件类别中参与智慧医院建设的软件系统、物联网技术厂商。

由于国内医疗信息厂商信息参差不齐，医疗机构在进行医疗信息系统厂商选择时存在难以了解厂商的后续服务能力以及服务费用、厂商在相同水平医院的实际应用效果、产品进场到上线所需的时间、产品稳定性以及拓展性能等问题。总而言之，医疗机构在选择医疗信息产品时，缺乏有效的行业评估和横向比较。因此，为解决医疗机构选择医疗信息产品时的选择难、鉴别难的问题，广州艾力彼医院管理中心（以下简称"艾力彼"）开展了 HIT 医院智慧技术·医院满意度调查。满意度调查指标体系包括三个维度：一是医院满意度，衡量医院对产品的购买价格及厂商的服务费用、服务水平的满意程度；二是公司实力及未来发展，主要评价厂商的规模大小、营收状况和发展潜力；三是品牌竞争力，评价厂商品牌的市场占有率和客户情况。根据医院满意度、医疗信息厂商综合实力及品牌竞争力，利用数学模型，进行量化排名并形成 2022 年 HIT 医院智慧技术·医院满意度排行榜。希望借助医院满意排行榜，一方面帮助医疗机构找到合适的 HIT 品牌，提升智慧医院建设的效果，另一方面协助 HIT 厂商提高品牌在医疗行业的知名度。

HIT 医院智慧技术·医院满意度排行榜包含软件系统和物联网技术（见表 2）两个方面的评价指标。

（二）医院基本信息

本研究采用问卷调查的方式进行数据收集，在医院反馈的有效信息中，三甲医院占比达 52.51%，三级及三乙的医院占 23.85%，三级及以上的医

表2 HIT 医院智慧技术·医院满意度排行榜评价指标

软件系统	物联网技术
全院信息化管理系统（HIS）	医疗物联网平台
电子病历管理系统（EMR）	设备生命周期管理系统
实验室信息系统（LIS）	智慧病房
医学影像信息管理系统（PACS）	智慧物流
医院运营管理系统（HRP）	消毒质量追溯系统
信息集成中心	医疗废物管理系统
药师管理系统	智能楼宇管理系统
移动医护系统	院内导航系统
绩效管理系统	人员定位系统
DRGs 管理系统	智能停车系统
互联网医院信息系统	

资料来源：广州艾力彼医院管理中心数据库。

院超 75%。其中，信息互联互通标准化成熟度四级甲等的医院占比为 21.58%，五级乙等的医院占比为 2.7%。电子病历系统应用水平六级的医院占比为 1.54%，五级的医院占比为 7.54%，四级医院占比为 39.69%，电子病历系统应用水平四级及以上的医院接近 50%（见图1、图2、图3）。

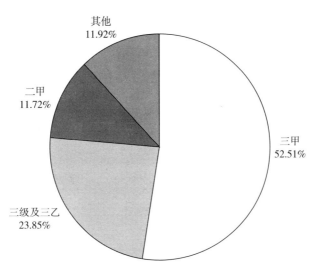

图1 医院反馈的有效数据中医院等级分布

资料来源：广州艾力彼医院管理中心数据库。

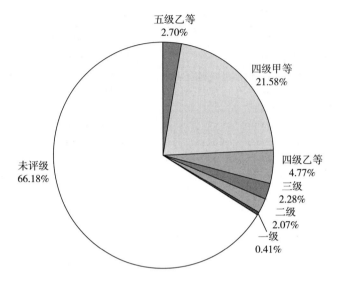

图2 医院反馈的有效数据中信息互联互通标准化成熟度等级分布

资料来源：广州艾力彼医院管理中心数据库。

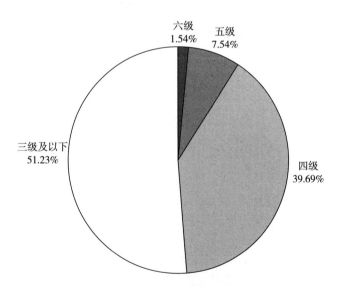

图3 医院反馈的有效数据中电子病历系统应用水平等级分布

资料来源：广州艾力彼医院管理中心数据库。

截至 2021 年末，通过医院信息互联互通标准化成熟度等级评价的医院共有 543 家，其中五级乙等 53 家，四级甲等 430 家，四级乙等 51 家，四级 3 家，三级 6 家。在国家卫健委发布的 2021 年中国卫生健康统计年鉴中，二级以上医院有 13400 家，医院信息互联互通标准化成熟度等级评价结果为三级以上的仅占全国二级以上医院的 4.05%。

另外，据国家卫健委发布的医疗信息化统计数据，2020 年全国医院电子病历系统应用水平平均评级达 2.43 级。而参与电子病历系统应用水平评价的医院中，三级医院平均评级是 3.46 级，二级医院平均评级是 2.03 级。[①] 电子病历系统应用水平评价和医院信息互联互通标准化成熟度评价是目前衡量医院信息化发展水平的重要标准之一。目前，我国当前医院信息互联互通标准化成熟度和电子病历系统应用水平普遍较低，医疗信息化仍有广阔的市场。

四 HIT 医院智慧技术·医院满意度榜单分析

（一）榜单概览

在 HIT 医院智慧技术·医院满意度排行榜中，软件系统模块共有 75 家厂商上榜，物联网技术模块共有 86 家厂商上榜。从地域分布看，HIT 医院智慧技术·医院满意度排行榜的厂商覆盖了 15 个省/直辖市（见图 4），其中上海、北京、浙江、广东上榜的品牌总数超过总体的 70%，行业分布较为集中，发展较为密集。

在 HIT 软件系统·医院满意度排行榜中，上榜数量达到或超过四个的厂商中除重庆中联外，均为上市公司（见图 5）。

从上市厂商医疗信息化营业收入来看，第一梯队为卫宁健康和东华软

---

① 舒婷、赵韡、刘海一：《2020 年我国医院电子病历系统应用水平分析》，《中国卫生质量管理》2022 年第 1 期。

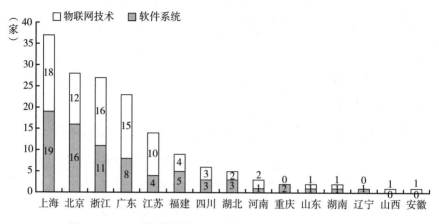

图4 HIT医院智慧技术·医院满意度排行榜厂商地区分布

资料来源：广州艾力彼医院管理中心数据库。

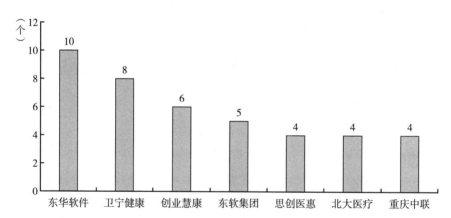

图5 HIT软件系统·医院满意度排行榜上榜数达到或超过四个的厂商

注：此处企业上榜数量指上榜四个及以上子榜单的企业。

资料来源：广州艾力彼医院管理中心数据库。

件，2021年，其营业收入总额超过20亿元；第二梯队为创业慧康、万达信息和东软集团，2021年，其营业收入总额为10亿~20亿元；第三梯队为易联众、嘉和美康、阳普医疗、和仁科技和思创医惠，2021年，其营业收入在10亿元以下（见图6）。

上市厂商中，卫宁健康和创业慧康专注于医疗信息化领域，以全院信息化管理系统（HIS）为基础，形成对医疗信息化领域其余产品的全面覆盖。东华软件、东软集团、万达信息、易联众则定位于信息行业整体解决方案以及信息化服务的提供和布局，医疗信息化只占主营业务的一部分。嘉和美康、和仁科技则更专注于医疗信息化特定细分领域。

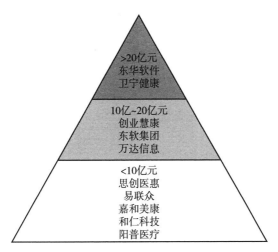

图 6　2021 年上市公司医疗信息化行业阶梯（按医疗信息化业务的营业收入）

资料来源：各上市企业年报，广州艾力彼医院管理中心整理。

在 HIT 物联网技术·医院满意度排行榜中，仅 7 家医疗信息厂商上榜数量达到或超过两个（见图 7），其中上榜数量排名前三的为思创医惠、昂科信息以及无锡识凌。总体来看，物联网技术应用厂商更加注重各自细分领域的建设，相比软件系统厂商，其企业规模也相对较小。

（二）子榜单分析

1. 全院信息化管理系统（HIS）

从全院信息化管理系统（HIS）分布情况看，东华医为医院占比最高，达 11.28%，创业慧康、东软集团、卫宁健康位居其后，分别为 10.39%、9.50%、9.20%。前四位使用医院占比已超 40%（见图 8）。

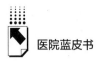

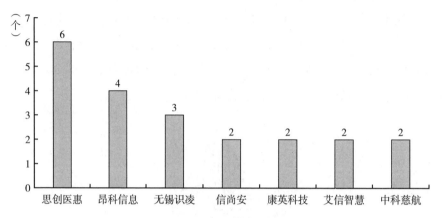

图7 HIT 物联网技术·医院满意度排行榜上榜数达到或超过两个的厂商

注：此处企业上榜数量指上榜两个及以上子榜单的企业。

资料来源：广州艾力彼医院管理中心数据库。

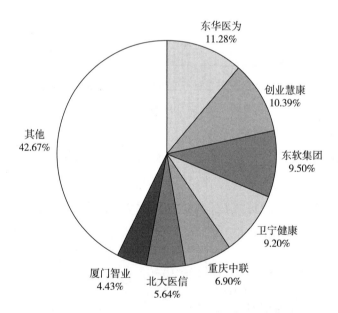

图8 全院信息化管理系统（HIS）厂商分布情况

资料来源：广州艾力彼医院管理中心数据库。

HIS 是医院最基本的信息系统，集成了门/急诊挂号、核价、收费、配药和住院登记、收费，以及医疗机构人、财、物等资源调配信息，为医院所属各部门提供病人诊疗信息和行政管理信息的收集、存储、处理、提取和数据交换的能力，并满足所有授权用户的功能需求，是医院各项医疗业务开展的必要工具，也是其他各类医疗应用软件系统运行的基础。医院管理者应认识到这一系统对医院的重要性和意义。

2. 电子病历管理系统（EMR）

2018 年，国家卫健委发布《关于进一步推进以电子病历为核心的医疗机构信息化建设工作的通知》，要求医疗机构在进行电子病历信息化建设过程中，加强医院信息平台建设，使分布在不同部门的不同信息系统形成基于平台的整体统一的电子病历管理系统。2020 年，国家卫健委发布《关于进一步完善预约诊疗制度加强智慧医院建设的通知》，要求以电子病历为抓手，推进医院内部信息系统集成整合。要求医疗机构利用互联网、物联网等信息技术，实现医院内部信息系统的互联互通、实时监管。国家在政策上大力支持电子病历发展，不断出台电子病历规范类和支持性文件，推动医院的电子病历系统建设，电子病历行业迎来巨大发展。

从电子病历管理系统（EMR）厂商总体分布情况来看，嘉和美康、卫宁健康、东华医为分别占比 17.51%、10.92%、9.15%，嘉和美康处于领跑地位。从电子病历系统应用水平评价看（见表 3），东软集团已累计助力 30 家医院客户获得国家电子病历系统应用水平高级别评价，目前处于行业领先（见图 9）。

目前，电子病历系统解决方案厂商主要分为两类。一类是以电子病历系统为主要产品，基于电子病历开发相关医疗应用软件，从而为医院提供医疗信息化服务。这类厂商在临床科研、支持病案管理和满足政府监管等方面具有一定的优势。另一类是提供多种医疗应用软件，电子病历系统只是多种软件产品之一。这类厂商在与核心系统集成以及满足医院临床需求方面具有一定的优势。

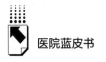

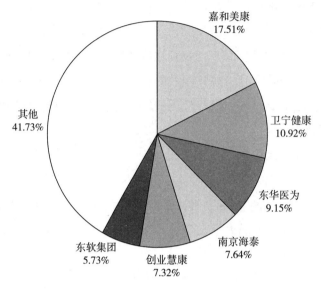

图9 电子病历管理系统（EMR）厂商分布情况

资料来源：广州艾力彼医院管理中心数据库。

表3 电子病历管理系统厂商分布占比及行业优势

单位：%

厂商简称	占比	行业优势
嘉和美康	17.51	累计助力20余家医疗机构获得国家电子病历系统应用水平高级别（五级及以上）评价
卫宁健康	10.92	助力9家医院通过2020年度电子病历系统应用水平分级评价
东华医为	9.15	助力6家医院通过2020年度电子病历系统应用水平五级评审。累计助力18家医院获得国家电子病历系统应用水平高级别（五级及以上）评价
南京海泰	7.64	助力6家医院通过2020年度电子病历系统应用水平五级评审
创业慧康	7.32	助力5家医院通过2020年度电子病历系统应用水平五级评审，累计有15家获得国家电子病历系统应用水平高级别（五级及以上）评价
东软集团	5.73	已助力30家医院获得国家电子病历系统应用水平高级别（五级及以上）评价

资料来源：广州艾力彼医院管理中心数据库。

五　展望

艾力彼预测，医院在未来10年左右将迎来第三次洗牌。而第三次洗牌离不开五个字——"云大物移智"，即云计算、大数据、物联网、移动互联网和人工智能。"云大物移智"的发展将会使精准医学、"去时空"医疗、机器人护理、全生命周期健康管理等e时代手段成为可能。

对于医院来说，应走向以内涵建设为主的高质量发展道路，强调学科能力建设和集约化、精细化的高效管理。而医院管理者应该更加重视数字化手段的支撑作用，推进医疗机构数字化转型，全方位提升机构临床、科研、服务、管理等综合实力及品牌影响力。

对于企业来说，应积极关注国家政策的变化，加大企业技术创新投入，积极融入医院信息化、区域平台化的建设当中去，不断提升企业的服务水平，从而提高医院对企业的满意度。

参考文献

［1］庄一强、曾益新主编《中国医院竞争力报告（2017）》，社会科学文献出版社，2017。

［2］庄一强、王兴琳主编《中国医院竞争力报告（2022）》，社会科学文献出版社，2022。

［3］庄一强、王兴琳主编《中国医院评价报告（2020）》，社会科学文献出版社，2020。

［4］庄一强主编《中国医院竞争力报告（2020~2021）》，社会科学文献出版社，2021。

［5］Thompson T. , Brailer D. Health IT Strategic Framework. Washington：US Department of Health and Human Services，2004.

［6］舒婷、赵韡、刘海一：《2020年我国医院电子病历系统应用水平分析》，《中国卫生质量管理》2022年第1期。

［7］中国医院协会编著《2014—2020年中国医院信息化发展研究报告》，中国协和医科大学出版社，2021。

［8］《中国医疗软件解决方案市场预测2022—2026》，IDC中国，2022。

［9］《中国医疗信息行业研究报告》，艾瑞咨询，2022。

B.8
2022年医疗仪器设备MED和体外诊断设备IVD智慧化研究报告

刘剑文 李海贞 梁婉莹 邱悦 雷至珊*

摘　要： 随着医疗仪器设备MED和体外诊断设备IVD的需求持续增长，我国近几年不断出台鼓励政策推动国产医疗装备产业高质量发展。本报告针对主营MED和IVD的厂商品牌，从上榜数量、地域分布、产地分布、是否上市等方面进行分析。MED榜单上榜数量最多的品牌是GE和飞利浦，IVD榜单上榜数量最多的品牌为罗氏、雅培和迈瑞，均为行业龙头。从地域分布上看，上榜企业总部主要集中在上海、北京和深圳，总部分布与地区经济发达程度正相关。从国产进口方面看，两个榜单国产品牌上榜数量均多于进口品牌，说明国产品牌具有发展潜力和市场竞争力。MED上榜企业的上市企业或上市企业子公司总数占比约50%，而IVD上榜企业的上市企业或上市企业子公司占比达70%。

关键词： 医疗仪器设备　体外诊断设备　厂商品牌

一　引言

近年来，国务院办公厅、国家卫健委、科技部、发改委、国家药监局等

---

* 刘剑文，广州艾力彼医院管理中心分析师；李海贞，广州艾力彼医院管理中心分析师；梁婉莹，广州艾力彼医院管理中心分析师；邱悦，广州艾力彼医院管理中心分析师；雷至珊，广州艾力彼医院管理中心分析师。

政府主管部门多次出台相关政策以促进国家医疗设备行业的快速健康发展，特别是在加强国产医疗设备企业的做大做强等方面，为医疗设备行业提供了良好的发展环境和有力的制度保障。从出台相关政策中可以看到，集中采购、注册管理、飞行检查、监督管理、医保政策等关键词频频出现，可见国家对于这些领域在医疗设备方面的关注程度（见表1）。

表 1　2016～2021 年我国医疗设备重点政策

政策名称	发文日期	相关部门	内容
《"健康中国 2030" 规划纲要》	2016 年 10 月	中共中央、国务院	明确需加强高端医疗器械等创新能力建设，加快医疗器械转型升级，提高具有自主知识产权的医学诊疗设备、医用材料的国际竞争力，到 2030 年，实现医疗器械质量标准全面与国际接轨的目标
《"十三五" 国家战略新兴产业发展规划》	2016 年 12 月	国务院	发展高品质医学影像、先进放射治疗设备、高通量低成本基因测序仪等，加快组织器官修复和替代材料及植介入医疗器械产品创新和产业化
《"十三五" 医疗器械科技创新专项规划》	2017 年 6 月	科技部、卫计委等 6 部门	要培育若干家年产值超百亿元的领军医疗器械企业和一批具备较强创新活力的创新型医疗器械企业，扩大国产创新医疗器械产品的市场占有率，主流高端产品全面实现国产化等
《关于深化审评审批制度改革鼓励药品医疗器械创新意见》	2017 年 10 月	国务院	明确提出要 "推进医疗器械国产化，促进创新产品应用推广"。在医疗器械采购方面，国家卫健委提出要严格执行政府采购法，确保财政资金优先采购国产医疗设备
《免于进行临床试验医疗器械目录》	2018 年 9 月	国家药品监督管理局	包括免于进行临床试验的医疗器械 1248 项，分为 "医疗器械产品" 和 "体外诊断试剂产品" 两个部分，分别涵盖 855 项医疗器械产品和 393 项体外诊断试剂产品
《2018—2020 年大型医用设备配置规划》	2019 年 4 月	国家卫健委	明确大型医用设备配置要根据医院的功能定位，临床服务需求来定。二级及以下医院和非临床急救型的医院科室，要引导优先配置国产医疗设备

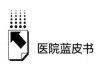

续表

政策名称	发文日期	相关部门	内容
《关于印发医疗器械生产质量管理规范独立软件现场检查指导原则的通知》	2020年6月	国家药品监督管理局	指导监管部门开展现场检查和检查结果评估,国家药监局组织制定该原则
《"十四五"全民医疗保障规划》	2021年9月	国务院	提出分步实施医疗器械唯一标识制度,拓展医疗器械唯一标识在卫生健康、医疗保障等领域的衔接应用
《市场监管总局关于进一步深化改革促进检验检测行业做优做强的指导意见》	2021年9月	国家药品监督管理局	鼓励检验检测机构参与检验检测仪器设备、试剂耗材、标准物质的设计研发,加强对检测方法、技术规范、仪器设备、服务模式、标识品牌等方面的知识产权保护,建立国产仪器设备"进口替代"验证评价体系,推动仪器设备质量提升和"进口替代"

近年来中国医疗设备市场逐步发展,经历了从无到有、从小到大的发展过程,具有了一定的市场规模,但是由于起点低、发展晚,我国医疗设备行业与发达国家和地区相比还存在一定的差距,行业存在数量多、规模小、行业集中度低和创新能力弱等问题,一些高端设备仍以进口为主,并且我国医疗设备在全球市场占比仅为两成左右,在这种严峻的市场现状之下,我国医疗设备市场还有长远的发展路程。

此外,慢性病、传染病发病人数的不断增长以及体外诊断检测技术的不断发展成为驱动体外诊断设备市场发展的主要因素。中国市场的巨大需求奠定了我国体外诊断设备行业的发展空间,从细分领域来看,中国体外诊断设备市场由生化诊断、免疫诊断、分子诊断、血栓与止血诊断等细分领域构成。体外诊断设备市场与各地区的人口总数、医疗保障水平、医疗技术及服务水平等因素密切相关。

为了帮助医院找到合适的MED和IVD厂商,帮助厂商提高品牌的行业影响力,广州艾力彼医院管理中心推出2022年MED医疗仪器设备智慧化·医院满意度排行榜和IVD体外诊断设备智慧化·医院满意度排行榜,从地域分布、产地分布、是否上市等几个方面进行分析,进一步了解中国医疗设备产业的发展现状。

MED 医疗仪器设备智慧化·医院满意度排行榜评价对象为参与智慧医院建设的医疗仪器设备(不含体外诊断设备)厂商品牌。

IVD 体外诊断设备智慧化·医院满意度排行榜评价对象为参与智慧医院建设的体外诊断设备厂商品牌。

二 MED 医疗仪器设备和 IVD 体外诊断设备产业发展现状

(一)MED 医疗仪器设备

1. MED 医疗仪器设备发展现状

国家药品监督管理局药品监督统计报告显示,全国实有医疗器械生产企业从 2017 年 11 月的 1.6 万家增加到 2021 年 9 月的近 2.8 万家,增长约 75%,我国医疗设备行业正迅速发展。

从区域分布看,截至 2021 年 9 月,广东省拥有医疗器械生产企业 4407 家,占全国总数的 15.77%,占比最高,具有产业聚集优势;位居其后的是江苏 3942 家(14.1%)、山东 3332 家(11.92%)。

从医疗设备的品类看,随着医学影像诊断需求不断增长,医学影像设备产业发展前景越来越广阔。CT、MR、X 线、超声等设备在行业中已长期处于重要位置,而我国医学影像设备的市场份额主要由进口品牌占据,如 GE、飞利浦、西门子三大医疗设备国际巨头(以下简称"GPS")。

在我国整体研发水平的提高、政策大力推动国产医疗设备发展的环境下,国内医疗设备市场的竞争格局正在发生变化。东软、联影、迈瑞等国产医疗设备领军企业的发展,令国产医疗设备产生一定的市场竞争力,国产品牌具备进口替代的发展潜力。如监护、麻醉、医用激光等品类的设备,国产设备正逐步实现进口替代,特别是迈瑞监护仪,已达到世界领先水平。

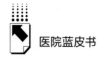
2. 榜单分析

MED 医疗仪器设备智慧化·医院满意度排行榜共包含 14 个品类子榜单，分别为 CT、MR、DSA、X 线机、超声影像、核医学、放疗、监护、呼吸、血液净化、内镜、麻醉、医用激光、病理，上榜名额 160 个，上榜企业共 107 家。

如图 1 所示，上榜 2 个及以上子榜单的企业有 20 家。上榜数量最多的企业是 GE 和飞利浦，均涵盖了 8 个子榜单，而西门子和东软上榜 7 个子榜单。GPS 三大巨头占上榜名额 23 个，占比 14.38%。

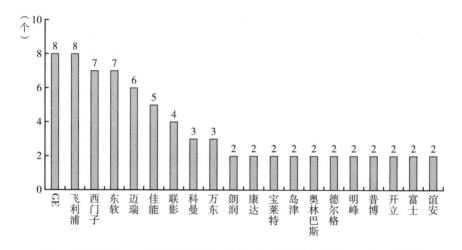

图 1　2022 年 MED 医疗仪器设备智慧化·医院满意度排行榜企业上榜数量

注：此处企业上榜数量指上榜两个及以上子榜单的企业。
资料来源：广州艾力彼医院管理中心数据库。

国产品牌中，上榜数量仅次于东软的是迈瑞，上榜 6 个子榜单，联影 4 个，科曼、万东各 3 个，它们均为国产医疗设备领军企业。

如图 2 所示，上榜企业总部大部分分布在上海（24 家）、北京（21 家）和深圳（16 家），分别占比 22.43%、19.63% 和 14.95%。位于深圳的企业包括迈瑞、科曼和开立等，全部为国产品牌。位于上海和北京的企业包括 GE、西门子、佳能等，大部分为进口品牌。

上榜企业主要集中在上海、北京、广东、江苏、浙江这 5 个省市，集中

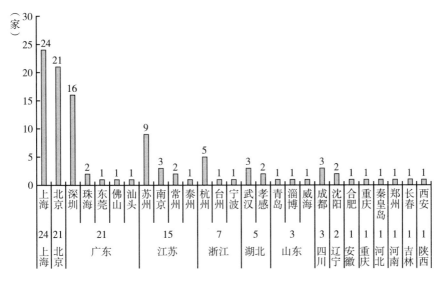

**图 2　2022 年 MED 医疗仪器设备智慧化·医院满意度
排行榜上榜企业总部所在地分布**

资料来源：广州艾力彼医院管理中心数据库。

度达 82.24%。长三角、珠三角地区有较完善的市场经济体系，重视医疗设备产业园区建设，形成了医疗设备产业发展集群，为企业高质量发展提供平台。北京作为全国科技创新中心，集中了大量高校和科研机构，为医疗设备研发提供了丰富的技术、人才支持。

图 3 显示，榜单中的国产品牌有 69 家，占比 64.49%，进口品牌 38 家，占比 35.51%。从图 4 可见，除 DSA、呼吸、血液净化、病理类外，有 10 个子榜单的上榜企业超半数为国产品牌。在中低端产品领域，国产医疗设备品牌已经逐步实现进口替代。而在高端产品领域，市场份额主要为进口品牌占据。随着多地发文推动国产医疗设备发展，医疗设备国产化率将会加速提高，医疗机构使用国产医疗设备将成为主流趋势。

图 5 显示，上榜 107 家企业中有 54 家为上市企业或上市企业子公司，占比 50.47%，其中 23 家中国企业，占比 42.59%，包括东软、迈瑞、万东等；31 家外国企业，占比 57.41%，包括 GPS、佳能医疗等。

53 家非上市企业，占比 49.53%，其中 46 家中国企业，占比 86.79%，包

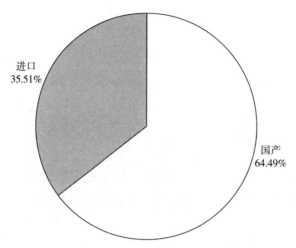

图3　2022年MED医疗仪器设备智慧化·医院满意度排行榜国产品牌与进口品牌占比

资料来源：广州艾力彼医院管理中心数据库。

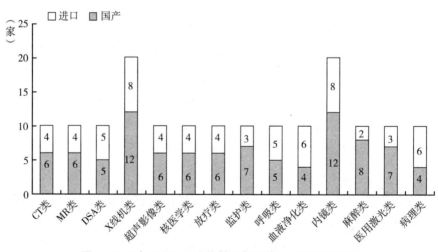

图4　2022年MED医疗仪器设备智慧化·医院满意度排行榜国产品牌与进口品牌分布

资料来源：广州艾力彼医院管理中心数据库。

括科曼、明峰等；7家外国企业，占比13.21%，包括艾克松、贝朗、郎牌等。
上市企业或上市企业子公司具有相对较好的口碑和知名度，占据一定的市场

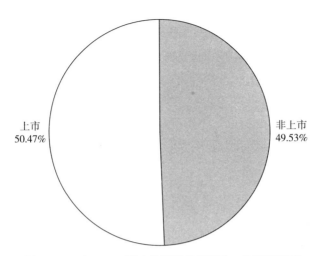

图 5 2022 年 MED 医疗仪器设备智慧化·医院满意度
排行榜上市企业与非上市企业占比

资料来源：广州艾力彼医院管理中心数据库。

份额。CT、MR、DSA、X 线机、超声影像、核医学、放疗、监护、血液净化
类子榜单有超 50% 的品牌都为上市企业或上市企业子公司（见图 6）。

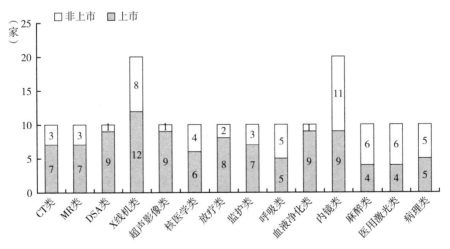

图 6 2022 年 MED 医疗仪器设备智慧化·医院满意度
排行榜上市企业与非上市企业分布

资料来源：广州艾力彼医院管理中心数据库。

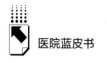
（二）IVD 体外诊断设备

1. IVD 体外诊断设备发展现状

根据目前市场发展状况来看，体外诊断设备作为医疗器械最大的子领域，不仅占据着最大的市场份额，产品种类也是最为复杂的。而根据市场规模区分，体外诊断产品大致可以分为六大领域，分别是：免疫诊断、分子诊断、生化诊断、血液体液诊断、POCT 以及微生物诊断。其中，免疫诊断拥有最大的市场份额，占比约为 28%，其次则是分子诊断和生化诊断，占比分别约为 15% 和 13%，而血液体液诊断和 POCT 均约占 11%，微生物诊断占比约 6%。体外诊断产品有 86% 的市场份额都是被这六大领域占据着。

根据地域发展状况来看，欧洲和北美都是体外诊断设备的主要消费市场，这些地区的医学技术比较发达，在 20 世纪就已经开始接触体外诊断领域，经过多年的发展，他们的设备和技术已经相当成熟，产品的需求和使用率也远超其他国家和地区，因此体外诊断设备 50% 以上的市场都分布在欧洲和北美地区。

如果根据设备厂商来看，全球体外诊断设备市场基本被罗氏、雅培、西门子和贝克曼这四大巨头垄断，这四大巨头在全球市场中占有率达到了 46%。其中生化诊断和免疫诊断是他们较早涉及的领域，目前他们都拥有技术比较先进成熟的生化免疫诊断设备生产流水线和功能比较完善的设备系统，因此国内大型三级医院都会偏向选择购买这些企业的设备。但是随着国内一些优秀厂家的崛起，国产品牌逐渐得到越来越多大型医院的认可，如迈瑞、迪瑞、安图等，开始逐步占据体外诊断的高端市场。

2. 榜单分析

IVD 体外诊断设备智慧化·医院满意度排行榜一共有七个子榜单，分别是生化分析仪、化学发光分析仪、血凝分析仪、三大常规设备、分子诊断设备、微生物设备、POCT，每个子榜单公布 10 强的企业，合计 70 个上榜名额，而上榜的企业一共有 47 家，其中有 12 家企业属于重复上榜。根据图 7 的企业上榜数量可以看出，共有 3 家企业上榜 4 个子榜单，分别是罗氏、雅培和迈

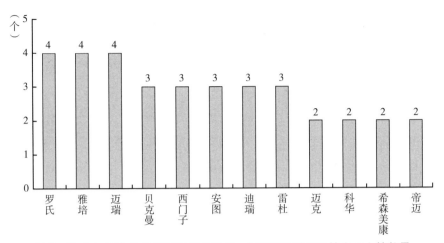

图7 2022年 IVD 体外诊断设备智慧化·医院满意度排行榜企业上榜数量

注：此处企业上榜数量指上榜两个及以上子榜单的企业。

资料来源：广州艾力彼医院管理中心数据库。

瑞，共5家企业上榜3个子榜单，分别是贝克曼、西门子、安图、迪瑞和雷杜，共4家企业上榜2个子榜单，分别是迈克、科华、希森美康和帝迈。

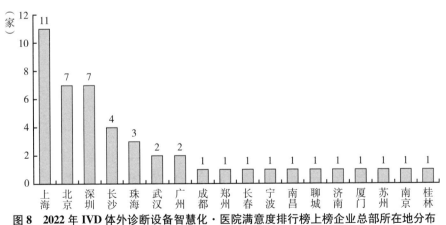

图8 2022年 IVD 体外诊断设备智慧化·医院满意度排行榜上榜企业总部所在地分布

资料来源：广州艾力彼医院管理中心数据库。

根据图8所示，从47家企业在国内的总部所在地分布可以看出，北、上、深这些一线城市依然受到国内外企业的青睐，特别是上海，总共拥有

11 家企业的总部，其次是北京和深圳，均拥有 7 家企业的总部。其中上海
包括 9 家外国企业和 2 家中国企业，北京包括了 2 家外国企业和 5 家中国企
业，深圳则全部都为中国企业。可见，外国企业大多都倾向于在上海设立总
部，而中国企业更多会选择北京或者深圳。

在上榜的 47 家企业中，一共有 11 家进口品牌和 36 家国产品牌，分别占
比 23% 和 77%（见图 9）。在三大常规设备和微生物设备的榜单中，国产品牌
的上榜数量是最多的，和进口品牌的比例为 4：1，说明在这两个领域中，国
产品牌的技术能力已经可以跟进口品牌的技术看齐甚至更加优秀，在医院用
户中的认可度也比较高。但在生化分析仪、化学发光分析仪和 POCT 的榜单
中，国产品牌和进口品牌的上榜数量接近，比例为 3：2，说明在这些领域中，
我国的技术能力还不够出色，医院还比较依赖进口设备（见图 10）。

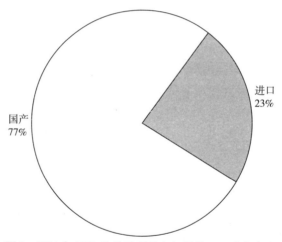

图 9 2022 年 IVD 体外诊断设备智慧化·医院满意度
排行榜国产品牌与进口品牌占比

资料来源：广州艾力彼医院管理中心数据库。

将上榜的企业按照是否上市来划分，可以看出，上榜的企业大部分都已
经上市，比例达 70%，其中上榜的外国企业由于成立时间长，设备技术优
秀，并且在我国的体外诊断市场中占据一定份额，榜单中的外国企业全部都
属于上市企业中的佼佼者。另外，不少上市的国产品牌凭借出色并且成熟的

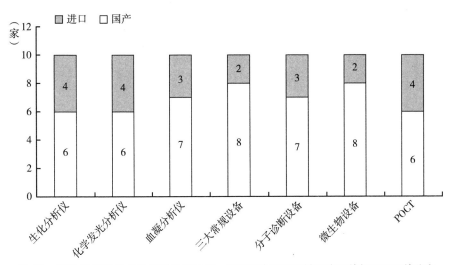

图 10　2022 年 IVD 体外诊断设备智慧化·医院满意度排行榜国产品牌与进口品牌分布

资料来源：广州艾力彼医院管理中心数据库。

技术能力，不仅能够稳坐在国产龙头的地位，甚至能走出国门，受到国际市场的认可。而剩下的国产品牌虽然还未上市，但是拥有自主研发的产品，并且多次获得国家优秀医疗设备称号（见图 11、图 12）。

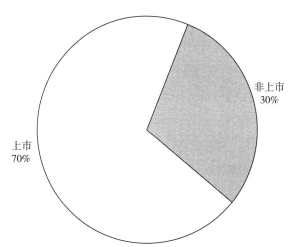

图 11　2022 年 IVD 体外诊断设备智慧化·医院满意度
排行榜上市企业与非上市企业占比

资料来源：广州艾力彼医院管理中心数据库。

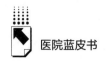
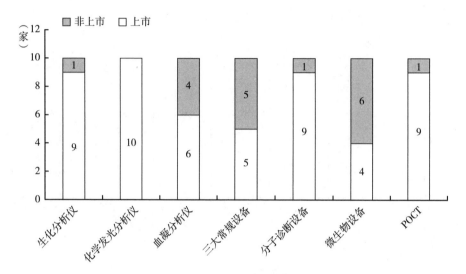

图 12 2022 年 IVD 体外诊断设备智慧化·医院满意度 排行榜上市企业与非上市企业分布

资料来源：广州艾力彼医院管理中心数据库。

结　语

　　《"十四五"医疗装备产业发展规划》提出加快智能医疗装备发展、推进"5G+医疗健康"新模式发展等方向，推动医疗装备智能化、精准化、网络化。我国科学技术水平日新月异，近年来已有不少医疗设备结合了 5G、人工智能、物联网等技术。例如，利用 5G 通信技术实行超声远程诊疗，打破了空间和时间的限制。CT 搭载人工智能系统进行辅助诊断，利用更短的时间、更高清的医学影像助力医生筛查疾病。医院搭建物联网平台对医疗设备进行精细化管理，实现采购、安装、使用、维保等流程的信息化、可视化。

　　随着产业技术的深入发展，我国医疗装备行业发展面临新机遇和新挑战。在需求增长和政策扶持的推动下，医疗机构将会加大对国产医疗设备的使用率，我国医疗装备产业将会进入高质量发展阶段，突破发展瓶颈，掌握关键核心技术，提升产品认可度和国际影响力，为保障人民全方位、全生命周期健康服务提供有力支撑。

参考文献

［1］庄一强、曾益新主编《中国医院竞争力报告（2017）》，社会科学文献出版社，2017。

［2］庄一强、王兴琳主编《中国医院评价报告（2020）》，社会科学文献出版社，2020。

［3］庄一强、王兴琳主编《中国医院竞争力报告（2022）》，社会科学文献出版社，2022。

［4］庄一强主编《中国医院竞争力报告（2019~2020）》，社会科学文献出版社，2020。

［5］金东、许锋、刘松峰主编《中国医疗器械行业数据报告（2022）》，社会科学文献出版社，2022。

［6］宋海波总主编《中国体外诊断产业发展蓝皮书（2019—2020 年卷）》，上海科学技术出版社，2022。

智慧医院助力社会办医发展篇

Reports on the Intelligence of Private Hospitals

B.9

2022年社会办医·单体医院竞争力报告

蔡华　郭镇魁　罗芸　陈沈泽　翁佳宁*

摘　要： 在国家促进社会办医的大背景下，我国社会办医医院数量不断增加，社会办医已成为医疗服务的重要力量。社会办医是我国医疗卫生服务体系的重要组成部分，对满足人民群众多样化多层次医疗卫生服务需求具有重大意义。本报告旨在通过分析社会办医·单体医院榜单，从地域分布、变化趋势、起源类型等角度，跟踪社会办医单体医院的发展变化。分析发现，社会办医·单体医院正出现强者愈强、弱者愈弱的格局，榜单中三级医院和综合医院占主导地位，头部医院综合实力不断提升。

关键词： 社会办医　单体医院　地域分布

---

* 蔡华，广州艾力彼医院管理中心副主任；郭镇魁，广州艾力彼医院管理中心咨询部副总经理；罗芸，广州艾力彼医院管理中心量化咨询专家；陈沈泽，广州艾力彼医院管理中心数据分析师；翁佳宁，广州艾力彼医院管理中心数据分析师。

国家卫健委统计信息中心发布的 2021 年全国医疗卫生机构资源数据情况显示，截至 2021 年 11 月底，医院总数为 36451 家，比 2020 年同期增加 1339 家，其中公立医院为 11847 家，比 2020 当年同期减少 38 家，民营医院为 24604 家，比 2020 年同期增加 1377 家。

2022 年 5 月 20 日，国务院发布的《关于印发"十四五"国民健康规划的通知》，提及鼓励社会力量在医疗资源薄弱区域和康复、护理、精神卫生等短缺领域举办非营利性医疗机构，落实行业监管职责，促进社会办医规范发展。第二周，国务院办公厅印发《深化医药卫生体制改革 2022 年重点工作任务》通知，其中提到要支持社会办医持续健康规范发展，支持社会办医疗机构牵头组建或参加医疗联合体。政策表明，在未来一段时间内，国家将继续引导鼓励社会办医，强化监管，促进社会办医的规范发展。

一 社会办医·单体医院榜单（2019~2022年）分析

（一）社会办医·单体医院100强分析

入围 2022 年社会办医·单体医院 100 强的省（市、区）有 23 个，其中华东地区表现最强，共入围 37 家。江苏省入围的医院数量最多（14 家），广东次之（11 家）。江苏、广东、河南、浙江、陕西 5 个省份的竞争力指数位列前五（见图 1）。

在 2022 年社会办医·单体医院 100 强中，三级医院 93 家，同比数量增加 3 家；二级医院 6 家，同比减少 3 家。近几年来，随着国家相关政策的推动，社会办医·单体医院 100 强的综合实力在不断上升，更多的综合竞争力较强的三级医院进入榜单（见图 2）。

从起源上看，分布整体趋于稳定。在 2022 年社会办医·单体医院 100 强的医院中，原创医院有 54 家，改制医院有 46 家，原创医院数量较上年小幅下降（见图 3）。

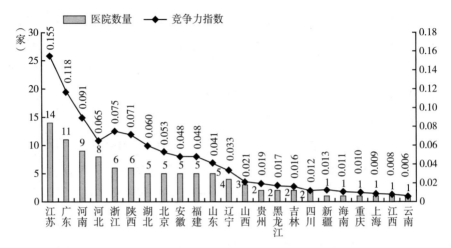

图1 2022年社会办医·单体医院100强省（区、市）分布

资料来源：广州艾力彼医院管理中心数据库。

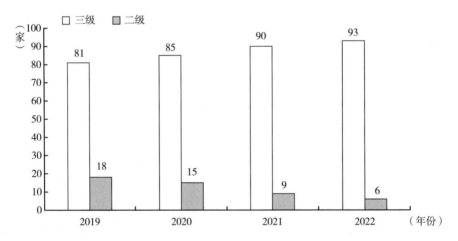

图2 2019~2022年社会办医·单体医院100强中三、二级医院数量

资料来源：广州艾力彼医院管理中心数据库。

从类型上看，在2022年社会办医·单体医院100强的医院中，综合医院有87家，占主导地位和呈小幅增长的趋势，而专科医院在百强榜单中的数量有下降趋势，专科医院竞争力有所下降（见图4）。

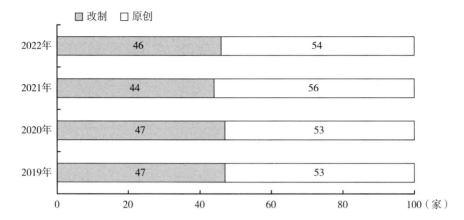

图3　2019~2022年社会办医·单体医院100强中原创与改制医院数量

资料来源：广州艾力彼医院管理中心数据库。

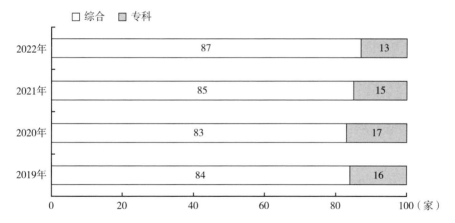

图4　2019~2022年社会办医·单体医院100强中综合与专科医院数量

资料来源：广州艾力彼医院管理中心数据库。

（二）社会办医·单体医院500强分析

2022年社会办医·单体医院500强分布于全国31个省份（市、区），江苏、广东、浙江、河南、山东位列前五。第一梯队主要有江苏省、广东省和浙江省，各省入围医院数量分别为51家、49家和41家（见图5）。

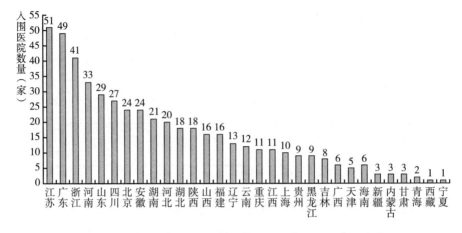

图5 2022年社会办医·单体医院500强省（区、市）分布

资料来源：广州艾力彼医院管理中心数据库。

2022年社会办医·单体医院500强中的三级医院有231家，其中100强内有93家，占比93%，101~500强为139家，占比35%，表明三级医院更具有冲击榜单头部的潜力，也表明该榜单中医院的规模和等级正在稳步提升（见图6）。

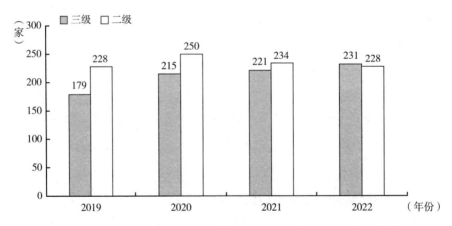

图6 2019~2022年社会办医·单体医院500强中三、二级医院数量

资料来源：广州艾力彼医院管理中心数据库。

2022年社会办医·单体医院500强中原创医院391家，改制医院109家（见图7）。近几年来，随着医院改革相关政策的不断推动，更多改制医院进入社会办医·单体医院500强。

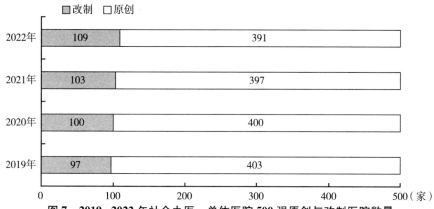

图7 2019~2022年社会办医·单体医院500强原创与改制医院数量

资料来源：广州艾力彼医院管理中心数据库。

2022年社会办医·单体医院500强中综合医院387家，占比77.4%，专科医院113家，占比22.6%。通过比较近四年的变化趋势发现，社会办医·单体医院500强中综合医院和专科医院的数量整体趋于稳定，其中综合医院占比在71.2%~78%区间浮动（见图8）。

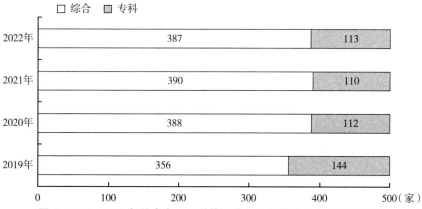

图8 2019~2022年社会办医·单体医院500强综合与专科医院数量

资料来源：广州艾力彼医院管理中心数据库。

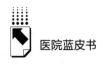

（三）2022年社会办医·单体医院100强和500强分布特征的相同与区别

医院地域方面，经济发达而优质公立医院资源相对没有那么集中的区域社会办医·单体医院竞争力更强大，如江苏、广东、浙江等省份在该榜单上竞争力较强，而如北京、上海等优质公立医疗资源相对集中的地区，社会办医·单体医院的竞争力相对薄弱。

医院等级方面，单体医院中100强内有三级医院93家，占比为93%，101~500强为139家，占比为35%，表明头部榜单中三级医院占主导，三级医院的综合竞争力更强，也更具备冲击头部榜单的实力和潜力。

医院起源方面，100强中原创医院数量多于改制医院，其中原创医院有54家，整体趋于稳定；而500强医院中，改制医院数量虽逐年增加，但总体数量较少，只有109家，仅占22%。

医院类型方面，100强与500强均以综合性医院为主，其中100强中有87家综合性医院，占87%；而在500强中有387家综合性医院，占比有所下降，为77.4%。

（四）社会办医·单体医院500强竞争力分析

据国家卫健委数据显示，2021年1月至2021年11月，全国医院总诊疗人次数约为38亿人次，同比增加27.8%。其中民营医院总诊疗人次数约为5.8亿人次，同比提高24.8%，占比15.3%；医院总出院人次达18147万人次，同比提高10.4%，其中民营医院占比18.2%，出院人数达3311.5万人次，较上年增长7.6%（见表1）。

另国家卫健委统计信息中心发布的2021年全国医疗卫生机构资源数据情况显示，截至2021年11月底，全国医院总数为36451家，比2020年同期增加1339家，其中公立医院为11847家，占比32.5%，比2020当年同期减少38家，民营医院为24604家，占比67.5%，比2020年同期增加1377家。民营医院数量增速较快，是对公立医院的有益补充。

表1　2021年1~11月中国医院服务量

单位：万人次

类别	诊疗人次数				出院人次数			
	2020年 1~11月	2021年 1~11月	占比 （%）	增长 （%）	2020年 1~11月	2021年 1~11月	占比 （%）	增长 （%）
医院	297700.3	380351.4	100	27.8	16433.1	18147	100	10.4
公立医院	251117.4	322232.4	84.7	28.3	13354.2	14835.5	81.8	11.1
民营医院	46582.9	58119.1	15.3	24.8	3078.9	3311.5	18.2	7.6

资料来源：国家卫健委统计信息中心。

综合分析民营医院的数量（占比67.5%）和服务能力（总诊疗人次占比15.3%，出院人次占比18.2%）存在较大差距，未来民营医院要不断提升医疗质量、专科诊疗能力，才能在医疗行业有一定的影响力和话语权。

1.总体竞争力（交叉榜单）

结合2022年中国医院竞争力排名中的地级城市医院500强、县级医院500强榜单，其中社会办医医院有41家。其中，有1家入围地级城市医院100强，7家入围地级城市医院101~300强，18家入围地级城市医院301~500强；3家入围县级医院100强，10家入围县级医院101~300强，2家入围县级医院301~500强。在社会办医·单体医院500强中，没有医院入围顶级医院100强，也没有医院入围省单医院100强（见表2）。

表2　2022年社会办医·单体医院500强与其他榜单交叉情况

单位：家

交叉机构数	榜单类别					
	地级城市医院500强			县级医院500强		
	100强	101~300强	301~500强	100强	101~300强	301~500强
1	√					
2						√
3				√		
4						
7		√				
10					√	
12						
18			√			

资料来源：广州艾力彼医院管理中心数据库。

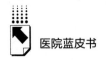

2. 竞争力要素分析

从竞争力要素指标对社会办医·单体医院 100 强进行分析，2022 年社会办医·单体医院 100 强榜单中"高级职称人数/全院职工人数"和"全院职工人数/实开床位数"与 2021 年保持一致，"年住院手术量/年出院量"、"床位使用率"和"平均住院天数"较 2021 年有所下降。

区域比较方面，从医疗技术来看，"年住院手术量/年出院量"从高到低，依次为东部、中部、西部，2022 年均较 2021 年有所下降。从高级职称人才占比来看，"高级职称人数/全院职工人数"从高到低，依次为中部、东部、西部，东部和中部地区 2022 年较上年有所上升，西部地区持平。从工作负荷来看，"全院职工人数/实开床位数"从高到低依次为中部、东部、西部，东部、西部较上年有所上升，中部地区有所下降。从运行效率来看，2022 年，东部和中部地区"床位使用率"和"平均住院天数"均较上年有所下降，而西部呈增长趋势（见表 3）。

表 3　2021~2022 年社会办医·单体医院 100 强各区域竞争力要素均值

竞争力要素	东部		中部		西部		100 强	
	2021 年	2022 年	2021 年	2022 年	2021 年	2022 年	2021 年	2022 年
年住院手术量/年出院量	0.43	0.41	0.41	0.40	0.38	0.37	0.41	0.40
高级职称人数/全院职工人数	0.11	0.12	0.12	0.13	0.08	0.08	0.11	0.11
全院职工人数/实开床位数（人/张）	1.41	1.42	1.54	1.49	1.37	1.41	1.43	1.43
床位使用率（%）	85.86	84.46	89.87	86.62	77.65	82.31	84.22	83.81
平均住院天数（天）	9.35	9.32	9.31	9.25	9.38	9.43	9.37	9.34

资料来源：广州艾力彼医院管理中心数据库。

二　社会办医·单体医院榜单变动分析

2022 年社会办医·单体医院 100 强新入围的医院为 12 家，同比减少 1 家，详见表 4。

表4　2021~2022年社会办医·单体医院100强新入围机构数

单位：家

年份	新入围机构数
2022	12
2021	13

资料来源：广州艾力彼医院管理中心数据库。

新入围100强医院最多的省份是广东、四川，各2家；北京、陕西、福建、山西、贵州各1家。这些省份的区域竞争力有所增强。江苏、河南、浙江、辽宁、黑龙江、云南、湖南跌出百强医院各1家，山东跌出百强医院2家（见表5）。

表5　2022年社会办医·单体医院100强变化情况

单位：家

省（市）	山东	江苏	河南	浙江	辽宁	黑龙江	云南	湖南	北京	陕西	福建	山西	贵州	广东	四川
2021年	7	15	10	7	5	3	2	1	4	5	4	2	1	9	0
2022年	5	14	9	6	4	2	1	0	5	6	5	3	2	11	2
变化情况	-2	-1	-1	-1	-1	-1	-1	-1	1	1	1	1	1	2	2

注：此表中未列入的省份较上年未发生变化。

资料来源：广州艾力彼医院管理中心数据库。

在12家新进榜单医院中原创医院7家，改制医院5家；从类型上看，12家医院都为综合医院，从等级上看，这12家均为三级医院，表明2022年冲进百强的都为优质的三级综合医院。掉出100强的医院中三级医院9家、二级医院3家；其中原创医院为7家，改制为5家；类型上，综合医院占11家，专科医院1家（见表6）。可见2022年社会办医·单体医院100强的明显变化是三级医院的增加，社会办医·单体医院100强的医院规模和等级在上升。

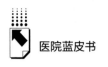

表6　2022年社会办医·单体医院100强新进、跌出医院变化情况

单位：家

医院	等级		起源		类型	
	三级	二级	原创	改制	综合	专科
新进医院	12	0	7	5	12	0
跌出医院	9	3	7	5	11	1

资料来源：广州艾力彼医院管理中心数据库。

结　语

社会办医·单体医院正呈现强者愈强，弱者愈弱的格局。从入围榜单医院的等级和类型来看，100强内有三级医院93家，占比为93%，101～500强为139家，占比为35%，从2022年新晋百强榜单的医院来看，12家医院都为三级综合医院，三级医院和综合医院占主导地位的特征持续增强，三级综合医院也更加具备冲击榜单头部的实力和潜力。

从入围榜单医院的区域分布上看，经济发达而优质公立医院资源相对没有那么集中的区域社会办医·单体医院的竞争力更强大，如江苏、广东、浙江等省份在该榜单上竞争力较强，而如北京、上海等优质公立医疗资源相对集中的地区，社会办医·单体医院的竞争力相对薄弱。

2022年社会办医·单体医院500强榜单与其他榜单的交叉情况显示，社会办医·单体医院总体竞争力与公立医院存在较大差距。2022年社会办医·单体医院500强榜单中没有医院入围顶级医院100强和省单医院100强，仅1家入围地级城市医院100强，3家入围县级医院100强。这表明社会办医医院作为公立医院资源的有益补充，其综合竞争力和实力仍需要提升。

竞争力要素分析显示，社会办医·单体医院100强医院均值"年住院手术量/年出院量"、"床位使用率"和"平均住院天数"2022年较2021年有所下降。从医疗技术来看，东部、中部和西部地区"年住院手术量/年出院量"

较 2021 年均有所下降。从高级职称人才占比来看，东部和中部地区较上年上升，西部地区持平。从工作负荷来看，东部和西部地区"全院职工人数/实开床位数"较上年上升，中部地区下降。从运行效率来看，东部和中部地区"床位使用率"和"平均住院天数"均较上年有所下降，而西部有呈增长趋势。

参考文献

［1］庄一强、曾益新主编《中国医院竞争力报告（2017）》，社会科学文献出版社，2017。

［2］庄一强、王兴琳主编《中国医院竞争力报告（2022）》，社会科学文献出版社，2022。

［3］庄一强、王兴琳主编《中国医院评价报告（2020）》，社会科学文献出版社，2020。

［4］庄一强主编《中国医院竞争力报告（2019~2020）》，社会科学文献出版社，2020。

［5］国家卫生健康委员会：《2021 年 1～11 月全国医疗服务情况》，http：//www.nhc.gov.cn/mohwsbwstjxxzx/s7967/202201/6f4be2192a8a445298163ddaea69dd58.shtml。

［6］中华人民共和国民政部：《2019 中华人民共和国行政区划简册》，中国地图出版社，2019。

［7］中华人民共和国国家统计局：《2019 中国统计年鉴》，中国统计出版社，2019。

B.10

2022年社会办医·医院集团及上市医疗服务企业竞争力报告

蔡 华 张招椿 梁竞涛 邱 悦 梁远萍*

摘 要： 本报告从机构数量规模、类别、地域分布、上市情况和经营状况等维度，分析2022年社会办医·医院集团100强和上市医疗服务企业50强排行榜，了解社会办医·医院集团及上市医疗服务企业竞争力发展变化情况。对比研究发现，2022年社会办医·医院集团规模不断扩大，专科领域中眼科和妇儿占据优势。华东和华北地区仍是社会办医·医院集团总部的主要集中地，北京和上海继续位居前列，总部所在地新增1家海外城市。2022年上市医疗服务企业50强竞争激烈，榜单名次较上年度变化较大，企业竞争力不断提升，出现"有机增长"，社会办医即将进入从量变到质变转型的关键期。2022年国家加强了上市医疗服务企业和首发企业的现场检查，资本市场管理更加严格和规范。集团化发展和上市是专科医院集团未来两大发展方向。

关键词： 社会办医 医院集团 上市企业 医疗服务 竞争力

一 2022年社会办医·医院集团竞争力报告

（一）社会办医·医院集团规模

2022年社会办医·医院集团100强包括1485家成员医院，每家医院集

---

* 蔡华，广州艾力彼医院管理中心副主任；张招椿，广州艾力彼医院管理中心量化咨询专家；梁竞涛，广州艾力彼医院管理中心数据分析师；邱悦，广州艾力彼医院管理中心数据分析师；梁远萍，广州艾力彼医院管理中心数据分析师。

团平均有 14.85 家成员医院，同比增加 0.97 家；前 10 名社会办医·医院集团平均成员医院数为 69.80 家，同比增加 7.80 家；后 10 名社会办医·医院集团平均成员医院数为 7.00 家，同比增加 0.20 家（见表 1）。社会办医·医院集团旗下医院数量继续增加，集团化发展趋势继续增强。在激烈的医疗市场竞争中，集团规模医疗机构比单家医疗机构更具有话语权，应对市场波动的抗风险能力更强，"规模化经营"的医院集团发展模式越来越受青睐。

表 1   2021 年与 2022 年社会办医·医院集团 100 强旗下医院数量变化

单位：家

集团分层	2021 年	2022 年	增量
前 10 名	62	69.8	7.8
平　均	13.88	14.85	0.97
后 10 名	6.8	7.0	0.2

资料来源：广州艾力彼医院管理中心数据库。

（二）社会办医·医院集团类别

2022 年社会办医·医院集团 100 强中，集团旗下拥有三级综合医院的医院集团 54 家，拥有三级专科医院的医院集团 39 家。与 2021 年相比呈现增长趋势：三级综合医院数量增加 16 家，三级专科医院的数量增加 7 家。按专科类别划分，专科医院集团有 28 家，涵盖 12 个方向，其中眼科 8 家、妇儿 7 家，美容、口腔、骨科各有 2 家。与 2021 年相比，综合医院类别的医院集团增加了 4 家，眼科、口腔专科医院集团分别增加 2 家、1 家；但妇儿类的医院集团减少 3 家，骨科、中医、肿瘤、耳鼻喉专科医院集团均减少1 家（见图 1）。社会办医·医院集团类别以综合医院为主，专科医院为辅，专科涉及领域较广，其中眼科和妇儿占主导。

（三）集团总部地理分布

2022 年社会办医·医院集团 100 强中，集团总部地理位置分布划分为三个梯队。第一梯队为华东、华北地区，集团总数 68 家，比 2021 年增加 3

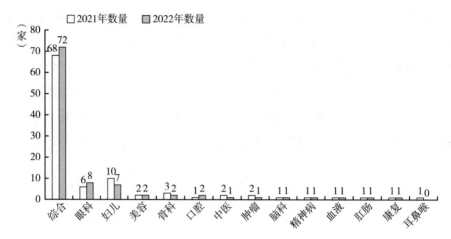

图1 2021年与2022年社会办医·医院集团100强综合及专科医院集团类别

资料来源：广州艾力彼医院管理中心数据库。

家，其中华东地区42家，是七大区中最多的，但比2021年减少1家；华北地区次之，26家，比2021年增加4家。第二梯队为华南、西南、华中地区，集团总数28家，其中华南地区11家，西南地区9家，华中地区8家。第三梯队为西北、东北、海外地区，集团总部分布较少，西北地区2家，东北地区和新加坡各1家（见图2）。

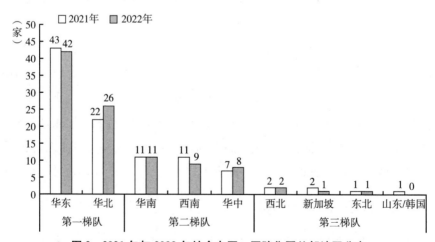

图2 2021年与2022年社会办医·医院集团总部地区分布

资料来源：广州艾力彼医院管理中心数据库。

社会办医·医院集团100强的总部分布在我国41个城市和国外1个城市（新加坡）。入围100强医院集团中，总部位于北京的最多，23家；上海次之，13家，杭州和南京均入围4家（见图3）。2022年集团榜单突出国际视野，对海外资本在中国大陆投资的医院集团进行了新一轮评估，最终有1家总部位于海外的医院集团入围艾力彼社会办医·医院集团100强榜单。

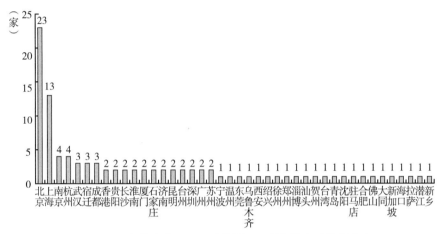

图3 2022年社会办医·医院集团100强集团全球总部分布

资料来源：广州艾力彼医院管理中心数据库。

（四）上市情况

2022年社会办医·医院集团100强中上市集团41家，占比41%，相比2021年，增加了4家。分布于23个城市，其中北京最多，有9家入围，其次为上海，7家入围，香港和贵阳均有3家入围。2021年上市集团分布在13个省市，排名前四位的是上海、浙江、北京、广东。2020~2022年上市集团入围数逐年递增，3年复合增长率13.19%，非上市集团入围数逐年下降，3年复合增长率-6.85%（见图4）。2021年社会办医·专科医院集团上市企业以眼科为主，7月朝聚眼科在港股直接挂牌上市。何氏、华夏和普瑞眼科分别递交上市申请，目前均已过会，其中何氏眼科于2022年3月22日正式上市，成为13年后A股创业板第二支眼科上市公司。

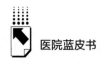

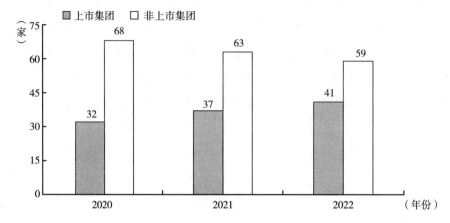

图4　2020~2022年上市的社会办医医院集团入围数变化

资料来源：广州艾力彼医院管理中心数据库。

二　2022年上市医疗服务企业分析

（一）上市医疗服务企业榜单整体分析

上市医疗服务企业是指单独上市的医疗服务企业（以下简称"医服企业"）或上市综合企业下属能够单独披露医服营业收入的企业，包括控股或控制管理权的医院、诊所、向病人收费的体检机构和向病人收费的检验检查机构。参考美国《财富》500强总榜以上市企业总营收作为排名的唯一指标，艾力彼上市医服企业榜单将上市企业披露的医服总营收作为唯一的评价指标，根据医疗服务总营收，进行序化评价，50强上市医服企业2021年的医服总营收及排名情况见表2。与2021年相比，2022年榜单更替了8家医服企业，部分企业的名次变化较大，说明医服企业行业竞争激烈；但前3家龙头企业的地位仍然稳固，爱尔眼科的医服营收仍稳居第一，美年健康、环球医疗继续名列第2和第3。

表 2　2021 和 2022 年上市医服企业 50 强医服总营收及排名情况

企业名称	2022 年名次	2021 年名次	2021 年医疗服务收入（万元）
爱尔眼科	1	1	1500080.94
美年健康	2	2	913960.85
环球医疗	3	3	460840.00
华润医疗	4	6	444747.70
复星医药	5	5	411800.00
远东宏信	6	4	400310.00
国际医学	7	12	289243.88
通策医疗	8	8	263242.00
ST 恒康 *	9	—	253216.53
瑞慈医疗	10	10	250652.20
海吉亚医疗	11	14	231534.90
信邦制药	12	9	207105.94
康华医疗	13	11	194098.20
锦欣生殖	14	13	183882.60
三星医疗	15	15	137000.21
固生堂	16	—	134299.60
金陵药业	17	16	128795.98
朗姿股份	18	20	111992.62
大东方	19	—	106640.00
盈康生命	20	30	102802.85
朝聚眼科	21	—	99694.50
何氏眼科	22	—	95868.59
澳洋健康	23	19	94811.61
江河集团	24	18	94394.25
希玛眼科	25	25	79494.79
光正眼科	26	23	75962.07
康健国际医疗	27	24	75546.77
新华医疗	28	22	73548.56
创新医疗	29	21	70936.90
新世纪医疗	30	29	62132.10
宏力医疗管理	31	26	60683.70
弘和仁爱	32	32	51591.50

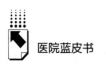

企业名称	2022年名次	2021年名次	2021年医疗服务收入(万元)
宜华健康	33	27	48815.74
益佰制药	34	31	38065.88
兴齐眼药	35	40	31743.88
方盛制药	36	—	28663.47
ST中珠	37	—	27489.54
济民制药	38	35	24381.25
长江健康	39	36	20174.53
马应龙	40	39	18461.58
苏宁环球	41	—	17963.49
欧普康视	42	43	17699.74
海南海药	43	38	16678.67
康芝药业	44	34	16319.03
莎普爱思	45	49	16288.85
朗玛信息	46	37	16044.22
模塑科技	47	41	15089.77
常宝股份	48	28	14320.40
景峰医药	49	44	9766.76
浙江震元	50	45	8544.37

注：＊ST是"警示存在终止上市风险的特别处理"，简称"退市风险警示"，适用于存在股票终止上市风险的公司。

资料来源：广州艾力彼医院管理中心数据库。

2022年上市医服企业50强中，医服企业的上市地点分布与2021年相比变化不大。境内上市医服企业36家，其中，深交所上市医服企业24家，占48%，数量最多；上交所上市医服企业12家，比2021年多1家。境外上市医服企业数量14家，全部集中在港交所，没有在纽交所上市的医服企业（见图5）。

从图6可以看出，2022年上市医服企业50强中，在中国内地上市的36家医服企业，A股主板上市占46%，共23家，较2021年增加了3家；有26%的企业在非主板上市，包括7家创业板和6家中小板。近两年均无科创板上市医服企业。2021年1月29日，中国证监会发布《首发企业现场检查

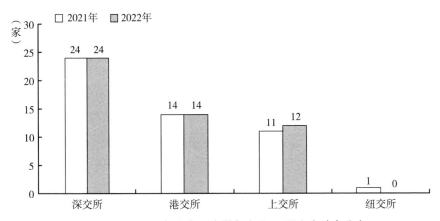

图5　2021~2022年上市医疗服务企业50强上市地点分布

资料来源：广州艾力彼医院管理中心数据库。

规定》（证监会公告〔2021〕4号），规范首发企业现场检查行为，强化首发企业信息披露监管，严把 IPO 入口关，提升上市公司质量。该规定发布后，出现"IPO 撤回潮"，科创板申购用户减半。提示上市医服企业要加强规范管理、诚信经营，不断提高自身医疗服务、技术、赢利和内部管理能力，实现高质量发展，这样才更有机会获得资本市场认可。

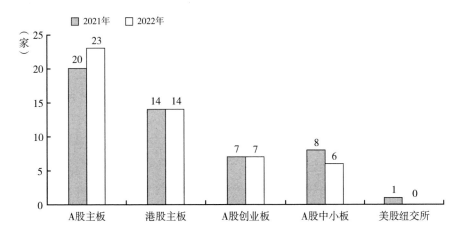

图6　2021~2022年上市医疗服务企业50强上市板块分布

资料来源：广州艾力彼医院管理中心数据库。

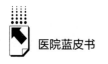

（二）上市医服企业50强深入分析

由表3可知，2022年上市医服企业50强中，医服收入正增长的企业有43家，负增长的有6家。爱尔眼科、美年健康等26家企业医服收入增长率超过20%，有3家企业医服收入增长率超过100%。从医服收入增长率看，除爱尔眼科、美年健康、环球医疗、华润医疗、通策医疗等几家规模较大、资金雄厚的上市医服企业可能因为规模扩张，机构数量增加，从而促使医疗服务收入提高外，其余30多家医服收入正增长的上市医服企业，旗下医疗机构数量基本没有变化，其中莎普爱思尤其明显。2022年上市医服企业50强营业收入平均同比增幅为35.44%，说明这些企业整体发展态势良好，出现"有机增长"，企业竞争力不断提升，且医服收入的增长不再单纯通过规模扩张，而是朝内部提质增效发展。广州艾力彼医院管理中心主任庄一强说："从规模发展到提质增效，几乎是综合医疗集团必走的一条路，放眼全球，大势皆如此。"未来五年或将是社会办医从量变到质变转型的关键时期。而且近年上市医疗服务领域出现了多起并购，包括通用收购宝石花、新里程收购恒康。说明上市医服企业将进一步整合，出现"大者恒大，小的将被收购"的趋势。

表3　2022年上市医服企业50强医服收入与医疗机构数量变化情况

名次	企业名称	医服收入变化额（万元）	医服收入增长率（%）	医院数量变化（家）	诊所或检验中心数量变化（家）
1	爱尔眼科	308839.95	25.93	28	30
2	美年健康	167692.70	22.47	—	8
3	环球医疗	98539.90	27.20	7	—
4	华润医疗	169682.70	61.69	13	—
5	复星医药	94554.09	29.80	0	—
6	远东宏信	55615.00	16.13	0	—
7	国际医学	130021.83	81.66	0	—
8	通策医疗	62390.34	31.06	10	—
9	*ST恒康	15772.75	6.64	9	—

续表

名次	企业名称	医服收入变化额（万元）	医服收入增长率（％）	医院数量变化（家）	诊所或检验中心数量变化（家）
10	瑞慈医疗	58133.20	30.20	0	7
11	海吉亚医疗	91358.50	65.17	2	—
12	信邦制药	10314.47	5.24	0	—
13	康华医疗	22011.90	12.79	0	—
14	锦欣生殖	41273.80	28.94	1	—
15	三星医疗	-1291.15	-0.93	0	—
16	固生堂	45119.90	50.59	—	0
17	金陵药业	16487.68	14.68	0	—
18	朗姿股份	30742.99	37.84	1	7
19	大东方	—	—	0	—
20	盈康生命	17531.32	20.56	-1	—
21	朝聚眼科	20520.50	25.92	0	0
22	何氏眼科	12396.27	14.85	0	—
23	澳洋健康	9043.06	10.54	0	—
24	江河集团	6739.49	7.69	0	—
25	希玛眼科	25623.63	47.56	1	2
26	光正眼科	8042.44	11.84	0	—
27	康健国际医疗	19690.51	35.25	0	-6
28	新华医疗	4602.65	6.68	-1	—
29	创新医疗	-1487.41	-2.05	-1	—
30	新世纪医疗	12555.20	25.32	0	0
31	宏力医疗管理	8279.40	15.80	0	—
32	弘和仁爱	11776.00	29.58	1	—
33	宜华健康	-3519.43	-6.72	-6	—
34	益佰制药	-4642.49	-10.87	0	0
35	兴齐眼药	17984.57	130.71	0	—
36	方盛制药	2443.05	9.32	0	—
37	ST中珠	147.50	0.54	0	—
38	济民制药	2316.74	10.50	-1	—
39	长江健康	2498.64	14.14	0	—
40	马应龙	4660.71	33.77	0	—
41	苏宁环球	4952.65	38.07	3	—

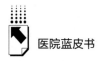
续表

名次	企业名称	医服收入变化额 （万元）	医服收入增长率 （%）	医院数量变化 （家）	诊所或检验中心 数量变化（家）
42	欧普康视	11395.96	180.78	5	—
43	海南海药	1713.82	11.45	0	—
44	康芝药业	-10128.01	-38.30	-2	—
45	莎普爱思	13569.82	499.07	0	—
46	朗玛信息	644.79	4.19	0	—
47	模塑科技	4039.89	36.56	0	—
48	常宝股份	-37375.56	-72.30	-3	—
49	景峰医药	3529.47	56.59	0	—
50	浙江震元	2543.43	42.38	0	—

注：有1家企业2021年无公开医服收入数据。

资料来源：广州艾力彼医院管理中心数据库。

艾力彼数据库研究表明，2022年上市医服企业50强标杆医院中，22家专科医院，占44%；25家综合医院，占50%。对比2021年上市医服企业50强，标杆医院为综合医院的占50%，专科医院占48%，专科医院的比例有所下降。但研究表明，以排名前20的社会办医疗服务集团为研究对象，专科医院集团的发展和扩张前景在资本市场获得了更高的认可。以2020年末估值为例，调研的四家上市专科医院集团的估值比率平均超过24，七家上市综合医院集团的估值比率平均为3。相对于综合医院集团，专科医院集团易打造品牌、易标准化、易同质化。专科医院聚焦范围相对较小，有利于运营方优化资金和医疗资源投入，在专科领域连锁化经营，打造专业品牌形象。未来，建议加强专科医院集团的发展和建设。

2022年上市医服企业50强标杆医院中22家专科医院，涵盖10个专科方向，其中眼科8家、妇儿4家、中医3家。表明社会办医集团专科发展方向目前以眼科和妇儿为主。随着国内人口老龄化程度加剧，康复、护理与养老也是社会办医未来重点发力的专科方向。

结　语

（一）国家支持社会办医健康发展的导向没有改变，鼓励并支持社会力量补医疗服务供给短板，社会办医总体向着集团化、规范化、健康可持续发展方向前进。

（二）2022年社会办医·医院集团规模不断扩大，旗下医院数量继续呈现增长态势，规模化经营愈演愈烈。社会办医医院集团类别中专科涉及领域较广，眼科和妇儿占主导地位。

（三）随着上市集团和外企在中国大陆投资社会办医·医院集团的比重逐步增加，社会办医·医院集团将开拓国际化视野。上市对评价集团整体经济实力、管理能力等具有重要作用，全球化的企业更能凸显社会办医·医院集团的成熟度和综合竞争力。

（四）2022年上市医服企业50强竞争激烈，榜单名次变化较大，企业竞争力不断提升，出现有机增长。现阶段，中国医药卫生体制改革的主旋律正逐步转向医疗质量和效率的提升。社会办医也将迎来从量变到质变、从粗放到精细、从规模扩张到提质增效的时代。

（五）资本市场管理更加严格和规范。2021年国家加强了对上市医服企业的规范化管理和首发企业现场检查，提高了对上市企业信息披露要求和监管力度，督促企业加强内部管理和经营，不断提升综合竞争力和质量。

（六）上市医服企业50强中，综合医院仍占主导地位。但在日益激烈的医疗市场竞争中，"大专科、小综合"的发展模式更能快速提升医院核心竞争力，树立医院品牌。集团化发展和上市是专科医院集团未来两大发展方向。

参考文献

[1] 庄一强、曾益新主编《中国医院竞争力报告（2017）》，社会科学文献出版

社，2017。

［2］庄一强、王兴琳主编《中国医院竞争力报告（2022）》，社会科学文献出版
　　社，2022。

［3］庄一强、王兴琳主编《中国医院评价报告（2020）》，社会科学文献出版社，2020。

［4］庄一强主编《中国医院竞争力报告（2020~2021）》，社会科学文献出版社，2021。

［5］庄一强主编《中国医院竞争力报告（2019~2020）》，社会科学文献出版社，
　　2020。

案 例 篇

Case Reports

B.11

医院静脉血栓栓塞症防治
和管理体系建设

朱思奇　黄诚章　丁小容　宋卫东　易　黎*

摘　要： 构建医院内静脉血栓栓塞症防治和管理体系是有效预防和诊治静脉血栓栓塞症的措施，北京大学深圳医院在该体系建设中成效显著，使防治体系快速落地，管理体系逐步完善。本文介绍北京大学深圳医院建设该体系的步骤和具体流程，重点对建设细节和方法进行解析，认为该体系的建设应由行政管理部门主导，分阶段稳步推进，重视分阶段多层次培训，应用信息化手段保证流程标准化，动态调整质控指标，推进项目高效平稳运行。

关键词： 静脉血栓栓塞症　防治管理　信息化

---

* 朱思奇，北京大学深圳医院医务部干事；黄诚章，北京大学深圳医院信息科工程师；丁小容，北京大学深圳医院护理部主任；宋卫东，北京大学深圳医院呼吸与危重症医学科顾问；易黎，北京大学深圳医院副院长。

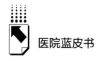

静脉血栓栓塞症（Venous Thromboembolism，VTE）包括深静脉血栓形成（Deep Vein Thrombosis，DVT）和肺血栓栓塞症（Pulmonary thromboembolism，PTE），是继缺血性心脏病和卒中之后最常见的心血管疾病，是导致医院内非预期死亡的重要原因，也是医院内主要可预防性疾病之一。① 国内外研究显示，无论手术还是非手术患者，40%～60%的患者处于 VTE 高风险，而我国合理预防比例不足 10%，PTE 的临床管理与当前的临床实践和国际指南仍存在显著差距。② 值得欣喜的是，近年来我国对 VTE 的重视程度逐步提高，国家卫生健康委员会于 2018 年发布《关于同意开展加强肺栓塞和医院内静脉血栓栓塞症防治能力建设项目》的通知，中华医学会肺栓塞与肺血管病学组同年亦发表了《医院内静脉血栓栓塞症防治与管理建议》和《肺血栓栓塞症诊断与预防指南》，均旨在规范医院内 VTE 的防治和管理。北京大学深圳医院从 2021 年 3 月开始构建医院内 VTE 防治和管理体系，取得了较大进步，尤其在信息化建设中积累了一定经验。

① Heit, J. A., Spencer, F. A., White, R. H. The epidemiology of venous thromboembolism [J]. *J Thromb Thrombolysis*, 2016, 41: 3–14. Doi: 10.1007/s11239-015-1311-6；中国健康促进基金会血栓与血管专项基金专家委员会、中华医学会呼吸病学分会肺栓塞与肺血管病学组、中国医师协会呼吸医师分会肺栓塞与肺血管病工作委员会：《医院内静脉血栓栓塞症防治与管理建议》，《中华医学杂志》2018 年第 18 期。

② Zhai Z., Kan Q., Li W., et al. VTE risk profiles and prophylaxis in medical and surgical inpatients: The identification of Chinese hospitalized patients' risk profile for venous thromboembolism (DissolVE-2) – A Cross-sectional Study [J]. *Chest*, 2019, 155 (1): 114–122. Doi: 10.1016/j.chest.2018.09.020；Cohen A. T., Tapson V. F., Bergmann J. F., et al. Venous thromboembolism risk and prophylaxis in the acute hospital care setting (Endorse study): A multinational cross-sectional study [J]. *Lancet*, 2008, 371 (9610): 387–94. Doi: 10.1016/S0140-6736 (08) 60202-0；Ge J., Li Y., Jin X., Zhou J., Venous thromboembolism risk assessment and thromboprophylaxis among hospitalized acute medical patients in China—the RAMP study [J]. *Thromb Res*, 2010, 126 (4): 270–5. Doi: 10.1016/j.thromres.2010.06.029；Zhang M., Zhang Y. X., Zhang Z., et al. Awareness and management of pulmonary embolism among physicians in China: a nationwide cross-sectional study [J]. *J Thromb Thrombolysis*, 2019, 47 (3): 436–443. Doi: 10.1007/s11239-018-1788-x.

一 步骤与方法

（一）现况调查

北京大学深圳医院在病案管理系统中，使用国际疾病分类（International Classification of Diseases，ICD）编码筛选出 2020 年被诊断为 VTE 的患者数据并进行分析。2020 年全年，医院 VTE 患者总例数 444 例，其中 DVT 336 例，PTE 108 例；手术科室 181 例（41%），非手术科室 263 例（59%）；涉及的科室包括呼吸与危重症医学科、微创介入科、心血管内科、肿瘤内科、康复医学科、心血管外科、手显微外科、神经内科、神经外科、重症医学科等，共计 32 个临床科室；2020 年 1 月~2021 年 3 月在北京大学深圳医院就诊的患者中，有 3 例因 PTE 死亡。

（二）问题分析

在项目之初，医院医务部主导，并联合护理部、质控部、呼吸与危重病医学科、心血管内科、手显微外科、微创介入科、重症医学科、急诊医学科等行政和临床科室，采用 SWOT（Strengths Weakness Opportunity Threats）分析法，对医院自身的竞争优势（Strengths，S）、竞争劣势（Weakness，W）、机会（Opportunity，O）和威胁（Threat，T）进行了归类动态综合分析。结果发现，北京大学深圳医院的优势是 VTE 已引起高风险科室的重视，各诊治专科的专家对此项工作有热情，医院层面有比较丰富的专项体系和信息系统建设经验，质控体系比较完善；劣势也很明显，如缺乏医院层面的管理架构和制度，缺乏规范化的评估和预防流程，不同专科诊治水平参差不齐，缺少规范化的培训，缺少 PTE 处理的应急预案。但目前这一问题有了新的机遇，因为已引起了医院行政体系的重视，医院可以动员全院的力量，并且不断倡导多学科合作团队模式（Multi Disciplinary Team，MDT）。如果这个问

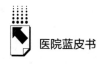

题得不到有效的解决，患者安全无疑会受威胁，也会潜在损害医院的声誉（见图1）。

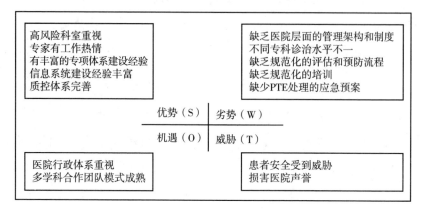

图1 静脉血栓栓塞症 SWOT 分析法

资料来源：北京大学深圳医院。

（三）目标与方案

根据 VTE 防治和管理需求，北京大学深圳医院制定了在全院范围内建立包括评估、预防、诊断、治疗与质控的防控体系，开展 VTE 规范化评估、预防及诊治工作的总体目标。

（四）计划与分工

按照管理、专业和数据等3个层面进行了人员分工，并细化到培训、考核、督导、会议、会诊等各个环节；拟定了项目推进计划，制作甘特图，并细化到每周需要完成的具体项目。

（五）建章立制

1. 设立管理团队和业务团队：管理团队由业务主管院长负责，医务部牵头，由医务、护理、质控、信息、临床等相关部门共同参与；专业团队由呼吸与危重症医学科、心血管内科、心血管外科、手显微外科、微创介入科、血液内科等 VTE 诊治相关专科专家组成。

2. 制订管理制度：医院制订了 VTE 防治管理手册和医护工作手册，建立了危重症 VTE 处理的应急预案，完善了 VTE 评估和诊治的会诊和转诊机制，制订了 VTE 防治的奖惩方案，明确了 VTE 防治高风险和低风险科室并进行分层管理。

（六）开展培训

由医务部、护理部牵头进行 VTE 防治专题培训，包括管理人员培训、快速反应团队成员培训、联络员培训、护理人员培训、高风险科室和低风险科室入科培训、软件系统上线培训以及基层医院培训。

（七）信息化建设

医院根据预防、诊断、治疗和质控的不同需求和管理目标进行 VTE 信息系统建设，使 VTE 相关评估量表（VTE 风险评估、出血风险评估和预防措施量表）信息化，相关评估数据可分析和统计，并可以进行动态监测和评估，提高医院内 VTE 防治管理水平。

1. 评估和预防流程信息化：医院经过多次讨论，对医护的分工做了明确规定。由护士先对入院患者进行 VTE 风险评估，再由医生复核；对 VTE 风险中高危患者由医生先进行出血风险评估，然后开具医嘱实施规范化的预防措施；并且，医院通过信息系统强制、提醒等方式，保证了医护人员评估和预防措施的及时落实。

2. 诊治流程信息化：医院成立了 VTE 快速反应团队，结合自主研发的电子会诊系统，帮助临床科室实现规范化诊疗，同时也保证 VTE 快速反应团队专家会诊的质量。

3. 质控指标信息化：医院选取体现评估及时性的相关指标进行实时抓取，每日分析，并及时对相关科室进行督导，保证评估的及时性；选择评估类、诊断类、治疗类、结局类、效益类等全方位的指标，对终末病例进行质控，保证规范化的诊治。

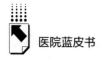
4. 信息系统分阶段上线：信息系统上线之前，入科进行 VTE 相关知识培训，保证全员知晓率；采用逐日分科室上线的方式，快速推进系统落地，并及时发现系统存在的问题，加以整改，最大限度地降低信息系统上线的阻力；信息系统上线之后，根据管理需求，分阶段逐步调整质控指标，在保证临床医护人员配合度的情况下，满足管理需求。

（八）常态化运行与持续改进

医院采用宏观和微观、实时与事后反馈相结合的方式进行质控，稳步推进 VTE 防治工作并持续改进。如护理 VTE 值班专家每日检查高、低风险科室各 1 个，抽查中、高危病例各 2 份，管控 VTE 风险评估的准确性；MDT 团队每 2 周进行 VTE 病例的 MDT 讨论，加强 VTE 相关知识的学习；VTE 管理办公室每月召开月度质控和典型病例分析会，对全院的评估、预防措施落实情况进行通报，对典型病例进行质控分析；护理部每季度进行 VTE 护理质量评价及分析等。

二　结果

（一）防治体系快速落地

北京大学深圳医院 VTE 信息系统 2021 年 3 月 8 日开始设计，4 月 16 日试行，4 月 27 日在全院所有病房落地；实时数据显示在院患者 VTE 风险评估率从 4 月 15 日到 4 月 27 日迅速从 0 上升到 90.54%，并于 5 月 7 日达到 99.23%。

（二）管理体系逐步完善

北京大学深圳医院建立了管理架构，制订了管理制度和流程，逐步完善了质控指标。如从预防、诊断、治疗、结局和效率 5 个维度，对终末病例的 VTE 质控指标进行设计和分析；从数量、目的、质量 3 个维度，对各科室会诊需求和 VTE 快速反应团队的会诊质量进行评价。

三 结论

静脉血栓栓塞症防治和管理体系的建设是系统工程，应由行政管理部门主导，分阶段稳步推进，制订整体建设目标、方案和计划，落实责任人，重视多层次分阶段培训，应用信息化手段保证流程标准化，动态调整质控指标，推进项目高效平稳运行。

参考文献

［1］ Heit, J. A., Spencer, F. A., White, R. H. The epidemiology of venous thromboembolism ［J］. *J Thromb Thrombolysis*, 2016, 41: 3 - 14. Doi: 10. 1007/s11239 - 015 - 1311-6.

［2］ 中国健康促进基金会血栓与血管专项基金专家委员会、中华医学会呼吸病学分会肺栓塞与肺血管病学组、中国医师协会呼吸医师分会肺栓塞与肺血管病工作委员会：《医院内静脉血栓栓塞症防治与管理建议》，《中华医学杂志》2018 年第 18 期。

［3］ Zhai Z., Kan Q., Li W., et al. VTE risk profiles and prophylaxis in medical and surgical inpatients: The identification of Chinese hospitalized patients' risk profile for venous thromboembolism (DissolVE - 2) - A Cross-sectional Study ［J］. *Chest*, 2019, 155 (1): 114-122. Doi: 10. 1016/j. chest. 2018. 09. 020.

［4］ Cohen A. T., Tapson V. F., Bergmann J. F., et al. Venous thromboembolism risk and prophylaxis in the acute hospital care setting (Endorse study): A multinational cross-sectional study ［J］. *Lancet*, 2008, 371 (9610): 387-94. Doi: 10. 1016/S0140-6736 (08) 60202-0.

［5］ Ge J., Li Y., Jin X., Zhou J.. Venous thromboembolism risk assessment and thrombo-prophylaxis among hospitalized acute medical patients in China—the RAMP study ［J］. *Thromb Res*, 2010, 126 (4): 270-5. Doi: 10. 1016/j. thromres. 2010. 06. 029.

［6］ Zhang M., Zhang Y. X., Zhang Z., et al. Awareness and management of pulmonary embolism among physicians in China: a nationwide cross-sectional study ［J］. *J Thromb Thrombolysis*, 2019, 47 (3): 436-443. Doi: 10. 1007/s11239-018-1788-x.

B.12
深化系统研发与应用，
不断提升管理效果

吴雪影　汤祁海　杨雷　王玉龙　龙建军　陈潇君　杨杰　汤亚芳　沈安娜*

摘　要： 随着智慧医院建设的深入，各类软件层出不穷，医院在业务流程
优化、专科系统建设、医疗质量管理等方面的信息化建设与应用
也在逐步深化。信息系统的良好应用能全面促进临床提升工作效
率，加强医疗质量与安全质量管理。本文提供的三个案例从急诊
业务流程优化、康复数字化专科建设、智能化医院不良事件
MDT安全管理等角度对信息系统应用进行了介绍，它们都提升
了医疗管理的效果。

关键词： 急诊绿色通道　康复治疗管理　不良事件管理

一　"先抢救、后结算"——基于信息化的
急诊绿色通道再优化

为落实国家及辽宁省卫健委的要求，为急危重症患者开通绿色通道，大
连医科大学附属第二医院作为大连市试点单位，率先在全市推行"先抢救、

---

* 吴雪影，大连医科大学附属第二医院急诊中心护士长；汤祁海，大连医科大学附属第二医院
信息中心副主任；杨雷，深圳市第二人民医院副院长；王玉龙，深圳市第二人民医院康复医
学科主任；龙建军，深圳市第二人民医院康复医学科治疗部主任；陈潇君，江苏大学附属医
院信息处处长、江苏大学管理学院硕士生导师；杨杰、汤亚芳、沈安娜，江苏大学附属医院
信息处工程师。

后结算"模式，确保进入绿色通道患者抢救时间"零延误"，最大限度地提高抢救成功率，降低死亡率和伤残率，提高急救服务质量和效率。

本文全面分析该院急诊绿色通道在制度流程、信息化管理、催缴费用等方面存在的短板，通过绘制鱼骨图分析找出根本原因（见图1）。

医院以 PDCA 循环为质量改进工具，全面推行"先抢救、后结算"绿色模式，成立了院领导牵头的质量改进小组，制定"先抢救、后结算"绿色通道流程，开展"先抢救、后结算"专项培训及演练，实现资源有效整合、信息管理一体化，依托 HIS 系统，建立绿色通道记账、可视化质量控制、多元化缴费、防止漏费预警、信息备注五个功能，简化医保转住院费用统筹流程。调整急诊布局，让绿色通道更加畅通。

"先抢救、后结算"不单是先后顺序、运行模式的转变，更主要的是能够分秒必争、以最快的速度救治急危重症患者，同时也是"敬佑生命、救死扶伤、甘于奉献、大爱无疆"崇高精神的具体体现，推行期间取得了显著的应用效果。

（一）绿色通道改善水平明显提升。推行"先抢救，后结算"以来，及时救治 5173 名急危重症患者，占抢救总人数的 22.3%，累计发生欠费人数 57 人，占比不足 2%，欠费人员数量及金额并未因为大量开放绿色通道而明显增加。

（二）绿色通道救治效率有效提升。推行"先抢救，后结算"以来，该院急性心梗急诊 PCI 术 D-to-B 时间控制在 90 分钟以内、缺血性脑卒中急诊溶栓 DNT 时间控制在 40 分钟以内，减少患者在抢救室滞留时间，提高救治效率。

（三）患者就诊体验及获得感有效提升。推行"先抢救、后结算"以来，只要急危重症患者进入绿色通道，无论有无家属都是在抢救结束、病情稳定后再行缴费，这为抢救生命赢得了时间，因收费问题而耽误患者急救所导致的投诉或纠纷"零"发生，急诊急救满意度、就医感受显著提升。

"先抢救、后结算"是医疗改革中的有益尝试，自该院试运行以来，取得明显成果成效，并在大连市得到全面推广。下一步，医院将认真思考并致

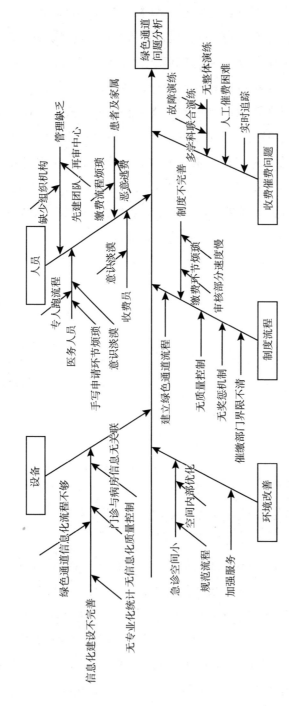

图 1 大连医科大学附属第二医院绿色通道问题分析

资料来源：大连医科大学附属第二医院。

力于解决其间暴露的问题，继续优化绿道流程，使"先抢救、后结算"模式走得更深更远，更加深入民心。

二 康复数字化智慧医疗管理系统

国内康复医疗机构的信息化程度相对落后，深圳市第二人民医院康复医学科原采用纸质沟通方式，即医生开具治疗处方后，需要人工传送到康复治疗部，康复治疗部再口头通知相应的人安排治疗，治疗结束后，治疗师手工记录治疗次数。整个治疗过程医生无法跟踪治疗的情况，治疗部无法有效安排治疗师的工作，科室主任无法实时掌握科室人、财、物的情况。管理存在诸多问题，如治疗工作安排困难，医、治、护沟通不畅，很多工作停留于纸质交互层面，过程难跟踪。患者院后随访困难，确认书存在代签风险，工作效率低，工作量统计困难。

2017 年 11 月份，深圳市第二人民医院开发了"智能康复管理系统"，主要包含康复管理子系统、治疗确认子系统两大部分，通过信息化实现治疗医嘱标准化、治疗评估标准化等工作。经过 4 年多的持续改进优化，大幅度提升了康复医学科工作效率，实现康复治疗从诊断、评定、确认到风险预警的服务闭环，提升了患者的满意度，减少了医患矛盾。系统应用给科室管理水平带来很大的提升。

（一）用信息化管控门诊住院比例、经营分析（出入院统计分析）：通过分析门诊医生每日坐诊安排和门诊量以及预约住院的人员比例，得出医生单日门诊住院比例。

（二）康复治疗智能化安排，减少医患矛盾：系统应用改善了住院宣教需要反复口头传达、患者无法提前了解康复治疗安排、康复项目，费用和满意度无法及时确认问题。

（三）用信息化管控医院患者病种类型比例：通过对住院患者病种分类占比进行分析，合理评价医疗工作绩效和病种费用，加强对各类医院医疗质量和病种医疗费用的指导、管理与控制。

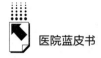

（四）用信息化管控科室医生、治疗师工作量：借助系统管理资料信息，帮助管理者对科室卫生资源进行科学的宏观管理和评估；对收入数据进行对比分析。

（五）用信息化管控科室医生医保控费情况与医嘱药占比：通过对住院医师开具医嘱医保费用超支对比明细数据及药占比明细进行分析，结合患者治疗情况，评估医师水平。

（六）康复系统与 CDSS 深度融合，整合患者全流程诊疗数据，减少安全隐患，降低患者治疗风险。

（七）不断优化升级，实现康复医学科全流程信息化智能管理、数字疗法。

（八）出院后跟踪：通过患者端 App，医院可以为患者提供离院的康复服务，包括社区和居家康复服务，还可以对出院患者进行满意度调查，提升服务质量。

（九）智能语音：录入的文字可以自动识别，输出的文字可直接复制到工作系统；在手机端录入会实时同步到电脑端。同时患者带过来的院外资料，可以通过拍照上传到该患者模块上，图片文字可识别。

三 智能化医院不良事件 MDT 管理系统研发及应用

医院不良事件，原由各个部门独自管理，但要提升医疗质量安全隐患的识别与报告能力，需要打通各科室之间的壁垒，提升不良事件事前监测、事中处理、事后追溯的管理能力。为此，江苏大学附属医院自主研发了智能化医院不良事件 MDT 管理系统。

通过该系统，江苏大学附属医院定期对已发生的不良事件进行梳理和分析，总结规律，针对性预防和改进事件高发情况，从源头上降低了不良事件发生率；自动检测不良事件，减少了错报、漏报现象；跨平台连接医院各类信息系统，读取不良事件相关数据，进一步简化报告程序、缩短报告表填写时间；科学运用分级分类分析法，对报告事件进行及时反馈并积极改进；提供报表分析功能，对统计数值进行深度分析，提供支持数据给相关工作人员，以改进工作。信息化助力医院创新推进了不良事件全过程管理。具体特色内容如下。

（一）MDT 管理效果：医院医务处、护理部、药材科、输血科、器械科、总务处等 MDT 相关负责人员讨论医院不良事件案例，并提出了相关措施。

（二）事前管理成效：使用全面触发工具可以提醒医护人员上报不良事件，减少瞒报、漏报的情况，通过对比使用全面触发工具和未使用工具的情况，可以发现，使用全面触发工具减少了漏报件数。

（三）事中管理成效：采用自动填写表单机制，自动填写率达 86%，减少了申报人员的填写工作量和时间。

（四）事后管理成效：采用全自动报表生成机制，软件系统可以自动生成统计资料和配图，直接导出 Word 文档，生成每个月的报表文件，减少管理人员的统计工作量。统计工作由原来 5 天压缩为 1 个小时就可以完成，大大提高了工作效率。

（五）品管圈成效：医院采用改进的多图形化品管圈模式，建立了不良事件整体品管圈并提供给不良事件中心，用于统计管理不良事件的全过程。

（六）科技成果：医院自主研发的 MDT 管理系统已获国家发明专利 8 件，获软件著作权 3 件，相关人员发表论文近 20 篇，其中 SCI 检索 2 篇、国家级期刊 1 篇、北大核心期刊 4 篇。

B.13
以中医知识库为基础的
中医智能辅助决策系统

肖臻 董亮*

摘　要： 知识库是人工智能和数据库的有机结合，是专家系统、决策支持系统等一系列人工智能系统的关键与核心。建设中医智能辅助决策系统的主要目的在于服务临床诊疗实践、挖掘传承中医药经验和满足中医人才培养需求。本文就中医知识库、智能辅助决策系统的建设与临床应用进行探索。研究结果显示使用智能辅助决策系统完成的电子病历总体得分高于未使用智能辅助决策系统所完成的电子病历，表明智能辅助决策系统在改进龙华医院电子病历质量方面产生了明显效果。通过建立应用智能辅助决策系统，将中医知识库系统应用于临床实践，能够有效提升医院就诊效率和电子病历质量，同时能够获取更高满意度的患者评价。

关键词： 中医　知识库　智能辅助决策

　　知识库是人工智能和数据库两项计算机技术的有机结合，具有人工智能的知识演绎推理能力，是专家系统、决策支持系统等一系列人工智能系统的关键与核心。龙华医院基于中医知识库完成中医智能辅助决策系统研发，借助人工智能与大数据技术，实现名医医案数据高效采集和中医隐性知识挖

---

* 肖臻，上海中医药大学附属龙华医院院长；董亮，上海中医药大学附属龙华医院院长办公室主任。

掘，让系统形成名医思维，支持临床诊断，改善门诊与住院流程，帮助提高医院整体诊疗和服务水平。

中医知识库发展至今，目前应用的知识库主要基于古籍文献、期刊文献、临床诊疗指南等成果，现代信息技术在中医知识库领域的应用仍处于较低水平，缺乏完善的编辑流程和质量评价体系，常不能满足临床、科研的个性化需求，直接运用到临床中的成果并不多见。我们结合自身业务发展积累，详细分析了中医知识库在医院的应用场景和需求：一是中医知识库的核心价值是适用于临床场景，可与临床工作流程相结合，针对患者个体化信息提供诊断治疗建议或预警信息的知识库成为最大需求；二是知识库具有发现隐性知识的功能，这与发掘名老中医经验、总结个性化治疗规律等中医发展需求十分契合；三是智能临床辅助决策系统不仅能提高临床医生尤其是年轻医生、基层医生的能力，让普通医生开出大师级的处方，而且能使临床医生实现在真实临床环境下，依据病人所患疾病、症状、体征，适时、准确、全面地提供针对性的中医共性化知识和个性化经验。基于此，我们构建了"以中医知识库为基础的中医智能辅助决策系统"，主要目的在于服务临床诊疗实践、挖掘传承中医药经验和满足中医人才培养需求。

龙华医院中医智能辅助决策系统的特点是知识框架体系化、临床辅助专业化、系统操作一体化、中医科研数据化，与院内的门诊及住院医生工作站无缝衔接，以内嵌的方式融入系统为医生提供临床辅助，应用于临床诊疗的各个环节，为医生提供临床辅助支持。

（一）知病辅助支持

在确定患者患有某种疾病的情况下，系统会根据患者情况构建每个疾病的标准症状/体征术语库。医生根据患者的疾病和症状/体征点选每个疾病推荐的症状/体征或者自由输入患者信息（系统的非结构化推荐引擎会根据中医 NLP 技术自动识别、关联和推荐该病的标准症状/体征术语库），系统会智能推荐出相应的教材、指南、文献等共性知识和医院积累的名医个性化经

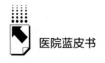

验，并且每条知识和经验都有相应的排序，供医生参考，医生可在此基础上根据实际情况进行相应的加减。

（二）知症辅助支持

对于尚未确定患者疾病的情况，系统可根据患者症状/体征情况，依据知识库内容提供临床辅助支持。医生自由输入患者的主诉和现病史等信息，系统首先会通过中医 NLP 技术自动匹配标准症状/体征术语库，然后根据症状/体征的知识图谱推荐相应的细化症状、关联症状和补充症状，医生在引导下全面采集患者信息后，系统会智能辨病（中医病证和西医疾病）和辨证，并推荐出疑似疾病的诊断要点和中医证型下的诊疗方案，医生根据系统支持进行诊断。

（三）治未病辅助支持

系统对经过全面检查也未能确定患者疾病（一般为亚健康或疑难杂症）情况提供临床辅助支持。系统分别针对男子、女子、儿童三种人体构建三维模型，根据病人信息中的性别和年龄自动进行判别并显示合适的人体模型。医生根据患者症状/体征在人体模型上点击相应的症状（哪里不舒服点击哪里），系统会自动推荐明细症状供医生进一步点选。医生在全面采集患者信息后，系统会推荐出相应的中药方和药膳、穴位、茶饮等养生保健方案。目前系统在平和质、气虚质、阳虚质、阴虚质、痰湿质、湿热质、瘀血质、气郁质、特禀质等九种基本体质的基础上进行进一步细分，涵盖 140 多种证型。

（四）中医知识库

为帮助医生进行统一的知识管理，对院内积累的相关中医知识进行统一整理和处理，系统为医生提供了有关名医医案、方剂、古籍、中药、中成药、穴位、病证、针灸处方、现代文献、视频等内容，方便院内医生查阅和学习。

目前，中医智能辅助决策系统已在院内获得部分医生的使用。从就诊效率来看，门诊医生站的使用数据显示，借助智能辅助决策系统开展诊疗活动的单次诊疗平均时间为 6 分 10 秒，较未使用智能辅助决策系统的就诊时间平均要少 12%，诊疗效率显著提高。

智能辅助决策系统是龙华医院推动实现电子病历规范化的关键一环。我们通过对比使用智能辅助决策系统和未使用智能辅助决策系统医生的电子病历记录，分析智能辅助决策系统在住院场景下对电子病历质量改进的效果。对比过程中分别在同一套病历模版下，从使用和未使用智能辅助决策系统产生的电子病历中随机抽取 800 份作为基础数据。其中，未使用智能辅助决策系统的电子病历采用传统的书写模式进行记录。使用智能辅助决策系统的电子病历采用结构化模块，通过自然语言识别技术自动生成系统中标准化的中医症状描述，并进行结构化处理形成电子病历记录。依据《病历书写基本规范》和龙华医院电子病历要求对所有电子病历进行评分，优秀总分 ≥95 分，良好总分 90~94 分，一般总分 <90 分。数据对比结果显示使用智能辅助决策系统完成的电子病历总体得分高于未使用智能辅助决策系统所完成的电子病历，表明智能辅助决策系统在改进龙华医院电子病历质量方面具有明显效果。

智能辅助决策系统将中医知识库系统应用于临床实践，能够有效提升医院就诊效率和电子病历质量，同时能够获取更高满意度的患者评价，临床运用的价值较高，值得在临床应用中推广。

B.14
构建同质化质管平台，
提升医共体服务能力

张　华　姜雪峰　许强　陈志高　顾慧敏*

摘　要： 为实现医共体医疗服务整体的共同发展，以提升医共体内部质量安全和基层医疗机构服务能力为目标，真正利用龙头医院的综合运管能力，用"造血"方式切实提升基层医疗机构服务能力，也为今后实施医共体医保统一支付改革、优化分级诊疗打好坚实基础，本文围绕国家对医共体建设"责任共同体、管理共同体、服务共同体、利益共同体"的要求，阐述江阴市人民医院依据基层医院特点和需求，进行个性化、目标化推进，依据 RCA、PDCA、OKR 等质量管理工具，构建同质化质管平台的实践。

关键词： 医共体　基层医疗服务　同质化

随着社会的发展，医共体承担着更大的责任和愿景，医共体建设也在不断深入发展。我们认为在医共体建设过程中，在完善医共体基础建设的同时，更应注重提升医共体内部质量安全和同质化管理，这将是今后医共体建设的重要任务和使命。尽管目前提升医共体医疗质量和医疗服务能力的措施众多，但多为"输血"方式，而真正利用龙头医院的综合运管能力，用"造血"方式提升基层医疗机构能力的措施不多，但这恰恰是医共体建设"固本培元"必须经历的过程。

---

* 张华，江阴市人民医院党委书记；姜雪峰，江阴市人民医院副院长；许强，江阴市人民医院信息科科长；陈志高，江阴市人民医院院长办公室主任；顾慧敏，江阴市人民医院信息科工程师。

一 医共体的发展现状

（一）问题分析

我们在医共体建设的具体管理工作中发现，目前医共体建设主要体现在形式的合作，在管理上存在质控缺位、技术断层，缺乏同质化管理、同步化发展的理念和手段，导致基层医院存在"接不住"（技术薄弱接不住上级医院转诊病人）、"留不下"（基础质量差，常见病、多发病诊疗不规范，留不住当地常见病、多发病患者）现象，仅仅表现为龙头医院的"输血"功能，没有帮助基层医院形成自身"造血"能力，未能体现强基层、提能力、优服务，这样的模式并不符合医共体建设的初衷。

（二）RCA 鱼骨图根因分析

基层群众对医疗服务需求的主要表现为对医疗服务的及时性、准确性、专业性、连贯性的需求。而基层医疗机构所能提供的服务在准确性、专业性及连贯性上确实存在现实短板，有供给不足的现状，这就导致供给与需求的脱节，群众对医疗服务的需求依然得不到有效满足。

通过鱼骨图根因分析，我们不难发现，基层医院医疗质量与服务能力的不足是导致医疗服务供给需求不平衡的主要原因，尤其是质量管理结构中的基础质量和过程质量环节比较薄弱（见图1）。

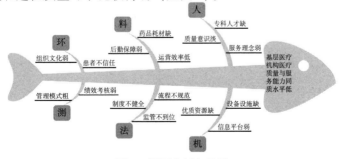

图1　根因分析鱼骨图

资料来源：江阴市人民医院。

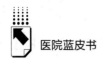

二　医共体质管平台改进过程

（一）运行机制重构

针对现状，我们利用医院前期医共体建设构建的信息平台，由信息科牵头，会同医务科、护理部、院感科、影像科、临床科室等部门，围绕务实提升基层医疗机构医疗质量和医疗服务能力建立职能科室与临床科室的双重 MDT 模式。充分利用信息化技术努力实现同质化质量控制和服务提升，切实做好医共体建设的内涵提升，将供给与需求匹配，满足百姓对健康服务的需求（见图2）。

（二）OKR 目标与结果导向

1. 综合目标

本着"务实、协同、发展"的理念，围绕基层医院医疗质量、技术能力的现状和愿望，针对基层群众需求，进行基线调研。提高医疗集团基层医疗机构医疗质量和服务能力，提升基层医疗机构质控管理同质化水平。

2. 关键质效指标

多部门结合根因分析和基层医疗机构实际确定了三大任务进行同质化管理和服务的提升，分别是医疗基础质量的病案首页合格率、病历书写甲级合格率；医疗服务能力的影像学检查、病理学检查、胃肠镜图文同质化、三四级手术比例、诊疗连贯性的转诊便捷率，依据 PDCA 持续改进方案，并制定量化指标，使得持续改进的目标明、任务清、责任实，采用"OKR"（目标关键结果管理，使得改进可感知）进行具体实施，并对过程进行科学设计，在医共体内选定两家医院先行先试，探索经验逐步推广。

（三）项目化管理

主要操作思路：信息构平台，质控来监管，技术有提升，信息联通点到点，质控管理点对点，服务提升面到面。

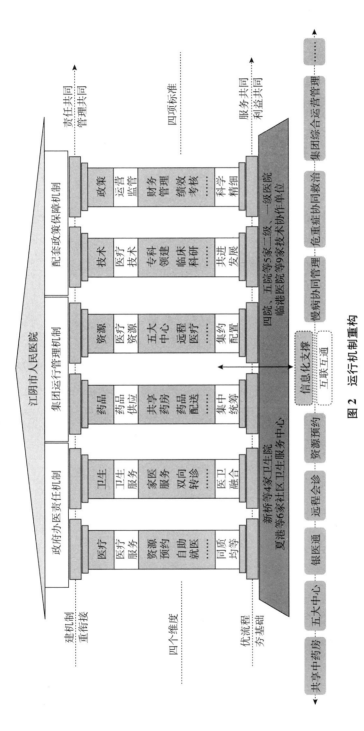

图 2　运行机制重构

资料来源：江阴市人民医院。

网络构建一体化：信息网络同质化，系统应用集成化。（依据互联互通技术，改进医共体内部网络布置，利用系统平台，构建实时共享。）

质量管控同质化：疾病编码统一化，质控培训同质化。（基础标准统一，质控监管统一，培训教育统一，实现方式多样。）

技术支持具体化：网络支持同步化，技术提升双向化。（统一内部平台建设，实现医学影像、病理图像实时传输，医共体成员同时阅片，实现技术能力的提升。）

服务提升全面化：技术团队整体化，人员管理一体化。（提升基层人员技术能力，实现基层能力提升，尤其是常见病、多发病的规范化诊疗行为同步化。）

群众利益最大化：转诊流程最优化，群众利益最大化。

三 项目效果

该项目实施以来，基层医疗机构的医疗基础质量、医疗服务能力稳步提升，群众需求逐步得到满足，一、二级医院质量技术指标持续优化，与龙头医院双向转诊达 3000 余人次，三、四级手术量增长 21%，建成三个市级重点专科，初步实现医共体医疗服务整体的共同发展（见图 3）。

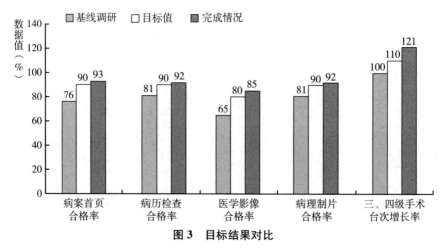

图 3 目标结果对比

资料来源：江阴市人民医院。

　　该项目也受到江苏省卫生健康委的肯定，并且在该院举行的省内外经验交流会上推广了经验，受到同行的好评，具有现实意义，切实提升了基层医疗机构服务能力，也为今后实施医共体医保统一支付改革，优化分级诊疗打好坚实基础。

B.15
构建扩展、融合、标准的
医疗数据智能平台

王 柠 陈李莹 焦 蕴 耿立凯 万燕平*

摘 要: 经过多年的信息化建设，医院积累了大量的医疗数据，这些数据分布于不同的系统，如何充分利用信息平台实现系统间信息互联互通，对医疗数据进行治理应用，充分发挥数据资产的价值，全面支撑医院的医、教、研各项业务的发展需求，是一个值得深究的问题。本文通过两个案例介绍医院如何打造一个高扩展、超融合、标准化的医疗数据智能平台。

关键词: 医疗数据平台 数据治理 互联互通

一 医疗数据智能平台

近些年来，福建医科大学附属第一医院在提升临床诊疗能力的同时，也借助先进的信息技术，着力打造智慧型医院。在智慧医疗方面，开展智能辅助诊疗应用，搭建了医疗数据智能平台，利用大数据技术对数据进行治理，部署大数据应用服务和管理服务，进行创新探索，全面提高了医院医、教、研、管、患各方面的服务能力。医疗数据智能平台给医疗机构带来的价值取决于医疗数据质量，该平台通过对医院积累的大量临床数据进行数据治理，

---

* 王柠，福建医科大学附属第一医院副院长；陈李莹，福建医科大学附属第一医院信息中心科员；焦蕴，东南大学附属中大医院网络信息中心主任；耿立凯、万燕平，东南大学附属中大医院网络信息中心科员。

完成数据的清洗、归一化、结构化和建模等数据治理流程，建立更完整的患者数据闭环。截至 2021 年 8 月，平台存储数据总量达 24 亿多条，通过对接各个生产库用 OGG 的方式日均增量存储 135 万条。该平台在科研平台和智能病案方面均取得较大进展。

（一）科研平台方面

该平台集成了医院建设信息系统以来的 542138 名患者、34381503 份病历，可检索字段 9992 个，日活跃度在 250 人次左右，已建设四个专病专科数据库：

· 专病数据库-肝肿瘤：数据库内纳入 16000 余名患者，总项目数 90 个；

· 专科数据库-神经外科：数据库内纳入 36000 余名患者，总项目数 5 个；

· 专科数据库-心内科：数据库内纳入 62000 余名患者，总项目数 43 个；

· 专科数据库-神经内科：数据库内纳入 39000 余名患者，总项目数 48 个。

同时，科研平台提供了各种科研服务功能：①数据概览，根据授权了解院内、科室临床数据全貌、患者特征、优势疾病、热门科室等概览信息；②疾病知识图谱，支持 2 万种疾病的知识图谱模型分析，关联 6 大业务域，从真实世界中的疾病关联中挖掘科研灵感；③画像分析，根据授权利用平台诊疗行为数据，围绕主要诊疗行为，生成医生画像；④一键创建项目，并实现回顾性研究的全程在线管理，极大提升医生研究工作的效率，数据采集效率达到传统模式的数倍。

（二）智能病案方面

（1）病案全流程闭环质控：将质控范围从病案首页的质控拓宽为包含病案首页、入出院记录、病程记录、手术记录、检查检验报告、病理报告、会诊记录等在内的医疗文书的质控。

（2）创新多维度的质控规则：包含首页质控规则、医学逻辑质控规则、诊断依据寻证及编码质控规则。

（3）创新多维技术融合应用：基于自然语言处理、结构化以及归一技

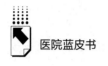

术进行病案首页项目间以及病案首页与患者全医疗数据交叉校验质控。

（4）人性化的一体化管理：契合病历的流转环节，涵盖了病历运行环节和提交到病案室终末环节的质控管理。提供 DRGs 入组推荐，减少高码低编、低码高编等行为，促进医保资金合理使用。

（5）有效提升管理效率：提供面向编码员使用，基于机器模型的自动编码应用，大大提高编码人员的编码效率；提供首页质控及辅助编码的系统集成应用，将质控提前到环节质控，减少了终末质控人员的工作量。

二　高扩展、超融合、标准化的院内
影像平台建设与应用

由于东南大学附属中大医院各科室 PACS 系统数据结构不统一，独立运行交互体验差，跨科调阅影像数据困难，跨科室的协作办公很难实现。基于这些现状，东南大学附属中大医院与信息化厂商共同打造院内影像平台，联通异构影像系统，保障数据高效打通与共享。实现以患者为中心的统一诊断和临床影像访问服务以及科室运行统一监管等应用。平台建设的影像一体化视图辅助临床医生精准决策，提高了系统间及系统外数据共享能力。

通过建设院内影像平台，联通异构 PACS 系统，将各影像子系统中的数据以患者为中心进行整合，为医生提供以患者为中心的影像检查时间轴展示，影像科室通过平台共享调阅患者在其他科室的检查与报告，达成数据互通，更好地辅助医生诊断，提高临床决策力，促进精准医疗，优质提升医院临床质量管理效果。该平台自建设使用以来，取得了良好的效果。

（一）临床决策管理对比

平台以患者为中心，提供临床调阅全科影像检查一体化视图，为临床、影像科医生提供便捷一体化的调阅影像检查的服务，提高了临床诊断决策效率（见图1）。

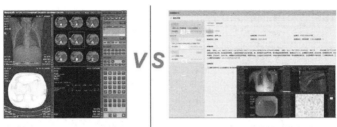

各影像系统独立运行，全影像数据调阅难
难以获取患者历次影像结果，降低临床决策效率

医院患者影像数据调阅与报告信息共享查询
以时间轴方式展示患者历次检查记录和影像信息

图1　临床决策的系统整合效果对比

资料来源：东南大学附属中大医院。

（二）科室监控管理对比

院内影像平台应用后，医院科室主任可实时了解院内全影像运行日常数据，并能够做到实时监管以便及时采取纠偏措施，有效防范医疗安全风险（见图2）。

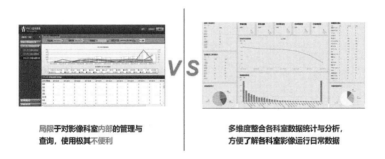

局限于对影像科室内部的管理与
查询，使用极其不便利

多维度整合各科室数据统计与分析，
方便了解各科室影像运行日常数据

图2　科室监控管理分析效果对比

资料来源：东南大学附属中大医院。

（三）医生办公模式管理对比

平台为医生提供灵活移动阅片服务，医生随时随地通过手机调阅影像，发起移动端协同会诊，实现影像同步操作浏览，辅助医生灵活办公（见图3）。

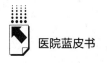

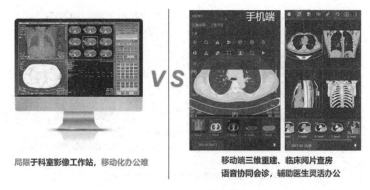

局限于科室影像工作站，移动化办公难

移动端三维重建、临床阅片查房
语音协同会诊，辅助医生灵活办公

图3　医生办公模式管理对比

资料来源：东南大学附属中大医院。

（四）影像质控管理对比

实现放射质控一体化管理，可随机抽查申请单、影像和报告进行评分。通过质控分析，反馈提出整改意见，进一步提高医院影像诊断质量。

图4　影像质控指标分析情况

资料来源：东南大学附属中大医院。

（五）智能AI诊断管理对比

本次院内影像平台建设，东南大学附属中大医院的合作伙伴通过标准接口，对接国内多家AI厂商进行深度学习和智能诊断识别，AI结果与平台中心的阅片系统相结合，展现给东南大学附属中大医院医生，便于其进行辅助诊断，提高诊断工作效率（见图5）。

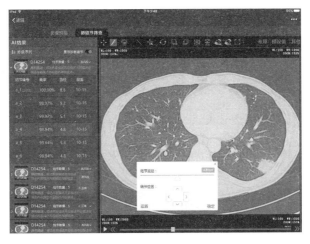

图 5 智能 AI 诊断工作界面

资料来源：东南大学附属中大医院。

B.16

"互联网+医疗"建设探索与应用实践

李 兵 李星霖 黄进宇 陈 斌 辜晓惠*

摘 要: 近年来,随着技术的不断发展,在国家政策的引导下,不少医院积极进行探索"互联网+医疗",以满足人民群众日益增长的健康服务需求,促进分级诊疗发展。本文选择三家医院的案例,论述了探索与应用实践"互联网+医疗"模式在医院全面建设中的具体体现,共同探索互联网医院服务模式给医院和患者带来的变化。柳州市工人医院依托互联网医院进行了探索与实践,以信息化为依托、"互联网+"为手段,建设互联网医院。杭州市第一人民医院积极推进"互联网+医疗"建设,提升医疗卫生服务均等化、普惠化、便捷化水平,让便捷就医触手可及。四川省人民医院互联网医院以"为患者提供覆盖院前、院中、院后的分类分级持续性健康管理"为目标,探索构建符合四川省人民医院特色的互联网医院全病程管理系统和运营模式,实现了跨区域、跨团队(医生、护士、营养师、康复师、管理人员)管理,使慢病管理逐步深化。

关键词: "互联网+" 互联网医院 分级诊疗

---

* 李兵,柳州市工人医院党委书记;李星霖,柳州市工人医院信息科主任;黄进宇,杭州市第一人民医院党委书记;陈斌,杭州市第一人民医院互联网医院办公室主任;辜晓惠,四川省医学科学院·四川省人民医院互联网医院管理办公室主任。

一 四川省人民医院"互联网+全人、全程、全周期"的慢病管理

传统的医疗服务主要局限于住院期间，出院后的康复问题和慢病管理问题日益凸显，片段式、分散式的医疗模式已经不能满足人民群众的医疗需求。因此，探索以患者为中心的全程健康管理体系，建立新型患者服务模式，是国家政策要求，是群众健康需求所在，也是医院发展的需要，已经成为各级医院改革和创新的迫切之需。

全人、全程、全周期慢病管理是一个以患者为中心的健康管理模式，从病人入院前的院前准备至在院的医疗照护、出院后的持续追踪，建立一套系统的评估、照护、个案自我照顾能力提升的方案，透过规范制定、流程建立、信息介入使得病人的照护过程得以连续并且健康信息得到数据化收集，为患者提供连续性整合照护的全程闭环管理模式。

基于互联网的全人、全程、全周期慢病管理平台是一个跨区域、跨团队，多方共享，联通院内外，多途径收集数据的健康服务平台，实现医患数据信息共享，强化资源的综合利用。

一是对医院：通过慢病（全病程）管理，达到患者计划性回诊及治疗，可有效缩短平均住院日、提升医院床位周转率，增加患者就诊满意度。

二是对医生：依托慢病（全病程）管理平台，不打破医生固有的工作模式，通过标准化的疾病管理流程、日程管理、工作流管理等简单实用的系统工具实现、HIS 数据的共享，使医生的工作量大大减少，服务时间可控。

三是对患者：通过慢病（全病程）管理，形成"可延续、可转移"的连续个人健康档案，使对患者的健康管理不限时间及地域地贯穿诊中、诊后整个流程，通过多种沟通渠道和方式，让看病就医不再难。

四是对基层医疗机构：基层医疗卫生机构负责疾病临床初步诊断，建立慢性疾病患者健康档案和专病档案，实施患者年度常规体检，开展患者随

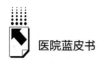

访、基本治疗及康复治疗；开展健康教育，试点双向转诊。盘活基层医疗机构业务，提升基层医生的工作价值，实现国家分级诊疗政策落地。

二 "互联网+医疗"让便捷就医触手可及

日益先进的信息技术正在影响医疗领域，"互联网+医疗"正在逐步改变百姓的就医习惯。杭州市第一人民医院积极推进"互联网+医疗"建设，提升医疗卫生服务均等化、普惠化、便捷化水平，让便捷就医触手可及。

（一）建设互联网思维的互联网医院

杭州市第一人民医院互联网医院具备统一的平台、认证、监管，承接依托于实体医院的线上就诊全流程服务，面向患者进行在线图文咨询、用药咨询、复诊以及基于互联网医院的慢病管理，在线处方配药等服务。

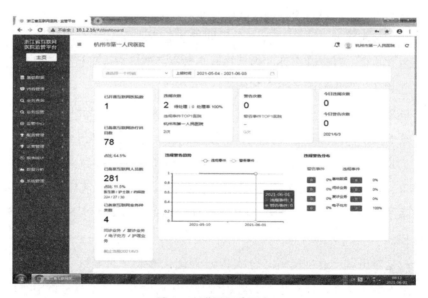

图1 互联网医院平台

资料来源：杭州市第一人民医院。

（二）完善互联网监管制度

通过互联网手段加强医疗行为、处方质量及药品配送方面的监管。保障医生执业资质和处方开具的资质，保障处方来源的真实性和合规性。健全社会共治的药品治理体系，推进药品追溯体系建设，形成全品种、全过程完整追溯。

（三）完善运营模式

互联网医院运营：提升医院品牌影响力，扩大医院服务半径，提高医院坪效。

医生运营：提升医生专业技能，协助医生管理患者，提升医生时效。

患者运营：提升患者对医院依从性，提高医院移交资源利用率。

（四）医疗资源合理化，突破"地域限制"

"互联网+医疗"的模式，突破了"地域限制"，扩大了医疗资源供给，使医疗资源更加合理化，多维度促进分级诊疗。互联网医疗可提供覆盖患者诊前、诊中、诊后全流程多样化服务，利用互联网连接的属性，建立远程医疗、随访、健康管理等一体化服务。

（五）医疗协同，提升患者满意度

以智能手段助力提升医疗质量、运营效率、服务能力，实现医生资源效率最大化，用药合理化，减少患者的医疗负担，进而提升医患满意度。

（六）全面推广便民服务

杭州市第一人民医院还提供在线预约核酸检测服务，在线查看云影像、云报告，在线查询住院费以及共享雨伞、共享充电宝、自助停车、智能院内导航等服务，全面推广便民服务。

目前杭州市第一人民医院互联网医院已支持在线咨询、在线复诊、在线

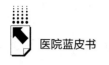
处方等，依托信息化平台，通过技术革新，优化服务流程，改善患者就医体验，为广大患者提供更加优质、便捷、满意的医疗服务。

三 柳州市工人医院互联网医院的探索与实践

受医院空间制约，门诊排队耗时过长，造成阻塞；门诊轻症、慢病患者居多，而基层医疗机构却无人问津，医疗资源浪费严重；医疗资源分配不均，老百姓对三甲医院的过度依赖以及信任，"医改"后三甲医院患者有增无减。

如何解决"看病难"问题，柳州市工人医院以信息化为依托、"互联网+"为手段，建设互联网医院。2017 年 7 月，互联网医院试运行，并大力开展推广工作，12 月，正式对外发布；2019 年 10 月，发布了 2.0 版本；2020 年 1 月，疫情当前率先推出了"新冠"咨询服务，并陆续推出流调表、核酸自助开单、院内通行码、电子陪护证、核酸预制条码绑定等功能；2021 年，陆续推出在线复诊、视频咨询等功能。自上线以来，互联网医院取得了很好的建设成效。

（1）管理成效方面，对医院内外上下都有了明显的影响和推动。向外，一定程度上，转变了患者看病习惯，患者能获得更便捷高效的医疗服务，满意度逐年提升；向内，流程智慧化直接或间接为医院节省了大量人力成本和时间成本；向上向下，借助此系统，医联体内部联系更加紧密，在远程会诊、在线咨询等方面有一定成效，优质医疗资源逐步下沉，惠及更多有需要的人民群众。

（2）经济效益方面，互联网医院让患者能够体验到线上一站式服务的便利；线上免费咨询，已为患者节省挂号费超过 500 万元；云胶片的启用，每年节省医院成本约 600 万元；线上医疗，数据跑路，解决边远山区、民族地区的基层老百姓舟车劳顿产生的交通、食宿等费用。

（3）社会效益方面，关键时刻，在线咨询可以挽救生命，避免家庭悲剧；将线下轻问诊、复诊和会诊转到线上，让优质、高效、低成本的医疗资源覆盖更多的基层医疗机构，实现医改"双下沉、两提升"的良好局面；疫情防控，提升效率，减少恐慌情绪。

（4）运营数据方面，上线至今平台服务总量2193万人次，实名绑卡人数71.5万人，核心功能在线咨询已上线50个科室、超过700名医生，在线咨询服务总量61万人次。

利用互联网、实时在线音视频、电子签名、电子病历、电子处方等技术和手段，发展及推广在线续方，对线下实体医疗机构和患者都具有积极的现实意义。让百姓少跑腿、数据多跑路，不断提升公共医疗服务均等化、普惠化、便捷化水平，让"线上看病"成为现实，最终改变老百姓看病的习惯，从而形成有规模、有影响力、可复制、可推广的智慧医疗新模式。

B.17
基于标准化医疗术语的
全结构化电子病历应用

秦锡虎　汤黎明　刘广军　陈　强*

摘　要： 为解决我国智慧医院发展中医疗健康数据标准不统一、医院信息部门和临床交流不充分、数据质量及应用水平待提升、信息安全防护能力不足等问题，本文提出一种基于标准化医疗术语的全结构化电子病历并进行应用和推广，完成完整的结构化病历219108份，创建标准化医疗术语131600条，病历书写病种模板69019个，形成6亿余条标准化医疗数据。实现了规范诊疗行为，提高医疗质量，统一数据归纳，服务科研管理，共享医疗信息，助推分级诊疗，推进人工智能，衍生健康产品。

关键词： 全结构化电子病历　标准化医疗术语　人工智能

一　引言

　　我国智慧医院发展面临医疗健康数据标准不统一、医院信息部门和临床交流不充分、数据质量及应用水平待提升、信息安全防护能力不足等问题，国家层面对智慧医院的评估也制定了一系列标准，如《电子病历系统应用水平分级》《医院信息互联互通标准化成熟度测评等级》《医院智慧服务分

---

* 秦锡虎，常州市第二人民医院党委书记；汤黎明，常州市第二人民医院院长；刘广军，常州市第二人民医院副院长；陈强，常州市人民医院信息科科长。

级评估》《医院智慧管理分级评估标准体系》等。为解决这些问题，响应国家对智慧医院建设的要求，常州市第二人民医院提出一种基于标准化医疗术语的全结构化电子病历（下称智慧病历）并进行应用与推广。

二　实施过程

首先用鱼骨图对智慧病历应用困难原因进行分析（见图1），并针对分析原因进行过程改进。

（一）执行阶段

第一阶段：2019年4~8月

2019年4月起对国内领先的医院与电子病历系统进行参观调研。研究发现，以后结构化为主的电子病历发展遇到瓶颈，无法进一步支撑诊疗行为、科学研究与医院管理的发展，决定全国首创自主研发全结构化电子病历，并以"常州市第二人民医院智慧病历"的名称立项。

领导小组下设智慧病历办公室，从内、外、妇、产4大学科中各抽取一位长期从事本科室临床业务的骨干（副主任医师或主治医师），与4名信息科工程师组建办公室，和软件开发团队一起进行智慧病历总体架构设计、需求整理、系统开发、测试实施与全院推广。同时，在全院两院区92个科室中，每个科室指定长期联络员，负责智慧病历系统学习，从优化、需求提出及模板、医疗术语制作方面，不断推进医疗术语标准化工作。

第二阶段：2019年9月~2020年4月

按照科室上线的配合度与标准化医疗术语、模板建设的难易度，我们将全院92个科室分为六批，分批分期上线使用。

第三阶段：2020年4月~至今

2020年4月23号与江苏省人民医院胰腺中心合作，进行胰腺病种结构化病历开发，并开始探索基于全结构化电子病历的医疗术语标准化研究工作。

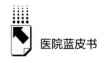

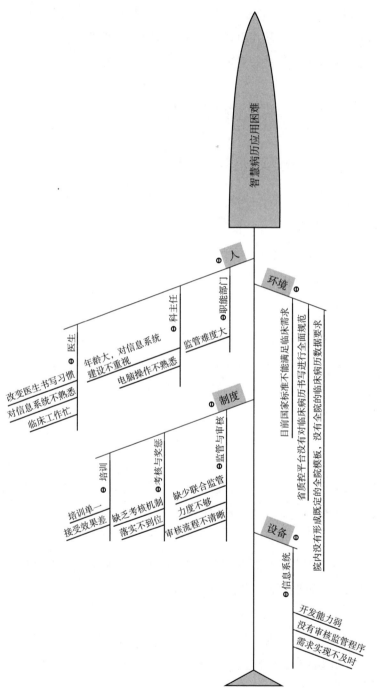

图 1 智慧病历应用困难原因分析

资料来源：常州市第二人民医院。

（二）运用5W1H制定了持续改进对策

智慧病历系统推进过程可概括为"5W1H"，具体内容见表1。

表1 智慧病历系统推进过程（5W1H）

	WHY	WHAT	HOW	WHEN	WHERE	WHO
政策	国家标准不能满足临床需求，省质控平台没有对临床病历书写进行全面规范	组建专科联盟，促进专科医疗术语标准建设进程	以区域性专科联盟的形式尝试构建专科标准医疗术语，并与江苏省胰腺联盟合作成立了项目研究小组	2019年3月~2019年7月	临床科室和信息科	信息科、智慧病历办公室
应用	改变医生书写习惯	开发简单易学的病历书写系统，建立联络员培训机制	在标准化医疗术语的基础上开发全结构化电子病历系统，并利用信息化手段，逐步优化简化操作流程，为医生提供更便捷的书写病历方式。建设线上、线下全方位培训渠道，实行院科两级联络员负责机制，进行逐级培训	2019年8月~2020年5月	智慧病历办公室	医院办公室、信息科、智慧病历办公室和软件开发团队

三 项目成果

（一）创新性信息化成果

1. 全国首创基于标准化医疗术语的全结构化电子病历。

2. 开发完成可扩展性标准化医疗术语平台。

3. 搭建事前事中质量控制管理平台。

（二）医院管理成果

完成完整的结构化病历219108份，创建标准化医疗术语131600条，病历

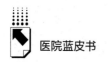
书写病种模板 69019 个，形成 6 亿余条标准化医疗数据，实现了以下成果。

1. 规范诊疗行为，提高医疗质量

通过系统内嵌的诊疗指南、诊治标准、药品使用规范等以及系统自带的自动提醒与报错功能，在病历书写阶段最大限度提高医疗质量，保证医疗安全。

2. 统一数据归纳，服务科研管理

建立结构化数据源、数据集成平台，为医疗、科研、教学和医院管理提供提示等。提供主动的服务功能，包括病历检索、质量统计、医疗评价、健康评估、经济统计分析和病人诊疗过程。

3. 共享医疗信息，助推分级诊疗

能够将病人病情、检查检验、治疗等信息与其他医疗机构进行双向交换，进行联动诊疗活动，有利于开展远程医疗和双向转诊，深化分级诊疗。

4. 推进人工智能，衍生健康产品

智慧病历是核心和基础，应用才是关键。病历数据库如同矿产资源，具有巨大的转化利用价值，成形的病例数据库将大力推进人工智能在医疗领域的运用，并且衍生研发出一系列健康产品。

（三）医院影响力成果

2020 年 4 月与江苏省人民医院胰腺中心合作，进行胰腺病种结构化病历开发，并探索基于全结构化电子病历的医疗术语标准化研究工作。

2020 年 6 月与江苏省卫生统计信息中心合作，在南京江北新区国家健康医疗大数据中心搭建智慧病历云服务器，为将来全省医联体或医疗联盟数据对接打好基础。

2020 年 9 月在江苏省卫生健康委指导下开发结构化门诊电子病历，并在江苏省结构化门（急）诊电子病历升级改造试点工作启动会上向江苏省 72 家哨点医院进行经验分享。

2020 年 11 月推进江苏省胰腺联盟智慧病历推广，与徐州医科大学附属医院、淮安市第一人民医院、常州市武进区人民医院深度合作，进行胰腺联盟智慧病历跨区域跨医院书写。

附　　录

Appendices

B.18
艾力彼排行榜

2022年转化医学最佳医院80强

转化医学最佳医院：转化研究投入和研究成果转化处于全国领先的医院，含综合医院、中医医院、专科医院，不含部队医院。

名次	医院	得分	省（区、市）	城市	等级	信息化评级（EMR/互联互通/智慧服务）
1	四川大学华西医院	843.31	四川	成都	三甲	五级/四级/—
2	上海交通大学医学院附属第九人民医院	836.62	上海	上海	三甲	—/四级甲等/—
3	北京协和医院	831.11	北京	北京	三甲	五级/四级甲等/—
4	复旦大学附属中山医院	824.65	上海	上海	三甲	五级/四级甲等/—
5	北京大学第三医院	820.70	北京	北京	三甲	六级/五级乙等/3级
6	上海交通大学医学院附属瑞金医院	818.94	上海	上海	三甲	七级/五级乙等/3级
7	广州医科大学附属第一医院	804.68	广东	广州	三甲	五级/四级甲等/—

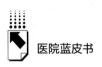

续表

名次	医院	得分	省(区、市)	城市	等级	信息化评级 （EMR/互联互通/ 智慧服务）
8	中南大学湘雅医院	799.97	湖南	长沙	三甲	五级/五级乙等/—
9	北京大学人民医院	788.16	北京	北京	三甲	—/四级甲等/—
10	中山大学附属第一医院	774.05	广东	广州	三甲	五级/四级甲等/—
11	复旦大学附属华山医院	764.95	上海	上海	三甲	五级/四级甲等/—
12	华中科技大学同济医学院附属协和医院	759.53	湖北	武汉	三甲	五级/四级甲等/—
13	浙江大学附属第一医院	749.83	浙江	杭州	三甲	五级/四级/—
14	中国医科大学附属第一医院	746.77	辽宁	沈阳	三甲	五级/四级甲等/—
15	上海市东方医院	731.47	上海	上海	三甲	五级/四级甲等/—
16	北京大学第一医院	725.71	北京	北京	三甲	—/四级甲等/—
17	中国医学科学院肿瘤医院	718.67	北京	北京	三甲	—/四级甲等/—
18	中国医学科学院阜外医院	715.01	北京	北京	三甲	七级/四级甲等/4级
19	郑州大学第一附属医院	707.14	河南	郑州	三甲	六级/四级甲等/3级
20	江苏省人民医院	696.68	江苏	南京	三甲	六级/五级乙等/3级
21	中南大学湘雅三医院	687.43	湖南	长沙	三甲	五级/四级乙等/—
22	上海市第一人民医院	683.72	上海	上海	三甲	五级/五级乙等/—
23	山东大学齐鲁医院	679.87	山东	济南	三甲	—
24	青岛大学附属医院	674.43	山东	青岛	三甲	六级/五级乙等/—
25	南方医科大学南方医院	669.43	广东	广州	三甲	六级/五级乙等/—
26	中南大学湘雅二医院	657.55	湖南	长沙	三甲	—
27	上海市第六人民医院	650.26	上海	上海	三甲	五级/四级乙等/—
28	中山大学孙逸仙纪念医院	645.15	广东	广州	三甲	—/四级甲等/—
29	上海交通大学医学院附属仁济医院	642.90	上海	上海	三甲	五级/五级乙等/—
30	中山大学肿瘤防治中心	639.98	广东	广州	三甲	五级/四级甲等/—
31	南京鼓楼医院	632.80	江苏	南京	三甲	六级/五级乙等/—
32	吉林大学白求恩第一医院	628.65	吉林	长春	三甲	五级/五级乙等/—
33	首都医科大学宣武医院	627.14	北京	北京	三甲	五级/五级乙等/—
34	苏州大学附属第一医院	623.56	江苏	苏州	三甲	五级/四级甲等/—
35	浙江大学医学院附属邵逸夫医院	612.04	浙江	杭州	三甲	五级/四级甲等/3级
36	北京大学肿瘤医院	605.13	北京	北京	三甲	五级/四级甲等/3级

名次	医院	得分	省（区、市）	城市	等级	信息化评级（EMR/互联互通/智慧服务）
37	西安交通大学第一附属医院	603.20	陕西	西安	三甲	五级/—/—
38	上海交通大学医学院附属新华医院	600.11	上海	上海	三甲	—/五级乙等/—
39	北京大学口腔医院	599.40	北京	北京	三甲	五级/四级甲等/—
40	上海市第十人民医院	597.40	上海	上海	三甲	五级/四级甲等/—
41	中山大学中山眼科中心	594.82	广东	广州	三甲	—/四级甲等/—
42	首都医科大学附属北京同仁医院	589.93	北京	北京	三甲	—/—/—
43	四川省人民医院	580.75	四川	成都	三甲	五级/四级甲等/—
44	北京积水潭医院	578.62	北京	北京	三甲	—/—/—
45	复旦大学附属肿瘤医院	573.25	上海	上海	三甲	五级/四级甲等/—
46	中国中医科学院西苑医院	570.78	北京	北京	三甲	—/四级甲等/—
47	武汉大学人民医院	569.27	湖北	武汉	三甲	—/四级甲等/—
48	四川大学华西第二医院	567.59	四川	成都	三甲	五级/五级乙等/—
49	首都医科大学附属北京天坛医院	564.92	北京	北京	三甲	六级/四级甲等/3级
50	上海中医药大学附属龙华医院	558.55	上海	上海	三甲	—/五级乙等/—
51	福建医科大学附属协和医院	555.14	福建	福州	三甲	五级/四级甲等/—
52	广东省人民医院	549.81	广东	广州	三甲	五级/五级乙等/—
53	上海中医药大学附属曙光医院	543.12	上海	上海	三甲	—/四级甲等/—
54	温州医科大学附属第一医院	540.55	浙江	温州	三甲	五级/四级甲等/—
55	中国医学科学院血液病医院	536.52	天津	天津	三甲	—/—/—
56	中山大学附属第三医院	534.24	广东	广州	三甲	—/四级甲等/—
57	福建医科大学附属第一医院	526.73	福建	福州	三甲	五级/四级甲等/—
58	河北医科大学第二医院	520.67	河北	石家庄	三甲	—/四级甲等/—
59	上海市同济医院	515.79	上海	上海	三甲	—/四级乙等/—
60	浙江大学医学院附属第二医院	509.96	浙江	杭州	三甲	五级/五级乙等/3级
61	中国医科大学附属盛京医院	504.93	辽宁	沈阳	三甲	七级/五级乙等/—

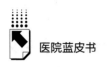

续表

名次	医院	得分	省(区、市)	城市	等级	信息化评级 （EMR/互联互通/ 智慧服务）
62	首都医科大学附属北京安贞医院	503.24	北京	北京	三甲	—/—/—
63	中日友好医院	500.02	北京	北京	三甲	五级/四级甲等/—
64	天津医科大学总医院	498.96	天津	天津	三甲	—/—/—
65	山东第一医科大学附属省立医院	496.96	山东	济南	三甲	—/四级甲等/—
66	北京医院	490.67	北京	北京	三甲	五级/—/—
67	上海市肺科医院	484.69	上海	上海	三甲	—/四级甲等/—
68	东南大学附属中大医院	483.34	江苏	南京	三甲	五级/四级甲等/—
69	四川大学华西口腔医院	477.83	四川	成都	三甲	—/四级甲等/—
70	天津市肿瘤医院	471.14	天津	天津	三甲	—/—/—
71	安徽医科大学第一附属医院	469.97	安徽	合肥	三甲	五级/四级甲等/—
72	复旦大学附属眼耳鼻喉科医院	464.67	上海	上海	三甲	—/四级甲等/—
73	温州医科大学附属眼视光医院	463.89	浙江	温州	三甲	—/—/—
74	浙江大学医学院附属妇产科医院	461.18	浙江	杭州	三甲	五级/五级乙等/3级
75	中国中医科学院广安门医院	456.82	北京	北京	三甲	五级/五级乙等/—
76	重庆医科大学附属第一医院	455.92	重庆	重庆	三甲	—/—/—
77	中国科学技术大学附属第一医院(安徽省立医院)	451.35	安徽	合肥	三甲	—/—/—
78	江苏省肿瘤医院	445.58	江苏	南京	三甲	—/四级甲等/—
79	复旦大学附属妇产科医院	438.54	上海	上海	三甲	—/四级甲等/—
80	武汉大学中南医院	437.10	湖北	武汉	三甲	五级/四级甲等/—

根据国家医保局通报：有一家医院存在以串换、虚记骨科高值医用耗材方式骗取医保基金的行为。以上违规事件触碰了诚信服务的"一票否决四要素"原则（一年内无骗保、无虚假广告、无欺诈病人和无医方承担主要责任的一级甲等医疗事故）。因此艾力彼医院竞争力指数委员会在本年度评价中暂停这家医院评价一年。

2022年省单医院专科排行榜

评价对象：进入省单医院100强的医院的5个专科，包括放射科、超声科、检验科、大介入、药剂科。

2022年省单医院放射科排名30强

名次	医院	省份	城市	级别
1	山东大学第二医院	山东	济南	三甲
2	北京清华长庚医院	北京	北京	三级
3	山西医科大学第二医院	山西	太原	三甲
4	郑州市中心医院	河南	郑州	三甲
5	重庆大学附属三峡医院	重庆	重庆	三甲
6	上海市同济医院	上海	上海	三甲
7	内蒙古医科大学附属医院	内蒙古	呼和浩特	三甲
8	云南省第一人民医院	云南	昆明	三甲
9	南京市第一医院	江苏	南京	三甲
10	河北省人民医院	河北	石家庄	三甲
11	贵州省人民医院	贵州	贵阳	三甲
12	山西省人民医院	山西	太原	三甲
13	甘肃省人民医院	甘肃	兰州	三甲
14	海南省人民医院	海南	海口	三甲
15	广西壮族自治区人民医院	广西	南宁	三甲
16	青海大学附属医院	青海	西宁	三甲
17	青海省人民医院	青海	西宁	三甲
18	南京医科大学第二附属医院	江苏	南京	三甲
19	宁夏回族自治区人民医院	宁夏	银川	三甲
20	昆明医科大学第二附属医院	云南	昆明	三甲
21	内蒙古自治区人民医院	内蒙古	呼和浩特	三甲
22	江西省人民医院	江西	南昌	三甲
23	成都市第三人民医院	四川	成都	三甲
24	暨南大学附属第一医院	广东	广州	三甲
25	济南市中心医院	山东	济南	三甲
26	海南医学院第一附属医院	海南	海口	三甲
27	重庆市人民医院	重庆	重庆	三甲
28	中山大学附属第六医院	广东	广州	三甲
29	中国科学院大学宁波华美医院	浙江	宁波	三甲
30	广东省第二人民医院	广东	广州	三甲

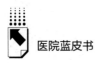
2022 年省单医院超声科排名 30 强

名次	医院	省份	城市	级别
1	北京清华长庚医院	北京	北京	三级
2	山东大学第二医院	山东	济南	三甲
3	山西医科大学第二医院	山西	太原	三甲
4	云南省第一人民医院	云南	昆明	三甲
5	内蒙古医科大学附属医院	内蒙古	呼和浩特	三甲
6	郑州市中心医院	河南	郑州	三甲
7	河北省人民医院	河北	石家庄	三甲
8	重庆大学附属三峡医院	重庆	重庆	三甲
9	山西省人民医院	山西	太原	三甲
10	南京市第一医院	江苏	南京	三甲
11	上海市同济医院	上海	上海	三甲
12	贵州省人民医院	贵州	贵阳	三甲
13	海南省人民医院	海南	海口	三甲
14	甘肃省人民医院	甘肃	兰州	三甲
15	南京医科大学第二附属医院	江苏	南京	三甲
16	广西壮族自治区人民医院	广西	南宁	三甲
17	青海省人民医院	青海	西宁	三甲
18	青海大学附属医院	青海	西宁	三甲
19	成都市第三人民医院	四川	成都	三甲
20	昆明医科大学第二附属医院	云南	昆明	三甲
21	北京大学深圳医院	广东	深圳	三甲
22	内蒙古自治区人民医院	内蒙古	呼和浩特	三甲
23	深圳市第二人民医院	广东	深圳	三甲
24	宁夏回族自治区人民医院	宁夏	银川	三甲
25	哈尔滨医科大学附属第四医院	黑龙江	哈尔滨	三甲
26	济南市中心医院	山东	济南	三甲
27	郑州大学第二附属医院	河南	郑州	三甲
28	首都医科大学附属北京世纪坛医院	北京	北京	三甲
29	山西白求恩医院	山西	太原	三甲
30	合肥市第一人民医院	安徽	合肥	三甲

2022 年省单医院检验科排名 30 强

名次	医院	省份	城市	级别
1	山东大学第二医院	山东	济南	三甲
2	北京清华长庚医院	北京	北京	三级
3	山西医科大学第二医院	山西	太原	三甲
4	重庆大学附属三峡医院	重庆	重庆	三甲
5	内蒙古医科大学附属医院	内蒙古	呼和浩特	三甲
6	郑州市中心医院	河南	郑州	三甲
7	上海市同济医院	上海	上海	三甲
8	河北省人民医院	河北	石家庄	三甲
9	云南省第一人民医院	云南	昆明	三甲
10	山西省人民医院	山西	太原	三甲
11	甘肃省人民医院	甘肃	兰州	三甲
12	贵州省人民医院	贵州	贵阳	三甲
13	南京市第一医院	江苏	南京	三甲
14	广西壮族自治区人民医院	广西	南宁	三甲
15	南京医科大学第二附属医院	江苏	南京	三甲
16	青海省人民医院	青海	西宁	三甲
17	成都市第三人民医院	四川	成都	三甲
18	海南省人民医院	海南	海口	三甲
19	青海大学附属医院	青海	西宁	三甲
20	内蒙古自治区人民医院	内蒙古	呼和浩特	三甲
21	济南市中心医院	山东	济南	三甲
22	昆明医科大学第二附属医院	云南	昆明	三甲
23	宁夏回族自治区人民医院	宁夏	银川	三甲
24	郑州大学第二附属医院	河南	郑州	三甲
25	首都医科大学附属北京世纪坛医院	北京	北京	三甲
26	深圳市第二人民医院	广东	深圳	三甲
27	江西省人民医院	江西	南昌	三甲
28	安徽医科大学第二附属医院	安徽	合肥	三甲
29	吉林省人民医院	吉林	长春	三甲
30	辽宁省人民医院	辽宁	沈阳	三甲

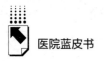
2022 年省单医院大介入排名 30 强

名次	医院	省份	城市	级别
1	南京市第一医院	江苏	南京	三甲
2	山东大学第二医院	山东	济南	三甲
3	上海市同济医院	上海	上海	三甲
4	北京清华长庚医院	北京	北京	三级
5	郑州市中心医院	河南	郑州	三甲
6	山西医科大学第二医院	山西	太原	三甲
7	甘肃省人民医院	甘肃	兰州	三甲
8	江西省人民医院	江西	南昌	三甲
9	内蒙古医科大学附属医院	内蒙古	呼和浩特	三甲
10	广西壮族自治区人民医院	广西	南宁	三甲
11	重庆大学附属三峡医院	重庆	重庆	三甲
12	贵州省人民医院	贵州	贵阳	三甲
13	河北省人民医院	河北	石家庄	三甲
14	内蒙古自治区人民医院	内蒙古	呼和浩特	三甲
15	云南省第一人民医院	云南	昆明	三甲
16	北京大学深圳医院	广东	深圳	三甲
17	深圳市第二人民医院	广东	深圳	三甲
18	山西省人民医院	山西	太原	三甲
19	武汉市第三医院	湖北	武汉	三甲
20	哈尔滨医科大学附属第四医院	黑龙江	哈尔滨	三甲
21	宁夏回族自治区人民医院	宁夏	银川	三甲
22	济南市中心医院	山东	济南	三甲
23	青海大学附属医院	青海	西宁	三甲
24	海南省人民医院	海南	海口	三甲
25	青海省人民医院	青海	西宁	三甲
26	成都市第三人民医院	四川	成都	三甲
27	南京医科大学第二附属医院	江苏	南京	三甲
28	暨南大学附属第一医院	广东	广州	三甲
29	昆明医科大学第二附属医院	云南	昆明	三甲
30	郑州大学第二附属医院	河南	郑州	三甲

2022 年省单医院药剂科排名 30 强

名次	医院	省份	城市	级别
1	北京清华长庚医院	北京	北京	三级
2	郑州市中心医院	河南	郑州	三甲
3	山东大学第二医院	山东	济南	三甲
4	山西医科大学第二医院	山西	太原	三甲
5	云南省第一人民医院	云南	昆明	三甲
6	河北省人民医院	河北	石家庄	三甲
7	南京市第一医院	江苏	南京	三甲
8	上海市同济医院	上海	上海	三甲
9	重庆大学附属三峡医院	重庆	重庆	三甲
10	内蒙古医科大学附属医院	内蒙古	呼和浩特	三甲
11	山西省人民医院	山西	太原	三甲
12	贵州省人民医院	贵州	贵阳	三甲
13	南京医科大学第二附属医院	江苏	南京	三甲
14	甘肃省人民医院	甘肃	兰州	三甲
15	广西壮族自治区人民医院	广西	南宁	三甲
16	青海省人民医院	青海	西宁	三甲
17	青海大学附属医院	青海	西宁	三甲
18	成都市第三人民医院	四川	成都	三甲
19	海南省人民医院	海南	海口	三甲
20	内蒙古自治区人民医院	内蒙古	呼和浩特	三甲
21	首都医科大学附属北京世纪坛医院	北京	北京	三甲
22	江西省人民医院	江西	南昌	三甲
23	青岛市市立医院	山东	青岛	三甲
24	暨南大学附属第一医院	广东	广州	三甲
25	深圳市第二人民医院	广东	深圳	三甲
26	海南医学院第一附属医院	海南	海口	三甲
27	宁夏回族自治区人民医院	宁夏	银川	三甲
28	吉林省人民医院	吉林	长春	三甲
29	昆明医科大学第二附属医院	云南	昆明	三甲
30	宁波市医疗中心李惠利医院	浙江	宁波	三甲

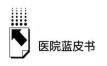

2022年地级城市医院专科排行榜

评价对象：进入地级城市医院100强的医院的5个专科，包括放射科、超声科、检验科、大介入、药剂科。

2022年地级城市医院放射科排名30强

名次	医院	省份	城市	级别
1	苏州大学附属第一医院	江苏	苏州	三甲
2	徐州医科大学附属医院	江苏	徐州	三甲
3	温州医科大学附属第一医院	浙江	温州	三甲
4	烟台毓璜顶医院	山东	烟台	三甲
5	聊城市人民医院	山东	聊城	三甲
6	临沂市人民医院	山东	临沂	三甲
7	佛山市第一人民医院	广东	佛山	三甲
8	汕头大学医学院第一附属医院	广东	汕头	三甲
9	湖北省十堰市太和医院	湖北	十堰	三甲
10	济宁医学院附属医院	山东	济宁	三甲
11	徐州市中心医院	江苏	徐州	三甲
12	南方医科大学附属东莞医院（东莞市人民医院）	广东	东莞	三甲
13	济宁市第一人民医院	山东	济宁	三甲
14	遵义医科大学附属医院	贵州	遵义	三甲
15	温州医科大学附属第二医院	浙江	温州	三甲
16	常州市第一人民医院	江苏	常州	三甲
17	沧州市中心医院	河北	沧州	三甲
18	梅州市人民医院	广东	梅州	三甲
19	无锡市人民医院	江苏	无锡	三甲
20	南通大学附属医院	江苏	南通	三甲
21	西南医科大学附属医院	四川	泸州	三甲
22	郴州市第一人民医院	湖南	郴州	三甲
23	淮安市第一人民医院	江苏	淮安	三甲
24	浙江省台州医院	浙江	台州	三甲
25	苏州大学附属第二医院	江苏	苏州	三甲
26	江苏省苏北人民医院	江苏	扬州	三甲
27	新乡医学院第一附属医院	河南	新乡	三甲
28	广东医科大学附属医院	广东	湛江	三甲
29	泰州市人民医院	江苏	泰州	三甲
30	潍坊市人民医院	山东	潍坊	三甲

2022 年地级城市医院超声科排名 30 强

名次	医院	省份	城市	级别
1	温州医科大学附属第一医院	浙江	温州	三甲
2	烟台毓璜顶医院	山东	烟台	三甲
3	苏州大学附属第一医院	江苏	苏州	三甲
4	徐州医科大学附属医院	江苏	徐州	三甲
5	聊城市人民医院	山东	聊城	三甲
6	临沂市人民医院	山东	临沂	三甲
7	佛山市第一人民医院	广东	佛山	三甲
8	徐州市中心医院	江苏	徐州	三甲
9	济宁市第一人民医院	山东	济宁	三甲
10	汕头大学医学院第一附属医院	广东	汕头	三甲
11	湖北省十堰市太和医院	湖北	十堰	三甲
12	沧州市中心医院	河北	沧州	三甲
13	梅州市人民医院	广东	梅州	三甲
14	南方医科大学附属东莞医院（东莞市人民医院）	广东	东莞	三甲
15	遵义医科大学附属医院	贵州	遵义	三甲
16	济宁医学院附属医院	山东	济宁	三甲
17	温州医科大学附属第二医院	浙江	温州	三甲
18	南通大学附属医院	江苏	南通	三甲
19	无锡市人民医院	江苏	无锡	三甲
20	中山市人民医院	广东	中山	三甲
21	常州市第一人民医院	江苏	常州	三甲
22	江苏省苏北人民医院	江苏	扬州	三甲
23	惠州市中心人民医院	广东	惠州	三甲
24	浙江省台州医院	浙江	台州	三甲
25	郴州市第一人民医院	湖南	郴州	三甲
26	西南医科大学附属医院	四川	泸州	三甲
27	江门市中心医院	广东	江门	三甲
28	广东医科大学附属医院	广东	湛江	三甲
29	柳州市人民医院	广西	柳州	三甲
30	新乡医学院第一附属医院	河南	新乡	三甲

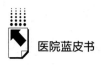

2022 年地级城市医院检验科排名 30 强

名次	医院	省份	城市	级别
1	苏州大学附属第一医院	江苏	苏州	三甲
2	温州医科大学附属第一医院	浙江	温州	三甲
3	烟台毓璜顶医院	山东	烟台	三甲
4	徐州医科大学附属医院	江苏	徐州	三甲
5	聊城市人民医院	山东	聊城	三甲
6	临沂市人民医院	山东	临沂	三甲
7	佛山市第一人民医院	广东	佛山	三甲
8	汕头大学医学院第一附属医院	广东	汕头	三甲
9	徐州市中心医院	江苏	徐州	三甲
10	济宁医学院附属医院	山东	济宁	三甲
11	湖北省十堰市太和医院	湖北	十堰	三甲
12	济宁市第一人民医院	山东	济宁	三甲
13	南方医科大学附属东莞医院(东莞市人民医院)	广东	东莞	三甲
14	遵义医科大学附属医院	贵州	遵义	三甲
15	沧州市中心医院	河北	沧州	三甲
16	常州市第一人民医院	江苏	常州	三甲
17	南通大学附属医院	江苏	南通	三甲
18	温州医科大学附属第二医院	浙江	温州	三甲
19	郴州市第一人民医院	湖南	郴州	三甲
20	无锡市人民医院	江苏	无锡	三甲
21	梅州市人民医院	广东	梅州	三甲
22	西南医科大学附属医院	四川	泸州	三甲
23	新乡医学院第一附属医院	河南	新乡	三甲
24	江苏省苏北人民医院	江苏	扬州	三甲
25	浙江省台州医院	浙江	台州	三甲
26	襄阳市中心医院	湖北	襄阳	三甲
27	广东医科大学附属医院	广东	湛江	三甲
28	宜昌市中心人民医院	湖北	宜昌	三甲
29	福建医科大学附属第二医院	福建	泉州	三甲
30	清远市人民医院	广东	清远	三甲

2022 年地级城市医院大介入排名 30 强

名次	医院	省份	城市	级别
1	徐州医科大学附属医院	江苏	徐州	三甲
2	烟台毓璜顶医院	山东	烟台	三甲
3	苏州大学附属第一医院	江苏	苏州	三甲
4	温州医科大学附属第一医院	浙江	温州	三甲
5	聊城市人民医院	山东	聊城	三甲
6	临沂市人民医院	山东	临沂	三甲
7	济宁市第一人民医院	山东	济宁	三甲
8	珠海市人民医院	广东	珠海	三甲
9	中山大学附属第五医院	广东	珠海	三甲
10	沧州市中心医院	河北	沧州	三甲
11	徐州市中心医院	江苏	徐州	三甲
12	汕头大学医学院第一附属医院	广东	汕头	三甲
13	佛山市第一人民医院	广东	佛山	三甲
14	梅州市人民医院	广东	梅州	三甲
15	湖北省十堰市太和医院	湖北	十堰	三甲
16	新乡医学院第一附属医院	河南	新乡	三甲
17	南通大学附属医院	江苏	南通	三甲
18	南方医科大学附属东莞医院（东莞市人民医院）	广东	东莞	三甲
19	济宁医学院附属医院	山东	济宁	三甲
20	郴州市第一人民医院	湖南	郴州	三甲
21	常州市第一人民医院	江苏	常州	三甲
22	江门市中心医院	广东	江门	三甲
23	遵义医科大学附属医院	贵州	遵义	三甲
24	无锡市人民医院	江苏	无锡	三甲
25	宜昌市中心人民医院	湖北	宜昌	三甲
26	浙江省台州医院	浙江	台州	三甲
27	滨州医学院附属医院	山东	滨州	三甲
28	丽水市中心医院	浙江	丽水	三甲
29	淮安市第一人民医院	江苏	淮安	三甲
30	清远市人民医院	广东	清远	三甲

2022 年地级城市医院药剂科排名 30 强

名次	医院	省份	城市	级别
1	苏州大学附属第一医院	江苏	苏州	三甲
2	徐州医科大学附属医院	江苏	徐州	三甲
3	温州医科大学附属第一医院	浙江	温州	三甲
4	烟台毓璜顶医院	山东	烟台	三甲
5	聊城市人民医院	山东	聊城	三甲
6	汕头大学医学院第一附属医院	广东	汕头	三甲
7	济宁市第一人民医院	山东	济宁	三甲
8	临沂市人民医院	山东	临沂	三甲
9	佛山市第一人民医院	广东	佛山	三甲
10	湖北省十堰市太和医院	湖北	十堰	三甲
11	徐州市中心医院	江苏	徐州	三甲
12	南方医科大学附属东莞医院（东莞市人民医院）	广东	东莞	三甲
13	沧州市中心医院	河北	沧州	三甲
14	南通大学附属医院	江苏	南通	三甲
15	遵义医科大学附属医院	贵州	遵义	三甲
16	济宁医学院附属医院	山东	济宁	三甲
17	梅州市人民医院	广东	梅州	三甲
18	无锡市人民医院	江苏	无锡	三甲
19	温州医科大学附属第二医院	浙江	温州	三甲
20	常州市第一人民医院	江苏	常州	三甲
21	郴州市第一人民医院	湖南	郴州	三甲
22	新乡医学院第一附属医院	河南	新乡	三甲
23	中山市人民医院	广东	中山	三甲
24	浙江省台州医院	浙江	台州	三甲
25	惠州市中心人民医院	广东	惠州	三甲
26	汕头市中心医院	广东	汕头	三甲
27	襄阳市中心医院	湖北	襄阳	三甲
28	蚌埠医学院第一附属医院	安徽	蚌埠	三甲
29	江苏省苏北人民医院	江苏	扬州	三甲
30	连云港市第一人民医院	江苏	连云港	三甲

2022年县级医院专科排行榜

评价对象：进入县级医院100强的医院的5个专科，包括放射科、超声科、检验科、大介入、药剂科。

2022年县级医院放射科排名30强

名次	医院	省份	城市	等级
1	高州市人民医院	广东	茂名	三甲
2	宜兴市人民医院	江苏	无锡	三甲
3	瑞安市人民医院	浙江	温州	三甲
4	滕州市中心人民医院	山东	枣庄	三甲
5	东阳市人民医院	浙江	金华	三甲
6	江阴市人民医院	江苏	无锡	三甲
7	张家港市第一人民医院	江苏	苏州	三甲
8	昆山市第一人民医院	江苏	苏州	三甲
9	天门市第一人民医院	湖北	省直辖县(天门)	三甲
10	诸暨市人民医院	浙江	绍兴	三甲
11	泰兴市人民医院	江苏	泰州	三乙
12	寿光市人民医院	山东	潍坊	三乙
13	温岭市第一人民医院	浙江	台州	三甲
14	常熟市第一人民医院	江苏	苏州	三级
15	义乌市中心医院	浙江	金华	三乙
16	诸城市人民医院	山东	潍坊	三乙
17	普宁市人民医院	广东	揭阳	三甲
18	平邑县人民医院	山东	临沂	三乙
19	常熟市第二人民医院	江苏	苏州	三乙
20	简阳市人民医院	四川	成都	三甲
21	宁乡市人民医院	湖南	长沙	三级
22	太仓市第一人民医院	江苏	苏州	三乙
23	单县中心医院	山东	菏泽	三甲
24	仙桃市第一人民医院	湖北	省直辖县(仙桃)	三甲
25	太和县人民医院	安徽	阜阳	三甲
26	沭阳医院	江苏	宿迁	三乙
27	潍坊市益都中心医院	山东	潍坊	三甲
28	福鼎市医院	福建	宁德	三乙
29	余姚市人民医院	浙江	宁波	三乙
30	莒县人民医院	山东	日照	三乙

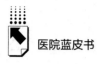

2022 年县级医院超声科排名 30 强

名次	医院	省份	城市	等级
1	瑞安市人民医院	浙江	温州	三甲
2	高州市人民医院	广东	茂名	三甲
3	江阴市人民医院	江苏	无锡	三甲
4	宜兴市人民医院	江苏	无锡	三甲
5	昆山市第一人民医院	江苏	苏州	三甲
6	张家港市第一人民医院	江苏	苏州	三甲
7	诸暨市人民医院	浙江	绍兴	三甲
8	天门市第一人民医院	湖北	省直辖县(天门)	三甲
9	温岭市第一人民医院	浙江	台州	三甲
10	滕州市中心人民医院	山东	枣庄	三甲
11	常熟市第一人民医院	江苏	苏州	三级
12	义乌市中心医院	浙江	金华	三乙
13	泰兴市人民医院	江苏	泰州	三乙
14	寿光市人民医院	山东	潍坊	三乙
15	东阳市人民医院	浙江	金华	三甲
16	普宁市人民医院	广东	揭阳	三甲
17	简阳市人民医院	四川	成都	三甲
18	平邑县人民医院	山东	临沂	三乙
19	常熟市第二人民医院	江苏	苏州	三乙
20	诸城市人民医院	山东	潍坊	三乙
21	仙桃市第一人民医院	湖北	省直辖县(仙桃)	三甲
22	宁乡市人民医院	湖南	长沙	三级
23	单县中心医院	山东	菏泽	三甲
24	太仓市第一人民医院	江苏	苏州	三乙
25	廉江市人民医院	广东	湛江	三级
26	金乡县人民医院	山东	济宁	三乙
27	余姚市人民医院	浙江	宁波	三乙
28	开平市中心医院	广东	江门	三甲
29	兴化市人民医院	江苏	泰州	三乙
30	台山市人民医院	广东	江门	三级

2022 年县级医院检验科排名 30 强

名次	医院	省份	城市	等级
1	瑞安市人民医院	浙江	温州	三甲
2	宜兴市人民医院	江苏	无锡	三甲
3	高州市人民医院	广东	茂名	三甲
4	张家港市第一人民医院	江苏	苏州	三甲
5	江阴市人民医院	江苏	无锡	三甲
6	昆山市第一人民医院	江苏	苏州	三甲
7	天门市第一人民医院	湖北	省直辖县(天门)	三甲
8	温岭市第一人民医院	浙江	台州	三甲
9	东阳市人民医院	浙江	金华	三甲
10	滕州市中心人民医院	山东	枣庄	三甲
11	诸暨市人民医院	浙江	绍兴	三甲
12	义乌市中心医院	浙江	金华	三乙
13	常熟市第一人民医院	江苏	苏州	三级
14	泰兴市人民医院	江苏	泰州	三乙
15	寿光市人民医院	山东	潍坊	三乙
16	简阳市人民医院	四川	成都	三甲
17	常熟市第二人民医院	江苏	苏州	三乙
18	普宁市人民医院	广东	揭阳	三甲
19	诸城市人民医院	山东	潍坊	三乙
20	永康市第一人民医院	浙江	金华	三乙
21	莒县人民医院	山东	日照	三乙
22	仙桃市第一人民医院	湖北	省直辖县(仙桃)	三甲
23	单县中心医院	山东	菏泽	三甲
24	太仓市第一人民医院	江苏	苏州	三乙
25	宁乡市人民医院	湖南	长沙	三级
26	余姚市人民医院	浙江	宁波	三乙
27	靖江市人民医院	江苏	泰州	三乙
28	开平市中心医院	广东	江门	三甲
29	台山市人民医院	广东	江门	三级
30	兴义市人民医院	贵州	黔西南州	三甲

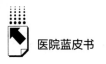
2022年县级医院大介入排名30强

名次	医院	省份	城市	等级
1	江阴市人民医院	江苏	无锡	三甲
2	高州市人民医院	广东	茂名	三甲
3	瑞安市人民医院	浙江	温州	三甲
4	滕州市中心人民医院	山东	枣庄	三甲
5	昆山市第一人民医院	江苏	苏州	三甲
6	宜兴市人民医院	江苏	无锡	三甲
7	天门市第一人民医院	湖北	省直辖县（天门）	三甲
8	张家港市第一人民医院	江苏	苏州	三甲
9	东阳市人民医院	浙江	金华	三甲
10	义乌市中心医院	浙江	金华	三乙
11	单县中心医院	山东	菏泽	三甲
12	泰兴市人民医院	江苏	泰州	三乙
13	平邑县人民医院	山东	临沂	三乙
14	诸暨市人民医院	浙江	绍兴	三甲
15	温岭市第一人民医院	浙江	台州	三甲
16	兰陵县人民医院	山东	临沂	三乙
17	莒县人民医院	山东	日照	三乙
18	太仓市第一人民医院	江苏	苏州	三乙
19	太和县人民医院	安徽	阜阳	三甲
20	滑县人民医院	河南	安阳	三级
21	遵化市人民医院	河北	唐山	三级
22	诸城市人民医院	山东	潍坊	三乙
23	简阳市人民医院	四川	成都	三甲
24	宁乡市人民医院	湖南	长沙	三级
25	常熟市第二人民医院	江苏	苏州	三乙
26	寿光市人民医院	山东	潍坊	三乙
27	普宁市人民医院	广东	揭阳	三甲
28	仙桃市第一人民医院	湖北	省直辖县（仙桃）	三甲
29	兴义市人民医院	贵州	黔西南州	三甲
30	海安市人民医院	江苏	南通	三乙

2022 年县级医院药剂科排名 30 强

名次	医院	省份	城市	等级
1	高州市人民医院	广东	茂名	三甲
2	瑞安市人民医院	浙江	温州	三甲
3	江阴市人民医院	江苏	无锡	三甲
4	昆山市第一人民医院	江苏	苏州	三甲
5	张家港市第一人民医院	江苏	苏州	三甲
6	宜兴市人民医院	江苏	无锡	三甲
7	滕州市中心人民医院	山东	枣庄	三甲
8	天门市第一人民医院	湖北	省直辖县（天门）	三甲
9	温岭市第一人民医院	浙江	台州	三甲
10	诸暨市人民医院	浙江	绍兴	三甲
11	泰兴市人民医院	江苏	泰州	三乙
12	常熟市第一人民医院	江苏	苏州	三级
13	义乌市中心医院	浙江	金华	三乙
14	东阳市人民医院	浙江	金华	三甲
15	常熟市第二人民医院	江苏	苏州	三乙
16	平邑县人民医院	山东	临沂	三乙
17	寿光市人民医院	山东	潍坊	三乙
18	普宁市人民医院	广东	揭阳	三甲
19	简阳市人民医院	四川	成都	三甲
20	单县中心医院	山东	菏泽	三甲
21	诸城市人民医院	山东	潍坊	三乙
22	兰陵县人民医院	山东	临沂	三乙
23	仙桃市第一人民医院	湖北	省直辖县（仙桃）	三甲
24	廉江市人民医院	广东	湛江	三级
25	兴化市人民医院	江苏	泰州	三乙
26	宁乡市人民医院	湖南	长沙	三级
27	莒县人民医院	山东	日照	三乙
28	永康市第一人民医院	浙江	金华	三乙
29	新昌县人民医院	浙江	绍兴	三乙
30	新泰市人民医院	山东	泰安	三乙

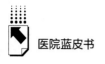

2022年智慧医院HIC 100强

定义：各类医院信息化、智慧化建设优秀的医院，含综合医院、专科医院、中医医院、社会办医医院等，不含部队医院。以医院信息化的有效应用和管理效果为主要评价维度。

名次	医院	得分	省份	城市	级别	信息化评级（EMR/互联互通/智慧服务）
1	中国医学科学院阜外医院	898.26	北京	北京	三甲	七级/四级甲等/4级
2	广州市妇女儿童医疗中心	892.92	广东	广州	三甲	七级/五级乙等/—
3	上海交通大学医学院附属瑞金医院	887.67	上海	上海	三甲	七级/五级乙等/3级
4	中国医科大学附属盛京医院	879.45	辽宁	沈阳	三甲	七级/五级乙等/—
5	北京大学第三医院	874.05	北京	北京	三甲	六级/五级乙等/3级
6	厦门大学附属第一医院	869.91	福建	厦门	三甲	六级/五级乙等/—
7	浙江大学医学院附属邵逸夫医院	863.67	浙江	杭州	三甲	五级/四级甲等/3级
8	中国科学技术大学附属第一医院(安徽省立医院)	859.65	安徽	合肥	三甲	—/五级乙等/—
9	北京大学深圳医院	850.66	广东	深圳	三甲	六级/五级乙等/—
10	上海市儿童医院	841.75	上海	上海	三甲	五级/五级乙等/3级
11	上海中医药大学附属龙华医院	838.59	上海	上海	三甲	—/五级乙等/—
12	青岛大学附属医院	832.93	山东	青岛	三甲	六级/五级乙等/—
13	首都医科大学宣武医院	827.68	北京	北京	三甲	五级/五级乙等/—
14	新疆维吾尔自治区人民医院	818.86	新疆	乌鲁木齐	三甲	六级/四级甲等/—
15	首都医科大学附属北京天坛医院	808.78	北京	北京	三甲	六级/四级甲等/3级
16	南京鼓楼医院	800.56	江苏	南京	三甲	六级/五级乙等/—
17	南昌大学第一附属医院	799.24	江西	南昌	三甲	五级/五级乙等/3级
18	北京大学人民医院	797.02	北京	北京	三甲	—/四级甲等/—
19	复旦大学附属儿科医院	788.92	上海	上海	三甲	—/五级乙等/—
20	江苏省苏北人民医院	786.64	江苏	扬州	三甲	六级/四级甲等/3级

续表

名次	医院	得分	省份	城市	级别	信息化评级 （EMR/互联互通/ 智慧服务）
21	浙江大学医学院附属第二医院	779.56	浙江	杭州	三甲	五级/五级乙等/3级
22	大连大学附属中山医院	775.24	辽宁	大连	三甲	五级/四级甲等/3级
23	郑州大学第一附属医院	766.99	河南	郑州	三甲	六级/四级甲等/3级
24	温州医科大学附属第一医院	760.08	浙江	温州	三甲	五级/四级甲等/—
25	河南省人民医院	751.54	河南	郑州	三甲	五级/五级乙等/—
26	鄂东医疗集团黄石市中心医院	748.78	湖北	黄石	三甲	六级/四级甲等/—
27	河北省人民医院	747.17	河北	石家庄	三甲	六级/四级甲等/—
28	中南大学湘雅医院	744.95	湖南	长沙	三甲	五级/五级乙等/—
29	安徽医科大学第一附属医院	737.2	安徽	合肥	三甲	五级/四级甲等/—
30	复旦大学附属中山医院	735.11	上海	上海	三甲	五级/四级甲等/—
31	天津市宁河区医院	729.15	天津	天津	三级	六级/—/—
32	浙江大学附属第一医院	728.05	浙江	杭州	三甲	五级/四级/—
33	烟台毓璜顶医院	720.85	山东	烟台	三甲	五级/四级甲等/—
34	江苏省人民医院	713.42	江苏	南京	三甲	—/五级乙等/3级
35	深圳市人民医院	711.49	广东	深圳	三甲	五级/五级乙等/—
36	中国医科大学附属第一医院	706.54	辽宁	沈阳	三甲	五级/四级甲等/—
37	浙江省台州医院	696.78	浙江	台州	三甲	六级/五级乙等/—
38	上海交通大学医学院附属上海儿童医学中心	686.62	上海	上海	三甲	—/四级甲等/—
39	新疆医科大学第一附属医院	685.42	新疆	乌鲁木齐	三甲	五级/四级甲等/—
40	四川大学华西医院	676.92	四川	成都	三甲	五级/四级/—
41	天津泰达国际心血管病医院	671.57	天津	天津	三甲	—/四级甲等/—
42	宁波市鄞州区第二医院	667.14	浙江	宁波	三乙	—/四级甲等/—
43	上海市第七人民医院	664.42	上海	上海	三甲	五级/四级甲等/—
44	无锡市第二人民医院	662.98	江苏	无锡	三甲	五级/四级甲等/—
45	北京清华长庚医院	655.03	北京	北京	三级	六级/—/—
46	北京协和医院	646.83	北京	北京	三甲	五级/四级甲等/—
47	国药同煤总医院	636.93	山西	大同	三甲	六级/四级甲等/—
48	厦门大学附属中山医院	633.81	福建	厦门	三甲	五级/五级乙等/3级
49	江阴市人民医院	629.79	江苏	无锡	三甲	六级/四级甲等/3级

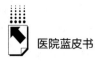

名次	医院	得分	省份	城市	级别	信息化评级 （EMR/互联互通/ 智慧服务）
50	河南省儿童医院	624.33	河南	郑州	三甲	五级/五级乙等/—
51	中国中医科学院广安门医院	620.09	北京	北京	三甲	五级/五级乙等/—
52	首都医科大学附属北京友谊医院	616.84	北京	北京	三甲	五级/四级甲等/3级
53	首都儿科研究所附属儿童医院	612.32	北京	北京	三甲	五级/四级甲等/—
54	上海市第六人民医院	607.8	上海	上海	三甲	五级/四级甲等/—
55	广州医科大学附属第二医院	601.44	广东	广州	三甲	—/五级乙等/—
56	昆明市儿童医院	596.8	云南	昆明	三甲	—/四级甲等/—
57	深圳市第二人民医院	594.22	广东	深圳	三甲	六级/五级乙等/—
58	杭州市第一人民医院	590.77	浙江	杭州	三甲	六级/五级乙等/—
59	连云港市第一人民医院	580.03	江苏	连云港	三甲	六级/四级甲等/3级
60	喀什地区第二人民医院	577.63	新疆	喀什地区	三甲	六级/—/—
61	克拉玛依市中心医院	574.58	新疆	克拉玛依	三甲	五级/四级甲等/—
62	深圳市中医院	568.82	广东	深圳	三甲	六级/五级乙等/—
63	北京大学口腔医院	567.82	北京	北京	三甲	五级/四级甲等/—
64	南京医科大学附属儿童医院	563.66	江苏	南京	三甲	五级/五级乙等/—
65	乌海市人民医院	556.06	内蒙古	乌海	三甲	六级/四级甲等/—
66	新疆医科大学附属肿瘤医院	551.18	新疆	乌鲁木齐	三甲	六级/四级甲等/—
67	山东第一医科大学第一附属医院	547.82	山东	济南	三甲	五级/四级甲等/—
68	福建医科大学附属第一医院	541.72	福建	福州	三甲	五级/四级甲等/—
69	南方医科大学南方医院	537.28	广东	广州	三甲	六级/五级乙等/—
70	石河子市人民医院	532.36	新疆	石河子 （省直辖县）	三甲	六级/四级甲等/—
71	暨南大学附属第一医院	525.31	广东	广州	三甲	—/四级甲等/—
72	福建省立医院	515.59	福建	福州	三甲	五级/四级甲等/—
73	广东省人民医院	511.23	广东	广州	三甲	五级/五级乙等/—
74	建德市第一人民医院	508.87	浙江	杭州	三乙	五级/四级甲等/3级
75	淮安市第一人民医院	506.91	江苏	淮安	三甲	五级/四级甲等/—
76	苏州大学附属第一医院	503.55	江苏	苏州	三甲	五级/四级甲等/—
77	上海交通大学医学院附属仁济医院	501.11	上海	上海	三甲	五级/五级乙等/—

名次	医院	得分	省份	城市	级别	信息化评级（EMR/互联互通/智慧服务）
78	珠海市人民医院	494.39	广东	珠海	三甲	五级/五级乙等/—
79	山东第一医科大学附属省立医院	491.89	山东	济南	三甲	—/四级甲等/—
80	北京医院	486.73	北京	北京	三甲	五级/—/—
81	四川省人民医院	482.05	四川	成都	三甲	五级/四级甲等/—
82	武汉市中心医院	479.17	湖北	武汉	三甲	五级/五级乙等/3级
83	东南大学附属中大医院	477.37	江苏	南京	三甲	五级/四级甲等/—
84	吉林大学中日联谊医院	471.87	吉林	长春	三甲	五级/五级乙等/—
85	复旦大学附属肿瘤医院	469.42	上海	上海	三甲	五级/四级甲等/—
86	郑州市中心医院	467.27	河南	郑州	三甲	五级/四级甲等/—
87	中山大学附属第一医院	464.11	广东	广州	三甲	五级/四级甲等/—
88	北京大学肿瘤医院	460.71	北京	北京	三甲	五级/四级甲等/3级
89	中日友好医院	453.45	北京	北京	三甲	五级/四级甲等/—
90	上海市杨浦区中心医院	446.33	上海	上海	三乙	六级/四级甲等/3级
91	厦门市第五医院	442.79	福建	厦门	三乙	五级/四级甲等/—
92	上海交通大学医学院附属新华医院	437.93	上海	上海	三甲	—/五级乙等/—
93	四川大学华西第二医院	436.73	四川	成都	三甲	五级/五级乙等/—
94	柳州市工人医院	435.28	广西	柳州	三甲	五级/四级甲等/—
95	江苏大学附属医院	430.72	江苏	镇江	三甲	五级/四级甲等/—
96	上海市东方医院	428.68	上海	上海	三甲	五级/四级甲等/—
97	吉林大学白求恩第一医院	424.52	吉林	长春	三甲	五级/五级乙等/—
98	赤峰市医院	420.78	内蒙古	赤峰	三甲	六级/四级甲等/—
99	梅州市人民医院	418.33	广东	梅州	三甲	五级/四级甲等/—
100	天门市第一人民医院	413.89	湖北	天门（省直辖县）	三甲	—/—/—

根据国家医保局通报：有一家医院存在以串换、虚记骨科高值医用耗材方式骗取医保基金的行为。以上违规事件触碰了诚信服务的"一票否决四要素"原则（一年内无骗保、无虚假广告、无欺诈病人和无医方承担主要责任的一级甲等医疗事故）。因此艾力彼医院竞争力指数委员会在本年度评价中暂停这家医院评价一年。

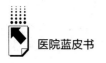

2022年智慧医院 HIC 101~300强

定义：各类医院信息化、智慧化建设优秀的医院，含综合医院、专科医院、中医医院、社会办医医院等，不含部队医院。以医院信息化的有效应用和管理效果为主要评价维度。

名次	医院	省份	城市	级别	信息化评级（EMR/互联互通/智慧服务）
101	浙江省人民医院	浙江	杭州	三甲	五级/五级乙等/3级
102	西安交通大学第一附属医院	陕西	西安	三甲	五级/四级甲等/—
103	浙江大学医学院附属妇产科医院	浙江	杭州	三甲	五级/五级乙等/3级
104	武汉大学中南医院	湖北	武汉	三甲	五级/四级甲等/—
105	浙江大学医学院附属儿童医院	浙江	杭州	三甲	五级/五级乙等/3级
106	上海市第十人民医院	上海	上海	三甲	五级/四级甲等/—
107	浙江省中医院	浙江	杭州	三甲	五级/五级乙等/3级
108	滨州医学院附属医院	山东	滨州	三甲	—/四级甲等/—
109	浙江医院	浙江	杭州	三甲	六级/四级甲等/3级
110	无锡市人民医院	江苏	无锡	三甲	五级/四级甲等/—
111	江西省儿童医院	江西	南昌	三甲	五级/四级甲等/—
112	上海市浦东新区人民医院	上海	上海	二甲	五级/四级甲等/—
113	广东省第二人民医院	广东	广州	三甲	五级/四级甲等/—
114	杭州师范大学附属医院	浙江	杭州	三甲	五级/四级甲等/3级
115	宁夏回族自治区人民医院	宁夏	银川	三甲	五级/四级甲等/—
116	南昌大学第二附属医院	江西	南昌	三甲	五级/四级甲等/—
117	赤峰学院附属医院	内蒙古	赤峰	三甲	五级/四级甲等/3级
118	上海市胸科医院	上海	上海	三甲	五级/五级乙等/—
119	华中科技大学同济医学院附属协和医院	湖北	武汉	三甲	五级/四级甲等/—
120	首都医科大学附属北京儿童医院	北京	北京	三甲	五级/四级甲等/—
121	苏州市立医院	江苏	苏州	三甲	五级/四级甲等/—
122	沈阳市第四人民医院	辽宁	沈阳	三甲	五级/四级甲等/—
123	中山大学肿瘤防治中心	广东	广州	三甲	五级/四级甲等/—
124	南京市第一医院	江苏	南京	三甲	五级/四级甲等/—

名次	医院	省份	城市	级别	信息化评级（EMR/互联互通/智慧服务）
125	上海市第一人民医院	上海	上海	三甲	五级/五级乙等/—
126	常州市第二人民医院	江苏	常州	三甲	—/四级甲等/—
127	阜外华中心血管病医院	河南	郑州	三甲	五级/四级甲等/—
128	镇江市第一人民医院	江苏	镇江	三甲	五级/四级甲等/—
129	临沂市人民医院	山东	临沂	三甲	五级/四级甲等/—
130	泰州市人民医院	江苏	泰州	三甲	五级/四级甲等/—
131	广西壮族自治区人民医院	广西	南宁	三甲	五级/四级甲等/—
132	内蒙古自治区人民医院	内蒙古	呼和浩特	三甲	五级/四级甲等/—
133	辽宁省人民医院	辽宁	沈阳	三甲	五级/四级甲等/—
134	兰州大学第二医院	甘肃	兰州	三甲	五级/五级乙等/—
135	厦门医学院附属第二医院	福建	厦门	三甲	五级/四级甲等/—
136	吉林大学第二医院	吉林	长春	三甲	—/五级乙等/—
137	杭州市中医院	浙江	杭州	三甲	五级/四级甲等/—
138	天津市北辰医院	天津	天津	三级	六级/四级甲等/—
139	张家港市第一人民医院	江苏	苏州	三甲	五级/四级甲等/—
140	阳江市人民医院	广东	阳江	三甲	五级/四级甲等/—
141	宜兴市人民医院	江苏	无锡	三甲	五级/四级甲等/—
142	日照市人民医院	山东	日照	三甲	五级/四级甲等/—
143	福建医科大学附属协和医院	福建	福州	三甲	五级/四级甲等/—
144	靖江市人民医院	江苏	泰州	三乙	五级/四级甲等/—
145	上海市普陀区中心医院	上海	上海	三乙	五级/四级甲等/—
146	武汉大学口腔医院	湖北	武汉	三甲	五级/四级甲等/—
147	漳州市医院	福建	漳州	三甲	五级/四级甲等/—
148	云南省肿瘤医院	云南	昆明	三甲	五级/—/—
149	厦门市妇幼保健院	福建	厦门	三甲	五级/四级甲等/—
150	南京市妇幼保健院	江苏	南京	三甲	五级/四级甲等/—
151	杭州市红十字会医院	浙江	杭州	三甲	五级/四级甲等/—
152	深圳市第三人民医院	广东	深圳	三甲	六级/四级甲等/—
153	嘉兴市第一医院	浙江	嘉兴	三甲	五级/四级甲等/—
154	深圳市儿童医院	广东	深圳	三甲	五级/四级甲等/—

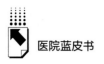
续表

名次	医院	省份	城市	级别	信息化评级 （EMR/互联互通/ 智慧服务）
155	辽宁省肿瘤医院	辽宁	沈阳	三甲	五级/四级甲等/—
156	深圳市妇幼保健院	广东	深圳	三甲	五级/四级甲等/—
157	复旦大学附属华山医院	上海	上海	三甲	五级/四级甲等/—
158	北京大学第一医院	北京	北京	三甲	—/四级甲等/—
159	山西医科大学第一医院	山西	太原	三甲	—/四级甲等/—
160	宁波市第一医院	浙江	宁波	三甲	—/五级乙等/—
161	大连医科大学附属第二医院	辽宁	大连	三甲	五级/五级乙等/—
162	广州中医药大学第一附属医院	广东	广州	三甲	五级/五级乙等/—
163	上海交通大学医学院附属精神卫生中心	上海	上海	三甲	五级/四级甲等/—
164	苏州市中医医院	江苏	苏州	三甲	五级/四级甲等/—
165	上海市普陀区人民医院	上海	上海	二甲	五级/四级甲等/—
166	苏州市第九人民医院	江苏	苏州	三级	五级/四级甲等/—
167	杭州市第三人民医院	浙江	杭州	三乙	五级/四级甲等/—
168	上海市徐汇区大华医院	上海	上海	二甲	五级/四级甲等/—
169	河北省沧州中西医结合医院	河北	沧州	三甲	五级/四级甲等/—
170	莆田学院附属医院	福建	莆田	三甲	五级/四级甲等/—
171	上海市静安区中心医院	上海	上海	三乙	—/四级甲等/—
172	广州市中西医结合医院	广东	广州	三甲	五级/四级甲等/—
173	哈尔滨医科大学附属第二医院	黑龙江	哈尔滨	三甲	—/四级甲等/—
174	山西医科大学第二医院	山西	太原	三甲	—/四级甲等/—
175	广东医科大学附属医院	广东	湛江	三甲	五级/五级乙等/—
176	河南省肿瘤医院	河南	郑州	三甲	五级/四级甲等/—
177	苏州大学附属儿童医院	江苏	苏州	三甲	—/四级甲等/—
178	浙江大学医学院附属第四医院	浙江	金华	三甲	五级/五级乙等/—
179	河北医科大学第二医院	河北	石家庄	三甲	—/四级甲等/—
180	树兰（杭州）医院	浙江	杭州	三甲	五级/—/3级
181	昆明医科大学第一附属医院	云南	昆明	三甲	五级/—/—
182	复旦大学附属华东医院	上海	上海	三甲	—/四级甲等/—
183	兰州大学第一医院	甘肃	兰州	三甲	—/四级甲等/—
184	陕西省人民医院	陕西	西安	三甲	—/四级甲等/—

续表

名次	医院	省份	城市	级别	信息化评级（EMR/互联互通/智慧服务）
185	南通大学附属医院	江苏	南通	三甲	五级/—/—
186	云南省第一人民医院	云南	昆明	三甲	—/四级甲等/—
187	中国医学科学院肿瘤医院	北京	北京	三甲	—/四级甲等/—
188	中山大学孙逸仙纪念医院	广东	广州	三甲	—/四级甲等/—
189	四川省肿瘤医院	四川	成都	三甲	—/四级甲等/—
190	聊城市人民医院	山东	聊城	三甲	—/四级甲等/—
191	南通市第一人民医院	江苏	南通	三甲	五级/四级甲等/—
192	温州医科大学附属第二医院	浙江	温州	三甲	—/四级甲等/—
193	苏州大学附属第二医院	江苏	苏州	三甲	五级/四级甲等/—
194	中国医学科学院肿瘤医院深圳医院	广东	深圳	三甲	—/四级甲等/—
195	吉林省肿瘤医院	吉林	长春	三甲	五级/四级甲等/—
196	四川大学华西口腔医院	四川	成都	三甲	—/四级甲等/—
197	北京朝阳医院	北京	北京	三甲	—/四级甲等/—
198	广州市第一人民医院	广东	广州	三甲	—/四级甲等/—
199	武汉大学人民医院	湖北	武汉	三甲	—/四级甲等/—
200	中山大学附属第三医院	广东	广州	三甲	—/四级甲等/—
201	山西省人民医院	山西	太原	三甲	—/四级甲等/—
202	济南市妇幼保健院	山东	济南	三甲	五级/五级乙等/—
203	深圳市宝安区妇幼保健院	广东	深圳	三级	—/五级乙等/—
204	济南市中心医院	山东	济南	三甲	五级/四级甲等/—
205	海南医学院第一附属医院	海南	海口	三甲	—/四级甲等/—
206	广州医科大学附属第一医院	广东	广州	三甲	五级/四级甲等/—
207	江门市妇幼保健院	广东	江门	三级	五级/—/—
208	青岛市市立医院	山东	青岛	三甲	五级/—/—
209	重庆医科大学附属儿童医院	重庆	重庆	三甲	—/四级甲等/—
210	广东省中医院	广东	广州	三甲	五级/四级甲等/—
211	济宁医学院附属医院	山东	济宁	三甲	—/四级甲等/—
212	粤北人民医院	广东	韶关	三甲	—/四级甲等/—
213	上海中医药大学附属曙光医院	上海	上海	三甲	—/四级甲等/—
214	中山大学中山眼科中心	广东	广州	三甲	—/四级甲等/—

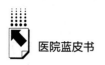

名次	医院	省份	城市	级别	信息化评级（EMR/互联互通/智慧服务）
215	河南中医药大学第一附属医院	河南	郑州	三甲	—/四级甲等/—
216	河北省中医院	河北	石家庄	三甲	—/四级甲等/—
217	山东大学第二医院	山东	济南	三甲	—/四级甲等/—
218	广东省妇幼保健院	广东	广州	三甲	—/四级甲等/—
219	重庆大学附属三峡医院	重庆	重庆	三甲	—/四级甲等/—
220	南方医科大学珠江医院	广东	广州	三甲	—/四级甲等/—
221	上海市同济医院	上海	上海	三甲	—/四级乙等/—
222	山东中医药大学附属医院	山东	济南	三甲	—/四级甲等/—
223	宜昌市中心人民医院	湖北	宜昌	三甲	—/四级甲等/—
224	上海交通大学医学院附属第九人民医院	上海	上海	三甲	—/四级甲等/—
225	中山大学附属第五医院	广东	珠海	三甲	—/四级甲等/—
226	江南大学附属医院	江苏	无锡	三甲	—/—/—
227	昆明医科大学第二附属医院	云南	昆明	三甲	—/四级乙等/—
228	肇庆市第一人民医院	广东	肇庆	三甲	—/四级甲等/—
229	哈尔滨医科大学附属第一医院	黑龙江	哈尔滨	三甲	五级/四级甲等/—
230	沧州市中心医院	河北	沧州	三甲	—/四级甲等/—
231	江西省人民医院	江西	南昌	三甲	五级/四级甲等/—
232	华中科技大学协和深圳医院（南山医院）	广东	深圳	三甲	五级/—/—
233	湖南省人民医院	湖南	长沙	三甲	—/四级甲等/—
234	大连医科大学附属第一医院	辽宁	大连	三甲	—/四级甲等/—
235	宁夏医科大学总医院	宁夏	银川	三甲	—/四级甲等/—
236	中国中医科学院西苑医院	北京	北京	三甲	—/四级甲等/—
237	武汉市第一医院	湖北	武汉	三甲	五级/四级甲等/—
238	首都医科大学附属北京世纪坛医院	北京	北京	三甲	五级/四级甲等/—
239	中国科学院大学宁波华美医院	浙江	宁波	三甲	—/四级甲等/—
240	中国医科大学附属第四医院	辽宁	沈阳	三甲	—/四级甲等/—
241	中南大学湘雅三医院	湖南	长沙	三甲	五级/四级乙等/—
242	上海市同仁医院	上海	上海	三乙	—/四级甲等/—
243	香港大学深圳医院	广东	深圳	三甲	—/四级甲等/—
244	山东省立第三医院	山东	济南	三甲	—/四级甲等/—

名次	医院	省份	城市	级别	信息化评级 （EMR/互联互通/ 智慧服务）
245	航天中心医院	北京	北京	三级	—/四级甲等/—
246	江苏省肿瘤医院	江苏	南京	三甲	—/四级甲等/—
247	洛阳市中心医院	河南	洛阳	三甲	五级/—/—
248	复旦大学附属中山医院厦门医院	福建	厦门	三级	—/四级甲等/—
249	成武县人民医院	山东	菏泽	三乙	五级/—/—
250	佛山市妇幼保健院	广东	佛山	三甲	—/四级甲等/—
251	鄂尔多斯市中心医院	内蒙古	鄂尔多斯	三甲	五级/—/—
252	厦门市第三医院	福建	厦门	三乙	—/四级甲等/—
253	建湖县人民医院	江苏	盐城	三乙	五级/—/—
254	清远市人民医院	广东	清远	三甲	—/四级甲等/—
255	涟水县人民医院	江苏	淮安	三级	五级/—/—
256	佛山市第一人民医院	广东	佛山	三甲	—/四级甲等/—
257	汕头市中心医院	广东	汕头	三甲	五级/四级甲等/—
258	延安大学附属医院	陕西	延安	三甲	—/四级甲等/—
259	锦州医科大学附属第一医院	辽宁	锦州	三甲	—/四级甲等/—
260	湖南省儿童医院	湖南	长沙	三甲	—/四级甲等/—
261	佛山市中医院	广东	佛山	三甲	—/四级甲等/—
262	武汉市普仁医院	湖北	武汉	三甲	—/四级乙等/—
263	阜阳市人民医院	安徽	阜阳	三甲	五级/—/—
264	肇东市人民医院	黑龙江	绥化	三乙	五级/—/—
265	秦皇岛市第一医院	河北	秦皇岛	三甲	六级/—/—
266	福建医科大学孟超肝胆医院	福建	福州	三甲	—/四级甲等/—
267	中山市人民医院	广东	中山	三甲	—/四级甲等/—
268	莒县人民医院	山东	日照	三乙	五级/—/—
269	成都市第二人民医院	四川	成都	三甲	—/四级甲等/—
270	平阴县人民医院	山东	济南	二甲	五级/—/—
271	江门市中心医院	广东	江门	三甲	—/四级甲等/—
272	曹县人民医院	山东	菏泽	三乙	五级/—/—
273	江苏省妇幼保健院	江苏	南京	三甲	六级/—/—
274	界首市人民医院	安徽	阜阳	三级	五级/—/—

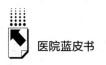

续表

名次	医院	省份	城市	级别	信息化评级（EMR/互联互通/智慧服务）
275	德江县人民医院	贵州	铜仁	三乙	五级/—/—
276	周口市中心医院	河南	周口	三甲	五级/—/—
277	汕头大学医学院第一附属医院	广东	汕头	三甲	—/四级乙等/—
278	成都市第三人民医院	四川	成都	三甲	—/四级甲等/—
279	柳州市中医医院	广西	柳州	三甲	五级/—/—
280	重庆大学附属肿瘤医院	重庆	重庆	三甲	—/四级甲等/—
281	大同市第三人民医院	山西	大同	三甲	—/四级甲等/—
282	长安医院	陕西	西安	三甲	—/—/—
283	南方医科大学第三附属医院	广东	广州	三甲	—/四级甲等/—
284	曲靖市第一人民医院	云南	曲靖	三甲	—/四级甲等/—
285	泰安市中心医院	山东	泰安	三甲	—/四级甲等/—
286	东至县人民医院	安徽	池州	二甲	五级/—/—
287	山东大学齐鲁医院	山东	济南	三甲	—/—/—
288	首都医科大学附属北京中医医院	北京	北京	三甲	—/四级甲等/—
289	西北妇女儿童医院	陕西	西安	三甲	—/—/—
290	郴州市第一人民医院	湖南	郴州	三甲	—/四级甲等/—
291	重庆市中医院	重庆	重庆	三甲	—/四级乙等/—
292	新疆佳音医院	新疆	乌鲁木齐	三甲	—/—/—
293	银川市妇幼保健院	宁夏	银川	三甲	五级/—/—
294	中山大学附属口腔医院	广东	广州	三甲	—/四级甲等/—
295	牡丹江市肿瘤医院	黑龙江	牡丹江	三甲	五级/—/—
296	江苏省中医院	江苏	南京	三甲	五级/—/—
297	徐州医科大学附属医院	江苏	徐州	三甲	—/—/—
298	太和县人民医院	安徽	阜阳	三甲	五级/—/—
299	沭阳县中医院	江苏	宿迁	三乙	—/—/—
300	济宁市第一人民医院	山东	济宁	三甲	—/—/—

2022年智慧医院 HIC 301~500强

定义：各类医院信息化、智慧化建设优秀的医院，含综合医院、专科医院、中医医院、社会办医院等，不含部队医院。以医院信息化的有效应用和管理效果为主要评价维度。

省（区、市）	医院	城市	级别	信息化评级（EMR/互联互通/智慧服务）
安徽	安徽医科大学第四附属医院	合肥	三级	—/四级甲等/—
	安徽中医药大学第一附属医院	合肥	三甲	五级/—/—
	安庆市立医院	安庆	三甲	—/—/—
	合肥市第一人民医院	合肥	三甲	—/—/—
	铜陵市人民医院	铜陵	三甲	—/四级甲等/—
	芜湖市第二人民医院	芜湖	三甲	—/四级甲等/—
	芜湖市第一人民医院	芜湖	三甲	—/四级乙等/—
北京	北京大学国际医院	北京	三甲	—/四级甲等/—
	北京积水潭医院	北京	三甲	—/—/—
	北京市垂杨柳医院	北京	三级	—/四级甲等/—
	北京中医药大学东直门医院	北京	三甲	—/—/—
	国家电网公司北京电力医院	北京	三级	—/四级甲等/—
	首都医科大学附属北京安贞医院	北京	三甲	—/—/—
	首都医科大学附属北京同仁医院	北京	三甲	—/—/—
	中国医学科学院整形外科医院	北京	三甲	—/四级甲等/—
重庆	重庆市第九人民医院	重庆	三甲	—/四级甲等/—
	重庆市第十三人民医院	重庆	二甲	—/四级甲等/—
	重庆市南川区人民医院	重庆	三甲	—/四级甲等/—
	重庆市人民医院	重庆	三甲	—/—/—
	重庆医科大学附属大学城医院	重庆	三甲	—/四级乙等/—
	重庆医科大学附属第二医院	重庆	三甲	—/—/—
	重庆医科大学附属第一医院	重庆	三甲	—/—/—
	重庆医科大学附属永川医院	重庆	三甲	—/四级甲等/—

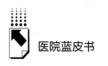

省 （区、市）	医院	城市	级别	信息化评级 （EMR/互联互通/ 智慧服务）
福建	福建省口腔医院	福州	三甲	—/—/—
	福建省南平市第一医院	南平	三甲	—/四级甲等/—
	福建中医药大学附属人民医院	福州	三甲	—/四级甲等/—
	福清市医院	福州	三级	—/—/—
	福州市第一医院	福州	三甲	—/—/—
	龙岩市第一医院	龙岩	三甲	—/四级甲等/—
	泉州市第一医院	泉州	三甲	五级/—/—
	厦门弘爱医院	厦门	三级	五级/—/—
	厦门市儿童医院	厦门	三甲	—/四级甲等/—
	厦门市中医院	厦门	三甲	—/四级甲等/—
	厦门医学院附属口腔医院	厦门	三级	—/四级甲等/—
甘肃	甘肃省人民医院	兰州	三甲	—/—/—
	甘肃省武威肿瘤医院	武威	三甲	—/四级乙等/—
广东	东莞东华医院	东莞	三甲	—/—/—
	东莞市第八人民医院（东莞市儿童医院）	东莞	三级	—/四级甲等/—
	广东医科大学顺德妇女儿童医院	佛山	三甲	—/—/—
	广州市番禺区中心医院	广州	三甲	—/四级甲等/—
	广州医科大学附属第三医院	广州	三甲	—/四级甲等/—
	广州医科大学附属第五医院	广州	三甲	—/四级甲等/—
	南方医科大学附属东莞医院（东莞市人民医院）	东莞	三甲	—/四级甲等/—
	南方医科大学深圳医院	深圳	三甲	—/四级甲等/—
	深圳市宝安区人民医院	深圳	三甲	—/四级甲等/—
	深圳市眼科医院	深圳	三级	五级/—/—
广西	广西医科大学第一附属医院	南宁	三甲	—/—/—
	广西中医药大学第一附属医院	南宁	三甲	—/—/—
	柳州市人民医院	柳州	三甲	五级/四级甲等/—
	南宁市第二人民医院	南宁	三甲	—/四级甲等/—
贵州	贵州省人民医院	贵阳	三甲	—/—/—
	贵州医科大学附属医院	贵阳	三甲	—/—/—
海南	海南省第三人民医院	三亚	三甲	—/四级甲等/—
	海南省人民医院	海口	三甲	—/—/—
	海南医学院第二附属医院	海口	三甲	—/—/—

省 （区、市）	医院	城市	级别	信息化评级 （EMR/互联互通/ 智慧服务）
河北	沧州市人民医院	沧州	三甲	—/四级甲等/—
	承德医学院附属医院	承德	三甲	—/四级甲等/—
	河北省儿童医院	石家庄	三甲	—/—/—
	河北医科大学第三医院	石家庄	三甲	—/—/—
	河北医科大学第一医院	石家庄	三甲	—/四级乙等/—
	石家庄市人民医院	石家庄	三甲	—/四级甲等/—
河南	河南大学第一附属医院	开封	三甲	—/—/—
	河南科技大学第一附属医院	洛阳	三甲	—/四级甲等/—
	滑县人民医院	安阳	三级	—/—/—
	焦作市第二人民医院	焦作	三甲	—/—/—
	洛阳东方医院	洛阳	三级	—/四级甲等/—
	漯河市中心医院	漯河	三甲	五级/—/—
	南阳南石医院	南阳	三甲	—/—/—
	南阳市中心医院	南阳	三甲	—/—/—
	新乡医学院第一附属医院	新乡	三甲	—/—/—
湖北	公安县中医医院	荆州	三甲	—/四级甲等/—
	湖北民族大学附属民大医院	恩施州	三甲	—/四级甲等/—
	湖北省妇幼保健院	武汉	三甲	五级/四级甲等/—
	湖北省十堰市太和医院	十堰	三甲	—/四级甲等/—
	湖北省中医院	武汉	三甲	—/四级甲等/—
	十堰市人民医院	十堰	三甲	—/四级甲等/—
	武汉市第三医院	武汉	三甲	—/四级甲等/—
	武汉市妇女儿童医疗保健中心	武汉	三甲	—/四级甲等/—
	武汉市江夏区第一人民医院	武汉	三级	—/四级甲等/—
	武汉市中医医院	武汉	三甲	—/四级甲等/—
	仙桃市第一人民医院	仙桃（省 直辖县）	三甲	—/—/—
	宜昌市第一人民医院	宜昌	三甲	—/四级甲等/—
	英山县人民医院	黄冈	二甲	五级/四级甲等/—
湖南	湖南省肿瘤医院	长沙	三甲	—/四级甲等/—
	湘潭市中心医院	湘潭	三甲	—/四级甲等/—
	中南大学湘雅二医院	长沙	三甲	—/—/—

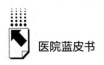

续表

省 （区、市）	医院	城市	级别	信息化评级 （EMR/互联互通/ 智慧服务）
吉林	吉林市中心医院	吉林	三甲	—/四级甲等/—
	长春中医药大学附属医院	长春	三甲	—/四级甲等/—
江苏	常熟市第二人民医院	苏州	三乙	—/四级乙等/—
	常州市第一人民医院	常州	三甲	—/—/—
	常州市中医医院	常州	三甲	—/—/—
	淮安市第二人民医院	淮安	三甲	—/四级甲等/—
	江阴市中医院	无锡	三乙	—/—/—
	昆山市第一人民医院	苏州	三甲	—/—/—
	连云港市第二人民医院	连云港	三甲	五级/—/—
	南京市中西医结合医院	南京	三甲	—/四级甲等/—
	南京市中医院	南京	三甲	五级/四级甲等/—
	南京医科大学第二附属医院	南京	三甲	—/—/—
	南京医科大学附属明基医院	南京	三乙	—/—/—
	南通市妇幼保健院	南通	三甲	—/四级甲等/—
	如皋市人民医院	南通	三乙	—/—/—
	太仓市第一人民医院	苏州	三乙	五级/四级甲等/—
	泰州市中医院	泰州	三甲	—/—/—
	无锡市中医医院	无锡	三甲	—/四级/—
	徐州矿务集团总医院	徐州	三甲	—/四级甲等/—
	徐州市中心医院	徐州	三甲	—/四级甲等/—
	盐城市第一人民医院	盐城	三甲	—/—/—
江西	赣南医学院第一附属医院	赣州	三甲	—/四级乙等/—
	赣州市人民医院	赣州	三甲	—/—/—
	江西省妇幼保健院	南昌	三甲	—/四级甲等/—
	江西省胸科医院	南昌	三甲	—/四级甲等/—
	江西省肿瘤医院	南昌	三甲	—/四级甲等/—
	江西中医药大学附属医院	南昌	三甲	—/—/—
辽宁	朝阳市中心医院	朝阳	三甲	—/四级甲等/—
	大连市妇女儿童医疗中心	大连	三甲	—/四级甲等/—
	大连市中心医院	大连	三甲	—/四级甲等/—

省 （区、市）	医院	城市	级别	信息化评级 （EMR/互联互通/ 智慧服务）
内蒙古	包头市中心医院	包头	三甲	—/四级甲等/—
	包头医学院第二附属医院	包头	三乙	—/四级甲等/—
	赤峰市宁城县中心医院	赤峰	三乙	—/—/—
	呼伦贝尔市人民医院	呼伦贝尔	三甲	—/四级甲等/—
	内蒙古包钢医院	包头	三甲	—/四级甲等/—
	内蒙古医科大学附属医院	呼和浩特	三甲	—/—/—
	内蒙古自治区妇幼保健院	呼和浩特	三甲	—/四级甲等/—
	内蒙古自治区肿瘤医院	呼和浩特	三甲	—/四级甲等/—
	兴安盟人民医院	兴安盟	三甲	—/四级甲等/—
宁夏	银川市第一人民医院	银川	三甲	—/—/—
青海	青海大学附属医院	西宁	三甲	—/—/—
	青海红十字医院	西宁	三甲	—/四级甲等/—
山东	北大医疗鲁中医院	淄博	三甲	—/四级甲等/—
	东阿县人民医院	聊城	三乙	—/四级甲等/—
	菏泽市立医院	菏泽	三甲	—/四级甲等/—
	临沂市中心医院	临沂	三甲	—/四级甲等/—
	平邑县人民医院	临沂	三乙	—/—/—
	青岛市妇女儿童医院	青岛	三甲	—/四级甲等/—
	山东大学齐鲁儿童医院	济南	三甲	—/四级甲等/—
	山东第一医科大学第二附属医院	泰安	三甲	—/四级甲等/—
	滕州市中心人民医院	枣庄	三甲	—/四级甲等/—
	潍坊市益都中心医院	潍坊	三甲	—/四级甲等/—
	沂南县人民医院	临沂	三乙	—/—/—
	淄博市妇幼保健院	淄博	三甲	—/四级甲等/—
	淄博市市立医院	淄博	三甲	—/四级甲等/—
山西	山西省汾阳医院	吕梁	三甲	五级/—/—
	山西省中医院	太原	三甲	—/—/—
	山西省肿瘤医院	太原	三甲	—/—/—
陕西	神木市医院	榆林	三乙	—/四级甲等/—
	西安交通大学第二附属医院	西安	三甲	—/四级乙等/—

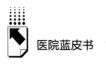
续表

省 （区、市）	医院	城市	级别	信息化评级 （EMR/互联互通/ 智慧服务）
上海	复旦大学附属妇产科医院	上海	三甲	—/四级甲等/—
	复旦大学附属眼耳鼻喉科医院	上海	三甲	—/四级甲等/—
	上海市第一妇婴保健院	上海	三甲	—/四级甲等/—
	上海市浦东新区浦南医院	上海	二甲	—/四级甲等/—
	上海市中西医结合医院	上海	三甲	—/四级甲等/—
	上海市中医医院	上海	三甲	—/四级甲等/—
	上海中医药大学附属岳阳中西医结合医院	上海	三甲	—/—/—
	中国福利会国际和平妇幼保健院	上海	三甲	—/四级甲等/—
四川	成都市第五人民医院	成都	三甲	—/四级甲等/—
	成都市第一人民医院	成都	三甲	—/—/—
	川北医学院附属医院	南充	三甲	—/四级甲等/—
	德阳市人民医院	德阳	三甲	—/四级甲等/—
	绵阳市中心医院	绵阳	三甲	—/—/—
	南充市中心医院	南充	三甲	—/四级甲等/—
	四川省妇幼保健院	成都	三甲	—/四级甲等/—
	遂宁市中心医院	遂宁	三甲	—/四级甲等/—
	西南医科大学附属医院	泸州	三甲	五级/四级甲等/—
	西南医科大学附属中医医院	泸州	三甲	—/—/—
	宜宾市第二人民医院	宜宾	三甲	—/四级乙等/—
	自贡市第四人民医院	自贡	三甲	—/四级甲等/—
天津	天津市第三中心医院	天津	三甲	—/四级甲等/—
	天津市第一中心医院	天津	三甲	—/—/—
	天津市肿瘤医院	天津	三甲	—/—/—
	天津胸科医院	天津	三甲	—/—/—
	天津医科大学第二医院	天津	三甲	—/—/—
	天津医科大学总医院	天津	三甲	—/—/—
	天津中医药大学第一附属医院	天津	三甲	—/—/—
新疆	喀什地区第一人民医院	喀什地区	三甲	—/—/—
	克州人民医院	克孜州	三甲	—/—/—

省 （区、市）	医院	城市	级别	信息化评级 （EMR/互联互通/ 智慧服务）
云南	红河州第一人民医院	红河州	三甲	—/—/—
	玉溪市人民医院	玉溪	三甲	—/四级甲等/—
	云南省阜外心血管病医院	昆明	三级	五级/—/—
浙江	杭州市儿童医院	杭州	三甲	—/四级甲等/—
	杭州市妇产科医院	杭州	三甲	—/四级甲等/—
	杭州市肿瘤医院	杭州	三级	—/四级甲等/—
	湖州市中心医院	湖州	三甲	—/四级甲等/—
	嘉兴市妇幼保健院	嘉兴	三甲	—/四级甲等/—
	金华市中心医院	金华	三甲	—/四级甲等/—
	宁波大学医学院附属医院	宁波	三甲	—/四级甲等/—
	宁波市妇女儿童医院	宁波	三甲	—/四级甲等/—
	宁波市鄞州人民医院	宁波	三乙	五级/四级甲等/—
	宁波市中医院	宁波	三甲	—/四级甲等/—
	瑞安市人民医院	温州	三甲	五级/四级乙等/—
	绍兴市人民医院	绍兴	三甲	—/四级甲等/—
	台州市立医院	台州	三乙	—/四级甲等/—
	台州市中心医院	台州	三甲	—/四级甲等/—
	温岭市第一人民医院	台州	三乙	五级/四级甲等/—
	温州康宁医院	温州	三甲	—/—/—
	温州市中心医院	温州	三甲	—/四级甲等/—
	象山县第一人民医院	宁波	三乙	—/四级甲等/—
	义乌市中心医院	金华	三乙	—/四级甲等/—
	浙江省立同德医院	杭州	三甲	—/四级甲等/—
	浙江省肿瘤医院	杭州	三甲	—/四级甲等/—
	浙江中医药大学附属第三医院	杭州	三甲	—/四级甲等/—

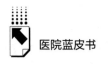

2022年顶级医院 HIC 60强

定义：以上榜顶级医院 100 强的综合医院为基础，智慧医院 HIC 建设 60 强。

名次	医院	省份	城市	级别	信息化评级（EMR/互联互通/智慧服务）	2022 年智慧医院 HIC 500 强排名
1	上海交通大学医学院附属瑞金医院	上海	上海	三甲	七级/五级乙等/3 级	3
2	中国医科大学附属盛京医院	辽宁	沈阳	三甲	七级/五级乙等/—	4
3	北京大学第三医院	北京	北京	三甲	六级/五级乙等/3 级	5
4	厦门大学附属第一医院	福建	厦门	三甲	六级/五级乙等/—	6
5	浙江大学医学院附属邵逸夫医院	浙江	杭州	三甲	五级/四级甲等/3 级	7
6	中国科学技术大学附属第一医院（安徽省立医院）	安徽	合肥	三甲	—/五级乙等/—	8
7	青岛大学附属医院	山东	青岛	三甲	六级/五级乙等/—	12
8	首都医科大学宣武医院	北京	北京	三甲	五级/五级乙等/—	13
9	新疆维吾尔自治区人民医院	新疆	乌鲁木齐	三甲	六级/四级甲等/—	14
10	首都医科大学附属北京天坛医院	北京	北京	三甲	六级/四级甲等/3 级	15
11	南京鼓楼医院	江苏	南京	三甲	六级/五级乙等/—	16
12	南昌大学第一附属医院	江西	南昌	三甲	五级/五级乙等/3 级	17
13	北京大学人民医院	北京	北京	三甲	—/四级甲等/—	18
14	浙江大学医学院附属第二医院	浙江	杭州	三甲	五级/五级乙等/3 级	21
15	郑州大学第一附属医院	河南	郑州	三甲	六级/四级甲等/3 级	23
16	温州医科大学附属第一医院	浙江	温州	三甲	五级/四级甲等/—	24

名次	医院	省份	城市	级别	信息化评级（EMR/互联互通/智慧服务）	2022年智慧医院HIC 500强排名
17	河南省人民医院	河南	郑州	三甲	五级/五级乙等/—	25
18	中南大学湘雅医院	湖南	长沙	三甲	五级/五级乙等/—	28
19	安徽医科大学第一附属医院	安徽	合肥	三甲	五级/四级甲等/—	29
20	复旦大学附属中山医院	上海	上海	三甲	五级/四级甲等/—	30
21	浙江大学附属第一医院	浙江	杭州	三甲	五级/四级/—	32
22	烟台毓璜顶医院	山东	烟台	三甲	五级/四级甲等/—	33
23	江苏省人民医院	江苏	南京	三甲	—/五级乙等/3级	34
24	深圳市人民医院	广东	深圳	三甲	五级/五级乙等/—	35
25	中国医科大学附属第一医院	辽宁	沈阳	三甲	五级/四级甲等/—	36
26	新疆医科大学第一附属医院	新疆	乌鲁木齐	三甲	五级/四级甲等/—	39
27	四川大学华西医院	四川	成都	三甲	五级/四级/—	40
28	北京协和医院	北京	北京	三甲	五级/四级甲等/—	46
29	厦门大学附属中山医院	福建	厦门	三甲	五级/五级乙等/3级	48
30	首都医科大学附属北京友谊医院	北京	北京	三甲	五级/四级甲等/3级	52
31	上海市第六人民医院	上海	上海	三甲	五级/四级乙等/—	54
32	广州医科大学附属第二医院	广东	广州	三甲	—/五级乙等/—	55
33	杭州市第一人民医院	浙江	杭州	三甲	六级/五级乙等/—	58
34	山东第一医科大学第一附属医院	山东	济南	三甲	五级/四级甲等/—	67
35	福建医科大学附属第一医院	福建	福州	三甲	五级/四级甲等/—	68
36	南方医科大学南方医院	广东	广州	三甲	六级/五级乙等/—	69
37	福建省立医院	福建	福州	三甲	五级/四级甲等/—	72
38	广东省人民医院	广东	广州	三甲	五级/五级乙等/—	73
39	苏州大学附属第一医院	江苏	苏州	三甲	五级/四级甲等/—	76
40	上海交通大学医学院附属仁济医院	上海	上海	三甲	五级/五级乙等/—	77

续表

名次	医院	省份	城市	级别	信息化评级（EMR/互联互通/智慧服务）	2022年智慧医院HIC 500强排名
41	山东第一医科大学附属省立医院	山东	济南	三甲	—/四级甲等/—	79
42	北京医院	北京	北京	三甲	五级/—/—	80
43	四川省人民医院	四川	成都	三甲	五级/四级甲等/—	81
44	武汉市中心医院	湖北	武汉	三甲	五级/五级乙等/3级	82
45	东南大学附属中大医院	江苏	南京	三甲	五级/四级甲等/—	83
46	吉林大学中日联谊医院	吉林	长春	三甲	五级/五级乙等/—	84
47	中山大学附属第一医院	广东	广州	三甲	五级/四级甲等/—	87
48	中日友好医院	北京	北京	三甲	五级/四级甲等/—	89
49	上海交通大学医学院附属新华医院	上海	上海	三甲	—/五级乙等/—	92
50	上海市东方医院	上海	上海	三甲	五级/四级甲等/—	96
51	吉林大学白求恩第一医院	吉林	长春	三甲	五级/五级乙等/—	97
52	浙江省人民医院	浙江	杭州	三甲	五级/五级乙等/3级	101
53	西安交通大学第一附属医院	陕西	西安	三甲	五级/四级甲等/—	102
54	武汉大学中南医院	湖北	武汉	三甲	五级/四级甲等/—	104
55	上海市第十人民医院	上海	上海	三甲	五级/四级甲等/—	106
56	南昌大学第二附属医院	江西	南昌	三甲	五级/四级甲等/—	116
57	华中科技大学同济医学院附属协和医院	湖北	武汉	三甲	五级/四级甲等/—	119
58	上海市第一人民医院	上海	上海	三甲	五级/五级乙等/—	125
59	兰州大学第二医院	甘肃	兰州	三甲	五级/五级乙等/—	134
60	吉林大学第二医院	吉林	长春	三甲	—/五级乙等/—	136

2022年省单医院HIC 60强

定义：以上榜省单医院100强的综合医院为基础，智慧医院HIC建设60强。

名次	医院	省份	城市	级别	信息化评级（EMR/互联互通/智慧服务）	2022年智慧医院HIC 500强排名
1	北京大学深圳医院	广东	深圳	三甲	六级/五级乙等/—	9
2	大连大学附属中山医院	辽宁	大连	三甲	五级/四级甲等/3级	22
3	河北省人民医院	河北	石家庄	三甲	六级/四级甲等/—	27
4	北京清华长庚医院	北京	北京	三级	六级/—/—	45
5	深圳市第二人民医院	广东	深圳	三甲	六级/五级乙等/—	57
6	暨南大学附属第一医院	广东	广州	三甲	—/四级甲等/—	71
7	郑州市中心医院	河南	郑州	三甲	五级/四级甲等/—	86
8	厦门市第五医院	福建	厦门	三乙	五级/四级甲等/—	91
9	浙江医院	浙江	杭州	三甲	六级/四级甲等/3级	109
10	广东省第二人民医院	广东	广州	三甲	五级/四级甲等/—	113
11	杭州师范大学附属医院	浙江	杭州	三甲	五级/四级甲等/3级	114
12	宁夏回族自治区人民医院	宁夏	银川	三甲	五级/四级甲等/—	115
13	沈阳市第四人民医院	辽宁	沈阳	三甲	五级/四级甲等/—	122
14	南京市第一医院	江苏	南京	三甲	五级/四级甲等/—	124
15	广西壮族自治区人民医院	广西	南宁	三甲	五级/四级甲等/—	131
16	内蒙古自治区人民医院	内蒙古	呼和浩特	三甲	五级/四级甲等/—	132
17	辽宁省人民医院	辽宁	沈阳	三甲	五级/四级甲等/—	133
18	厦门医学院附属第二医院	福建	厦门	三甲	五级/四级甲等/—	135
19	深圳市第三人民医院	广东	深圳	三甲	六级/四级甲等/—	152
20	宁波市第一医院	浙江	宁波	三甲	—/五级乙等/—	160
21	山西医科大学第二医院	山西	太原	三甲	—/四级甲等/—	174

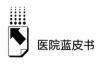
续表

名次	医院	省份	城市	级别	信息化评级 （EMR/互联互通/ 智慧服务）	2022年 智慧医院 HIC 500强 排名
22	云南省第一人民医院	云南	昆明	三甲	—/四级甲等/—	186
23	山西省人民医院	山西	太原	三甲	—/四级甲等/—	201
24	济南市中心医院	山东	济南	三甲	五级/四级甲等/—	204
25	海南医学院第一附属医院	海南	海口	三甲	—/四级甲等/—	205
26	青岛市市立医院	山东	青岛	三甲	五级/—/—	208
27	山东大学第二医院	山东	济南	三甲	—/四级甲等/—	217
28	重庆大学附属三峡医院	重庆	重庆	三甲	—/四级甲等/—	219
29	上海市同济医院	上海	上海	三甲	—/四级乙等/—	221
30	昆明医科大学第二附属医院	云南	昆明	三甲	—/四级乙等/—	227
31	江西省人民医院	江西	南昌	三甲	五级/四级甲等/—	231
32	华中科技大学协和深圳医院（南山医院）	广东	深圳	三甲	五级/—/—	232
33	首都医科大学附属北京世纪坛医院	北京	北京	三甲	五级/四级甲等/—	238
34	中国科学院大学宁波华美医院	浙江	宁波	三甲	—/四级甲等/—	239
35	中国医科大学附属第四医院	辽宁	沈阳	三甲	—/四级甲等/—	240
36	上海市同仁医院	上海	上海	三乙	—/四级甲等/—	242
37	香港大学深圳医院	广东	深圳	三甲	—/四级甲等/—	243
38	山东省立第三医院	山东	济南	三甲	—/四级甲等/—	244
39	航天中心医院	北京	北京	三级	—/四级甲等/—	245
40	复旦大学附属中山医院厦门医院	福建	厦门	三级	—/四级甲等/—	248
41	厦门市第三医院	福建	厦门	三乙	—/四级甲等/—	252
42	成都市第二人民医院	四川	成都	三甲	—/四级甲等/—	269

名次	医院	省份	城市	级别	信息化评级 （EMR/互联互通/ 智慧服务）	2022 年 智慧医院 HIC 500 强 排名
43	成都市第三人民医院	四川	成都	三甲	—/四级甲等/—	278
44	广州市番禺区中心医院	广东	广州	三甲	—/四级甲等/—	301~500
45	内蒙古医科大学附属医院	内蒙古	呼和浩特	三甲	—/—/—	301~500
46	贵州省人民医院	贵州	贵阳	三甲	—/—/—	301~500
47	甘肃省人民医院	甘肃	兰州	三甲	—/—/—	301~500
48	南京医科大学第二附属医院	江苏	南京	三甲	—/—/—	301~500
49	青海大学附属医院	青海	西宁	三甲	—/—/—	301~500
50	海南省人民医院	海南	海口	三甲	—/—/—	301~500
51	河北医科大学第一医院	河北	石家庄	三甲	—/四级乙等/—	301~500
52	重庆市人民医院	重庆	重庆	三甲	—/—/—	301~500
53	石家庄市人民医院	河北	石家庄	三甲	—/四级甲等/—	301~500
54	成都市第五人民医院	四川	成都	三甲	—/四级甲等/—	301~500
55	武汉市第三医院	湖北	武汉	三甲	—/四级甲等/—	301~500
56	大连市中心医院	辽宁	大连	三甲	—/四级甲等/—	301~500
57	天津市第三中心医院	天津	天津	三甲	—/四级甲等/—	301~500
58	广州医科大学附属第三医院	广东	广州	三甲	—/四级甲等/—	301~500
59	南宁市第二人民医院	广西	南宁	三甲	—/四级甲等/—	301~500
60	合肥市第一人民医院	安徽	合肥	三甲	—/—/—	301~500

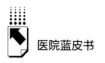

2022年地级城市医院HIC 60强

定义：以上榜地级城市医院500强的综合医院为基础，智慧医院HIC建设60强。

名次	医院	省份	城市	级别	信息化评级（EMR/互联互通/智慧服务）	2022年智慧医院HIC 500强排名
1	江苏省苏北人民医院	江苏	扬州	三甲	六级/四级甲等/3级	20
2	鄂东医疗集团黄石市中心医院	湖北	黄石	三甲	六级/四级甲等/—	26
3	浙江省台州医院	浙江	台州	三甲	六级/五级乙等/—	37
4	无锡市第二人民医院	江苏	无锡	三甲	五级/四级甲等/—	44
5	国药同煤总医院	山西	大同	三甲	六级/四级甲等/—	47
6	连云港市第一人民医院	江苏	连云港	三甲	六级/四级甲等/3级	59
7	喀什地区第二人民医院	新疆	喀什地区	三甲	六级/—/—	60
8	克拉玛依市中心医院	新疆	克拉玛依	三甲	五级/四级甲等/—	61
9	乌海市人民医院	内蒙古	乌海	三甲	六级/四级甲等/—	65
10	淮安市第一人民医院	江苏	淮安	三甲	五级/四级甲等/—	75
11	珠海市人民医院	广东	珠海	三甲	五级/五级乙等/—	78
12	柳州市工人医院	广西	柳州	三甲	五级/四级甲等/—	94
13	江苏大学附属医院	江苏	镇江	三甲	五级/四级甲等/—	95
14	梅州市人民医院	广东	梅州	三甲	五级/四级甲等/—	99
15	滨州医学院附属医院	山东	滨州	三甲	—/四级甲等/—	108
16	无锡市人民医院	江苏	无锡	三甲	五级/四级甲等/—	110
17	赤峰学院附属医院	内蒙古	赤峰	三甲	五级/四级甲等/3级	117
18	苏州市立医院	江苏	苏州	三甲	五级/四级甲等/—	121
19	常州市第二人民医院	江苏	常州	三甲	—/四级甲等/—	126
20	镇江市第一人民医院	江苏	镇江	三甲	五级/四级甲等/—	128
21	临沂市人民医院	山东	临沂	三甲	五级/四级甲等/—	129
22	泰州市人民医院	江苏	泰州	三甲	五级/四级甲等/—	130
23	阳江市人民医院	广东	阳江	三甲	五级/四级甲等/—	140
24	日照市人民医院	山东	日照	三甲	五级/四级甲等/—	142
25	漳州市医院	福建	漳州	三甲	五级/四级甲等/—	147
26	嘉兴市第一医院	浙江	嘉兴	三甲	五级/四级甲等/—	153
27	苏州市第九人民医院	江苏	苏州	三级	五级/四级甲等/—	166
28	莆田学院附属医院	福建	莆田	三甲	五级/四级甲等/—	170

续表

名次	医院	省份	城市	级别	信息化评级（EMR/互联互通/智慧服务）	2022 年智慧医院 HIC 500 强排名
29	广东医科大学附属医院	广东	湛江	三甲	五级/五级乙等/—	175
30	浙江大学医学院附属第四医院	浙江	金华	三甲	五级/五级乙等/—	178
31	南通大学附属医院	江苏	南通	三甲	五级/—/—	185
32	聊城市人民医院	山东	聊城	三甲	—/四级甲等/—	190
33	南通市第一人民医院	江苏	南通	三甲	五级/四级甲等/—	191
34	温州医科大学附属第二医院	浙江	温州	三甲	—/四级甲等/—	192
35	苏州大学附属第二医院	江苏	苏州	三甲	五级/四级甲等/—	193
36	济宁医学院附属医院	山东	济宁	三甲	—/四级甲等/—	211
37	粤北人民医院	广东	韶关	三甲	—/四级甲等/—	212
38	宜昌市中心人民医院	湖北	宜昌	三甲	—/四级甲等/—	223
39	中山大学附属第五医院	广东	珠海	三甲	—/四级甲等/—	225
40	江南大学附属医院	江苏	无锡	三甲	—/—/—	226
41	肇庆市第一人民医院	广东	肇庆	三甲	—/四级甲等/—	228
42	沧州市中心医院	河北	沧州	三甲	—/四级甲等/—	230
43	洛阳市中心医院	河南	洛阳	三甲	五级/—/—	247
44	鄂尔多斯市中心医院	内蒙古	鄂尔多斯	三甲	五级/—/—	251
45	清远市人民医院	广东	清远	三甲	—/四级甲等/—	254
46	佛山市第一人民医院	广东	佛山	三甲	—/四级甲等/—	256
47	汕头市中心医院	广东	汕头	三甲	五级/四级甲等/—	257
48	延安大学附属医院	陕西	延安	三甲	—/四级甲等/—	258
49	锦州医科大学附属第一医院	辽宁	锦州	三甲	—/四级甲等/—	259
50	阜阳市人民医院	安徽	阜阳	三甲	五级/—/—	263
51	秦皇岛市第一医院	河北	秦皇岛	三甲	六级/—/—	265
52	中山市人民医院	广东	中山	三甲	—/四级甲等/—	267
53	江门市中心医院	广东	江门	三甲	—/四级甲等/—	271
54	周口市中心医院	河南	周口	三甲	五级/—/—	276
55	汕头大学医学院第一附属医院	广东	汕头	三甲	—/四级乙等/—	277
56	大同市第三人民医院	山西	大同	三甲	—/四级甲等/—	281
57	曲靖市第一人民医院	云南	曲靖	三甲	—/四级甲等/—	284
58	泰安市中心医院	山东	泰安	三甲	—/四级甲等/—	285
59	郴州市第一人民医院	湖南	郴州	三甲	—/四级甲等/—	290
60	徐州医科大学附属医院	江苏	徐州	三甲	—/—/—	297

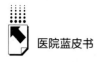

2022年县级医院HIC 60强

定义：以上榜县级医院500强的综合医院为基础，智慧医院HIC建设60强。

名次	医院	省份	城市	级别	信息化评级（EMR/互联互通/智慧服务）	2022年智慧医院HIC 500强排名
1	江阴市人民医院	江苏	无锡	三甲	六级/四级甲等/3级	49
2	石河子市人民医院	新疆	石河子（省直辖县）	三甲	六级/四级甲等/—	70
3	建德市第一人民医院	浙江	杭州	三乙	五级/四级甲等/3级	74
4	天门市第一人民医院	湖北	天门（省直辖县）	三甲	—/—/—	100
5	张家港市第一人民医院	江苏	苏州	三甲	五级/四级甲等/—	139
6	宜兴市人民医院	江苏	无锡	三甲	五级/四级甲等/—	141
7	靖江市人民医院	江苏	泰州	三乙	五级/四级甲等/—	144
8	成武县人民医院	山东	菏泽	三乙	五级/—/—	249
9	建湖县人民医院	江苏	盐城	三乙	五级/—/—	253
10	涟水县人民医院	江苏	淮安	三级	五级/—/—	255
11	肇东市人民医院	黑龙江	绥化	三乙	五级/—/—	264
12	莒县人民医院	山东	日照	三乙	五级/—/—	268
13	平阴县人民医院	山东	济南	二甲	五级/—/—	270
14	曹县人民医院	山东	菏泽	三乙	五级/—/—	272
15	界首市人民医院	安徽	阜阳	三级	五级/—/—	274
16	德江县人民医院	贵州	铜仁	三乙	五级/—/—	275
17	东至县人民医院	安徽	池州	二甲	五级/—/—	286
18	太和县人民医院	安徽	阜阳	三甲	五级/—/—	298
19	滕州市中心人民医院	山东	枣庄	三甲	—/四级甲等/—	301~500
20	温岭市第一人民医院	浙江	台州	三乙	五级/四级甲等/—	301~500
21	太仓市第一人民医院	江苏	苏州	三乙	五级/四级甲等/—	301~500
22	潍坊市益都中心医院	山东	潍坊	三甲	—/四级甲等/—	301~500
23	义乌市中心医院	浙江	金华	三乙	—/四级甲等/—	301~500
24	象山县第一人民医院	浙江	宁波	三乙	—/四级甲等/—	301~500
25	神木市医院	陕西	榆林	三乙	—/四级甲等/—	301~500
26	英山县人民医院	湖北	黄冈	二甲	五级/四级甲等/—	301~500

名次	医院	省份	城市	级别	信息化评级（EMR/互联互通/智慧服务）	2022 年智慧医院HIC 500 强排名
27	东阿县人民医院	山东	聊城	三乙	一/四级甲等/一	301~500
28	瑞安市人民医院	浙江	温州	三甲	五级/四级乙等/一	301~500
29	常熟市第二人民医院	江苏	苏州	三乙	一/四级乙等/一	301~500
30	昆山市第一人民医院	江苏	苏州	三甲	一/一/一	301~500
31	平邑县人民医院	山东	临沂	三乙	一/一/一	301~500
32	仙桃市第一人民医院	湖北	仙桃(省直辖县)	三甲	一/一/一	301~500
33	赤峰市宁城县中心医院	内蒙古	赤峰	三乙	一/一/一	301~500
34	滑县人民医院	河南	安阳	三级	一/一/一	301~500
35	沂南县人民医院	山东	临沂	三乙	一/一/一	301~500
36	兴化市人民医院	江苏	泰州	三乙	一/四级甲等/一	
37	慈溪市人民医院	浙江	宁波	三乙	一/四级甲等/一	
38	沭阳医院	江苏	宿迁	三乙	一/四级甲等/一	
39	安丘市人民医院	山东	潍坊	三乙	一/四级甲等/一	
40	丹阳市人民医院	江苏	镇江	三乙	一/四级甲等/一	
41	邳州市人民医院	江苏	徐州	三甲	五级/四级甲等/一	
42	苍南县人民医院	浙江	温州	三甲	一/四级甲等/一	
43	平阳县人民医院	浙江	温州	三乙	一/四级甲等/一	
44	长兴县人民医院	浙江	湖州	三乙	一/四级甲等/一	
45	江油市第二人民医院	四川	绵阳	三乙	一/四级甲等/一	
46	盐亭县人民医院	四川	绵阳	三乙	一/四级甲等/一	
47	嵊州市人民医院(浙大一院嵊州分院)	浙江	绍兴	三乙	一/四级乙等/一	
48	阆中市人民医院	四川	南充	三甲	一/四级乙等/一	
49	彭州市人民医院	四川	成都	三甲	一/四级乙等/一	
50	凤阳县第一人民医院	安徽	滁州	二甲	一/四级乙等/一	
51	南皮县人民医院	河北	沧州	二甲	一/四级乙等/一	
52	平昌县人民医院	四川	巴中	三甲	一/四级乙等/一	
53	西昌市人民医院	四川	凉山州	三甲	一/四级乙等/一	
54	高州市人民医院	广东	茂名	三甲	一/一/一	
55	东阳市人民医院	浙江	金华	三甲	一/一/一	
56	诸暨市人民医院	浙江	绍兴	三乙	一/一/一	
57	常熟市第一人民医院	江苏	苏州	三级	一/一/一	
58	泰兴市人民医院	江苏	泰州	三乙	一/一/一	
59	张家港市中医医院	江苏	苏州	三甲	一/一/一	
60	安徽医科大学附属巢湖医院	安徽	合肥	三甲	一/一/一	

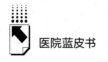

2022年中医医院HIC 60强

定义：以上榜中医医院500强的医院为基础，智慧医院HIC建设60强。

名次	医院	省份	城市	级别	信息化评级（EMR/互联互通/智慧服务）	2022年智慧医院HIC 500强排名
1	上海中医药大学附属龙华医院	上海	上海	三甲	—/五级乙等/—	11
2	上海市第七人民医院	上海	上海	三甲	五级/四级甲等/—	43
3	中国中医科学院广安门医院	北京	北京	三甲	五级/五级乙等/—	51
4	深圳市中医院	广东	深圳	三甲	六级/五级乙等/—	62
5	浙江省中医院	浙江	杭州	三甲	五级/五级乙等/3级	107
6	杭州市中医院	浙江	杭州	三甲	五级/四级甲等/—	137
7	杭州市红十字会医院	浙江	杭州	三甲	五级/四级甲等/—	151
8	广州中医药大学第一附属医院	广东	广州	三甲	—/五级乙等/—	162
9	苏州市中医医院	江苏	苏州	三甲	五级/四级甲等/—	164
10	河北省沧州中西医结合医院	河北	沧州	三甲	五级/四级甲等/—	169
11	广州市中西医结合医院	广东	广州	三甲	五级/四级甲等/—	172
12	广东省中医院	广东	广州	三甲	五级/四级甲等/—	210
13	上海中医药大学附属曙光医院	上海	上海	三甲	—/四级甲等/—	213
14	河南中医药大学第一附属医院	河南	郑州	三甲	—/四级甲等/—	215
15	河北省中医院	河北	石家庄	三甲	—/四级甲等/—	216
16	山东中医药大学附属医院	山东	济南	三甲	—/四级甲等/—	222
17	中国中医科学院西苑医院	北京	北京	三甲	—/四级甲等/—	236
18	武汉市第一医院	湖北	武汉	三甲	五级/四级甲等/—	237

续表

名次	医院	省份	城市	级别	信息化评级（EMR/互联互通/智慧服务）	2022年智慧医院HIC 500强排名
19	佛山市中医院	广东	佛山	三甲	—/四级甲等/—	261
20	柳州市中医医院	广西	柳州	三甲	五级/—/—	279
21	首都医科大学附属北京中医医院	北京	北京	三甲	—/四级甲等/—	288
22	重庆市中医院	重庆	重庆	三甲	—/四级乙等/—	291
23	江苏省中医院	江苏	南京	三甲	五级/—/—	296
24	沭阳县中医院	江苏	宿迁	三乙	—/—/—	299
25	北京中医药大学东直门医院	北京	北京	三甲	—/—/—	301~500
26	天津中医药大学第一附属医院	天津	天津	三甲	—/—/—	301~500
27	湖北省中医院	湖北	武汉	三甲	—/四级甲等/—	301~500
28	上海中医药大学附属岳阳中西医结合医院	上海	上海	三甲	—/—/—	301~500
29	长春中医药大学附属医院	吉林	长春	三甲	—/四级甲等/—	301~500
30	安徽中医药大学第一附属医院	安徽	合肥	三甲	五级/—/—	301~500
31	浙江省立同德医院	浙江	杭州	三甲	—/四级甲等/—	301~500
32	福建中医药大学附属人民医院	福建	福州	三甲	—/四级甲等/—	301~500
33	江西中医药大学附属医院	江西	南昌	三甲	—/—/—	301~500
34	成都市第一人民医院	四川	成都	三甲	—/—/—	301~500
35	西南医科大学附属中医医院	四川	泸州	三甲	—/—/—	301~500
36	厦门市中医院	福建	厦门	三甲	—/四级甲等/—	301~500
37	上海市中医医院	上海	上海	三甲	—/四级甲等/—	301~500
38	山西省中医院	山西	太原	三甲	—/—/—	301~500
39	南京市中医院	江苏	南京	三甲	五级/四级甲等/—	301~500

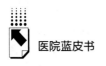
续表

名次	医院	省份	城市	级别	信息化评级（EMR/互联互通/智慧服务）	2022年智慧医院HIC 500强排名
40	无锡市中医医院	江苏	无锡	三甲	—/四级/—	301~500
41	上海市中西医结合医院	上海	上海	三甲	—/四级甲等/—	301~500
42	浙江中医药大学附属第三医院	浙江	杭州	三甲	—/四级甲等/—	301~500
43	武汉市中医医院	湖北	武汉	三甲	—/四级甲等/—	301~500
44	宁波市中医院	浙江	宁波	三甲	—/四级甲等/—	301~500
45	公安县中医医院	湖北	荆州	三甲	—/四级甲等/—	301~500
46	南京市中西医结合医院	江苏	南京	三甲	—/四级甲等/—	301~500
47	广西中医药大学第一附属医院	广西	南宁	三甲	—/—/—	301~500
48	常州市中医医院	江苏	常州	三甲	—/—/—	301~500
49	泰州市中医院	江苏	泰州	三甲	—/—/—	301~500
50	江阴市中医院	江苏	无锡	三乙	—/—/—	301~500
51	泸州市中医医院	四川	泸州	三甲	—/四级乙等/—	
52	东莞市中医院	广东	东莞	三甲	—/四级甲等/—	
53	北京中医药大学深圳医院（龙岗）	广东	深圳	三甲	—/四级甲等/—	
54	温州市中西医结合医院	浙江	温州	三甲	—/四级甲等/—	
55	台州市中医院	浙江	台州	三乙	—/四级甲等/—	
56	辽宁中医药大学附属医院	辽宁	沈阳	三甲	—/—/—	
57	成都中医药大学附属医院	四川	成都	三甲	—/—/—	
58	北京中医药大学东方医院	北京	北京	三甲	—/—/—	
59	鹰潭市中医院	江西	鹰潭	三甲	—/四级甲等/—	
60	中国中医科学院望京医院	北京	北京	三甲	—/—/—	

2022年专科医院 HIC 60强

定义：各类专科医院的智慧医院 HIC 建设 60 强。

名次	医院	省份	城市	级别	信息化评级（EMR/互联互通/智慧服务）	2022 年智慧医院 HIC 500 强排名
1	中国医学科学院阜外医院	北京	北京	三甲	七级/四级甲等/4 级	1
2	广州市妇女儿童医疗中心	广东	广州	三甲	七级/五级乙等/—	2
3	上海市儿童医院	上海	上海	三甲	五级/五级乙等/3 级	10
4	复旦大学附属儿科医院	上海	上海	三甲	—/五级乙等/—	19
5	上海交通大学医学院附属上海儿童医学中心	上海	上海	三甲	—/四级甲等/—	38
6	天津泰达国际心血管病医院	天津	天津	三甲	—/四级甲等/—	41
7	河南省儿童医院	河南	郑州	三甲	五级/五级乙等/—	50
8	首都儿科研究所附属儿童医院	北京	北京	三甲	五级/四级甲等/—	53
9	昆明市儿童医院	云南	昆明	三甲	—/四级甲等/—	56
10	北京大学口腔医院	北京	北京	三甲	五级/四级甲等/—	63
11	南京医科大学附属儿童医院	江苏	南京	三甲	五级/五级乙等/—	64
12	新疆医科大学附属肿瘤医院	新疆	乌鲁木齐	三甲	六级/四级甲等/—	66
13	复旦大学附属肿瘤医院	上海	上海	三甲	五级/四级甲等/—	85
14	北京大学肿瘤医院	北京	北京	三甲	五级/四级甲等/3 级	88
15	四川大学华西第二医院	四川	成都	三甲	五级/五级乙等/—	93
16	浙江大学医学院附属妇产科医院	浙江	杭州	三甲	五级/五级乙等/3 级	103
17	浙江大学医学院附属儿童医院	浙江	杭州	三甲	五级/五级乙等/3 级	105

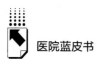
续表

名次	医院	省份	城市	级别	信息化评级 （EMR/互联互通/ 智慧服务）	2022年 智慧医院 HIC 500强 排名
18	江西省儿童医院	江西	南昌	三甲	五级/四级甲等/—	111
19	上海市胸科医院	上海	上海	三甲	五级/五级乙等/—	118
20	首都医科大学附属北京儿童医院	北京	北京	三甲	五级/四级甲等/—	120
21	中山大学肿瘤防治中心	广东	广州	三甲	五级/四级甲等/—	123
22	阜外华中心血管病医院	河南	郑州	三甲	五级/四级甲等/—	127
23	武汉大学口腔医院	湖北	武汉	三甲	五级/四级甲等/—	146
24	云南省肿瘤医院	云南	昆明	三甲	五级/—/—	148
25	厦门市妇幼保健院	福建	厦门	三甲	五级/四级甲等/—	149
26	南京市妇幼保健院	江苏	南京	三甲	五级/四级甲等/—	150
27	深圳市儿童医院	广东	深圳	三甲	五级/四级甲等/—	154
28	辽宁省肿瘤医院	辽宁	沈阳	三甲	五级/四级甲等/—	155
29	深圳市妇幼保健院	广东	深圳	三甲	五级/四级甲等/—	156
30	河南省肿瘤医院	河南	郑州	三甲	五级/四级甲等/—	176
31	苏州大学附属儿童医院	江苏	苏州	三甲	—/四级甲等/—	177
32	中国医学科学院肿瘤医院	北京	北京	三甲	—/四级甲等/—	187
33	四川省肿瘤医院	四川	成都	三甲	—/四级甲等/—	189
34	中国医学科学院肿瘤医院深圳医院	广东	深圳	三甲	—/四级甲等/—	194
35	吉林省肿瘤医院	吉林	长春	三甲	五级/四级甲等/—	195
36	四川大学华西口腔医院	四川	成都	三甲	—/四级甲等/—	196
37	济南市妇幼保健院	山东	济南	三甲	五级/五级乙等/—	202
38	深圳市宝安区妇幼保健院	广东	深圳	三级	—/五级乙等/—	203
39	江门市妇幼保健院	广东	江门	三级	五级/—/—	207
40	重庆医科大学附属儿童医院	重庆	重庆	三甲	—/四级甲等/—	209
41	中山大学中山眼科中心	广东	广州	三甲	—/四级甲等/—	214

名次	医院	省份	城市	级别	信息化评级 （EMR/互联互通/ 智慧服务）	2022年 智慧医院 HIC 500强 排名
42	广东省妇幼保健院	广东	广州	三甲	—/四级甲等/—	218
43	江苏省肿瘤医院	江苏	南京	三甲	—/四级甲等/—	246
44	佛山市妇幼保健院	广东	佛山	三甲	—/四级甲等/—	250
45	湖南省儿童医院	湖南	长沙	三甲	—/四级甲等/—	260
46	福建医科大学孟超肝胆医院	福建	福州	三甲	—/四级甲等/—	266
47	江苏省妇幼保健院	江苏	南京	三甲	六级/—/—	273
48	重庆大学附属肿瘤医院	重庆	重庆	三甲	—/四级甲等/—	280
49	西北妇女儿童医院	陕西	西安	三甲		289
50	银川市妇幼保健院	宁夏	银川	三甲	五级/—/—	293
51	中山大学附属口腔医院	广东	广州	三甲	—/四级甲等/—	294
52	牡丹江市肿瘤医院	黑龙江	牡丹江	三甲	五级/—/—	295
53	云南省阜外心血管病医院	云南	昆明	三级	五级/—/—	301~500
54	深圳市眼科医院	广东	深圳	三级	五级/—/—	301~500
55	复旦大学附属妇产科医院	上海	上海	三甲	—/四级甲等/—	301~500
56	浙江省肿瘤医院	浙江	杭州	三甲	—/四级甲等/—	301~500
57	上海市第一妇婴保健院	上海	上海	三甲	—/四级甲等/—	301~500
58	厦门市儿童医院	福建	厦门	三甲	—/四级甲等/—	301~500
59	中国福利会国际和平妇幼保健院	上海	上海	三甲	—/四级甲等/—	301~500
60	福建省口腔医院	福建	福州	三甲	—/—/—	301~500

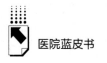

2022年社会办医·单体医院 HIC 30强

定义：以上榜社会办医·单体医院500强的医院为基础，智慧医院HIC建设30强。

名次	医院	省份	城市	级别	信息化评级（EMR/互联互通/智慧服务）	2022年智慧医院HIC 500强排名
1	树兰（杭州）医院	浙江	杭州	三甲	五级/—/3级	180
2	武汉市普仁医院	湖北	武汉	三甲	—/四级乙等/—	262
3	长安医院	陕西	西安	三甲	—/—/—	282
4	新疆佳音医院	新疆	乌鲁木齐	三甲	—/—/—	292
5	东莞东华医院	广东	东莞	三甲	—/—/—	301~500
6	南京医科大学附属明基医院	江苏	南京	三乙	—/—/—	301~500
7	温州康宁医院	浙江	温州	三甲	—/—/—	301~500
8	徐州矿务集团总医院	江苏	徐州	三甲	—/四级甲等/—	301~500
9	南阳南石医院	河南	南阳	三甲	—/—/—	301~500
10	厦门弘爱医院	福建	厦门	三级	五级/—/—	301~500
11	北京大学国际医院	北京	北京	三甲	—/四级甲等/—	301~500
12	北大医疗鲁中医院	山东	淄博	三甲	—/四级甲等/—	301~500
13	洛阳东方医院	河南	洛阳	三级	—/四级甲等/—	301~500
14	阳光融和医院	山东	潍坊	三甲	—/—/—	
15	东莞康华医院	广东	东莞	三甲	—/—/—	
16	北京和睦家医院	北京	北京	二级	—/—/—	
17	暨南大学附属复大肿瘤医院	广东	广州	三级	—/—/—	
18	北京市健宫医院	北京	北京	二甲	—/—/—	
19	佛山复星禅诚医院	广东	佛山	三甲	—/—/—	
20	胜利油田中心医院	山东	东营	三甲	—/四级甲等/—	

名次	医院	省份	城市	级别	信息化评级（EMR/互联互通/智慧服务）	2022年智慧医院HIC 500强排名
21	濮阳市油田总医院	河南	濮阳	三甲	—/—/—	
22	首都医科大学三博脑科医院	北京	北京	三级	—/—/—	
23	浙江萧山医院	浙江	杭州	三乙	—/—/—	
24	西安高新医院	陕西	西安	三甲	—/—/—	
25	上海交通大学医学院附属苏州九龙医院	江苏	苏州	三甲	—/—/—	
26	武汉亚洲心脏病医院	湖北	武汉	三甲	—/—/—	
27	南京鼓楼医院集团宿迁医院	江苏	宿迁	三甲	—/—/—	
28	厦门长庚医院	福建	厦门	三甲	—/—/—	
29	延安大学咸阳医院	陕西	咸阳	三甲	—/—/—	
30	南京同仁医院	江苏	南京	三级	—/—/—	

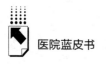

2022年MED医疗仪器设备智慧化·医院满意度排行榜

定义：参与智慧医院建设的医疗仪器设备（不含体外诊断设备）厂商品牌。

CT类设备10强 注:排名不分先后,按厂商拼音字母排序			MR类设备10强 注:排名不分先后,按厂商拼音字母排序		
厂商	是否上市	城市	厂商	是否上市	城市
GE医疗	是	上海	GE医疗	是	上海
东软医疗系统股份有限公司	是	沈阳	奥泰医疗系统有限责任公司		成都
飞利浦医疗	是	苏州	北京万东医疗科技股份有限公司	是	北京
佳能医疗	是	北京	东软医疗系统股份有限公司	是	沈阳
明峰医疗系统股份有限公司		杭州	飞利浦医疗	是	苏州
赛诺威科技(北京)股份有限公司		北京	佳能医疗	是	北京
上海电气康达医疗器械集团股份有限公司	是	上海	上海联影医疗科技股份有限公司	是	上海
上海联影医疗科技股份有限公司	是	上海	苏州朗润医疗系统有限公司		苏州
深圳安科高技术股份有限公司		深圳	西门子医疗	是	上海
西门子医疗	是	上海	鑫高益医疗设备股份有限公司		宁波
X线机类设备10强 注:排名不分先后,按厂商拼音字母排序			X线机类设备11~20强 注:排名不分先后,按厂商拼音字母排序		
厂商	是否上市	城市	厂商	是否上市	城市
GE医疗	是	上海	爱克发	是	上海
北京万东医疗科技股份有限公司	是	北京	佳能医疗	是	北京
岛津医疗	是	北京	南京普爱医疗设备股份有限公司		南京
东软医疗系统股份有限公司	是	沈阳	赛德科		北京
飞利浦医疗	是	苏州	上海电气康达医疗器械集团股份有限公司	是	上海
锐珂医疗	是	上海	深圳蓝影医学科技股份有限公司		深圳
上海联影医疗科技股份有限公司	是	上海	深圳市宝润科技有限公司		深圳
深圳迈瑞生物医疗电子股份有限公司	是	深圳	深圳市深图医学影像设备有限公司		深圳
深圳市安健科技股份有限公司		深圳	苏州朗润医疗系统有限公司		苏州
西门子医疗	是	上海	西安集智医疗器械科技有限公司		西安

DSA 类设备 10 强 注:排名不分先后,按厂商拼音字母排序			超声影像类设备 10 强 注:排名不分先后,按厂商拼音字母排序		
厂商	是否上市	城市	厂商	是否上市	城市
GE 医疗	是	上海	GE 医疗	是	上海
北京万东医疗科技股份有限公司	是	北京	东软医疗系统股份有限公司	是	沈阳
北京唯迈医疗设备有限公司		北京	飞利浦医疗	是	苏州
岛津医疗	是	北京	飞依诺科技股份有限公司		苏州
东软医疗系统股份有限公司	是	沈阳	富士医疗	是	苏州
飞利浦医疗	是	苏州	汕头市超声仪器研究所股份有限公司	是	汕头
佳能医疗	是	北京	深圳开立生物医疗科技股份有限公司	是	深圳
乐普(北京)医疗器械股份有限公司	是	北京	深圳迈瑞生物医疗电子股份有限公司	是	深圳
深圳微创踪影医疗装备有限公司	是	深圳	万东百胜(苏州)医疗科技有限公司	是	苏州
西门子医疗	是	上海	西门子医疗	是	上海

核医学类设备 10 强 注:排名不分先后,按厂商拼音字母排序			放疗类设备 10 强 注:排名不分先后,按厂商拼音字母排序		
厂商	是否上市	城市	厂商	是否上市	城市
GE 医疗	是	上海	安科锐	是	上海
北京大基康明医疗设备有限公司		北京	成都利尼科医学技术发展有限公司	是	成都
北京锐视康科技发展有限公司		北京	东软医疗系统股份有限公司	是	沈阳
东软医疗系统股份有限公司	是	沈阳	广东中能加速器科技有限公司		东莞
飞利浦医疗	是	苏州	玛西普医学科技发展(深圳)有限公司	是	深圳
佳能医疗	是	北京	山东新华医疗器械股份有限公司	是	淄博
明峰医疗系统股份有限公司		杭州	深圳市奥沃医学新技术发展有限公司		深圳
赛诺联合医疗科技(北京)有限公司		北京	西门子医疗	是	上海
上海联影医疗科技股份有限公司	是	上海	医科达	是	北京
西门子医疗	是	上海	亿比亚	是	北京

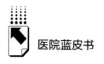
续表

监护类设备 10 强 注:排名不分先后,按厂商拼音字母排序			呼吸类设备 10 强 注:排名不分先后,按厂商拼音字母排序		
厂商	是否上市	城市	厂商	是否上市	城市
GE 医疗	是	上海	北京谊安医疗系统股份有限公司		北京
飞利浦医疗	是	苏州	德尔格	是	上海
广东宝莱特医用科技股份有限公司	是	珠海	飞利浦医疗	是	苏州
河南美伦电子股份有限公司		郑州	哈美顿		北京
康泰医学系统(秦皇岛)股份有限公司	是	秦皇岛	迈柯唯		苏州
日本光电	是	上海	美敦力	是	成都
深圳迈瑞生物医疗电子股份有限公司	是	深圳	深圳迈瑞生物医疗电子股份有限公司	是	深圳
深圳市科曼医疗设备有限公司		深圳	深圳市安保医疗科技股份有限公司		深圳
深圳市理邦精密仪器股份有限公司	是	深圳	深圳市科曼医疗设备有限公司		深圳
武汉中旗生物医疗电子有限公司		武汉	深圳市普博医疗科技股份有限公司		深圳
内镜类设备 10 强 注:排名不分先后,按厂商拼音字母排序			内镜类设备 11~20 强 注:排名不分先后,按厂商拼音字母排序		
厂商	是否上市	城市	厂商	是否上市	城市
奥林巴斯	是	北京	艾克松		杭州
宾得	是	上海	广东欧谱曼迪科技有限公司		佛山
富士医疗	是	苏州	杭州好克光电仪器有限公司		杭州
卡尔史托斯		上海	上海成运医疗器械股份有限公司		上海
狼牌		上海	上海世音内窥镜有限公司		上海
上海澳华内镜股份有限公司	是	上海	深圳迈瑞生物医疗电子股份有限公司	是	深圳
深圳开立生物医疗科技股份有限公司	是	深圳	深圳市神州医疗设备有限公司		深圳
沈阳沈大内窥镜有限公司		沈阳	施乐辉	是	上海
史赛克	是	北京	新光维医疗科技(苏州)股份有限公司		苏州
浙江天松医疗器械股份有限公司	是	杭州	浙江优亿医疗器械股份有限公司		台州

续表

血液净化类设备 10 强 注:排名不分先后,按厂商拼音字母排序			麻醉类设备 10 强 注:排名不分先后,按厂商拼音字母排序		
厂商	是否上市	城市	厂商	是否上市	城市
百特医疗	是	上海	GE 医疗	是	上海
贝朗医疗		上海	北京航天长峰股份有限公司	是	北京
重庆山外山血液净化技术股份有限公司	是	重庆	北京思瑞德医疗器械有限公司		北京
东丽医疗	是	青岛	北京谊安医疗系统股份有限公司		北京
费森尤斯	是	上海	德尔格	是	上海
广东宝莱特医用科技股份有限公司	是	珠海	南京晨伟医疗设备有限公司		南京
健帆生物科技集团股份有限公司	是	珠海	南京舒普思达医疗设备有限公司		南京
尼普洛	是	合肥	深圳迈瑞生物医疗电子股份有限公司	是	深圳
威高日机装(威海)透析机器有限公司	是	威海	深圳市科曼医疗设备有限公司		深圳
旭化成	是	杭州	深圳市普博医疗科技股份有限公司		深圳

医用激光类设备 10 强 注:排名不分先后,按厂商拼音字母排序			病理类设备 10 强 注:排名不分先后,按厂商拼音字母排序		
厂商	是否上市	城市	厂商	是否上市	城市
爱科凯能科技(北京)股份有限公司		北京	奥林巴斯	是	北京
大族激光科技产业集团股份有限公司	是	深圳	蔡司	是	苏州
飞顿	是	北京	常州派斯杰医疗设备有限公司		常州
吉林省科英激光股份有限公司		长春	常州市中威医疗仪器有限公司		常州
科医人	是	北京	徕卡	是	上海
赛诺秀	是	苏州	尼康	是	上海
上海嘉定光电仪器有限公司		上海	日本樱花		泰州
上海曼迪森光电有限公司		上海	赛默飞	是	上海
武汉金莱特光电子有限公司		武汉	孝感市宏业医用仪器有限公司		孝感
武汉奇致激光技术股份有限公司		武汉	孝感市亚光医用电子技术有限公司		孝感

229

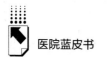

2022年 IVD 体外诊断设备智慧化·医院满意度排行榜

定义：参与中国智慧医院建设的体外诊断设备厂商品牌。

生化分析仪 10 强 注：排名不分先后，按厂商拼音字母排序			化学发光分析仪 10 强 注：排名不分先后，按厂商拼音字母排序		
厂商	是否上市	城市	厂商	是否上市	城市
贝克曼库尔特商贸(中国)有限公司	是	上海	北京万泰生物药业股份有限公司	是	北京
迪瑞医疗科技股份有限公司	是	长春	贝克曼库尔特商贸(中国)有限公司	是	上海
江西特康科技有限公司		南昌	罗氏诊断产品(上海)有限公司		上海
罗氏诊断产品(上海)有限公司	是	上海	迈克生物股份有限公司	是	成都
美康生物科技股份有限公司	是	宁波	深圳迈瑞生物医疗电子股份有限公司	是	深圳
上海科华生物工程股份有限公司	是	上海	深圳市新产业生物医学工程股份有限公司	是	深圳
深圳迈瑞生物医疗电子股份有限公司	是	深圳	深圳市亚辉龙生物科技股份有限公司	是	深圳
西门子医疗	是	上海	西门子医疗	是	上海
雅培贸易(上海)有限公司	是	上海	雅培贸易(上海)有限公司	是	上海
郑州安图生物工程股份有限公司	是	郑州	郑州安图生物工程股份有限公司	是	郑州

血凝分析仪 10 强 注：排名不分先后，按厂商拼音字母排序			三大常规设备 10 强 注：排名不分先后，按厂商拼音字母排序		
厂商	是否上市	城市	厂商	是否上市	城市
北京倍肯恒业科技发展股份有限公司		北京	爱威科技股份有限公司	是	长沙
北京赛科希德科技股份有限公司	是	北京	贝克曼库尔特商贸(中国)有限公司	是	上海
北京思塔高诊断产品贸易有限责任公司	是	北京	迪瑞医疗科技股份有限公司	是	长春
北京众驰伟业科技发展有限公司		北京	桂林优利特医疗电子有限公司		桂林
迪瑞医疗科技股份有限公司	是	长春	迈克生物股份有限公司		成都
深圳雷杜生命科学股份有限公司		深圳	深圳雷杜生命科学股份有限公司		深圳
深圳迈瑞生物医疗电子股份有限公司	是	深圳	深圳迈瑞生物医疗电子股份有限公司	是	深圳
深圳市帝迈生物技术有限公司		深圳	深圳市帝迈生物技术有限公司		深圳
沃芬医疗器械商贸(北京)有限公司	是	北京	希森美康医用电子(上海)有限公司	是	上海
希森美康医用电子(上海)有限公司	是	上海	珠海科域生物工程股份有限公司		珠海

分子诊断设备 10 强 注:排名不分先后,按厂商拼音字母排序			微生物设备 10 强 注:排名不分先后,按厂商拼音字母排序		
厂商	是否 上市	城市	厂商	是否 上市	城市
广州达安基因股份有限公司	是	广州	北京毅新博创生物科技有限公司		北京
罗氏诊断产品(上海)有限公司	是	上海	碧迪医疗器械(上海)有限公司	是	上海
上海科华生物工程股份有限公司	是	上海	湖南迈瑞医疗科技有限公司	是	长沙
上海之江生物科技股份有限公司	是	上海	济南百博生物技术股份有限公司		济南
深圳华大基因股份有限公司	是	深圳	梅里埃诊断产品(上海)有限公司	是	上海
圣湘生物科技股份有限公司	是	长沙	山东鑫科生物科技股份有限公司		聊城
苏州雅睿生物技术股份有限公司		苏州	武汉迪艾斯科技有限公司		武汉
西门子医疗	是	上海	郑州安图生物工程股份有限公司	是	郑州
厦门艾德生物医药科技股份有限公司	是	厦门	珠海迪尔生物工程有限公司		珠海
雅培贸易(上海)有限公司	是	上海	珠海美华医疗科技有限公司		珠海

POCT10 强 注:排名不分先后,按厂商拼音字母排序					
厂商	是否 上市	城市			
广州万孚生物技术股份有限公司	是	广州			
基蛋生物科技股份有限公司	是	南京			
罗氏诊断产品(上海)有限公司	是	上海			
强生(上海)医疗器材有限公司	是	上海			
三诺生物传感股份有限公司	是	长沙			
上海健臻医疗科技有限责任公司	是	上海			
深圳雷杜生命科学股份有限公司		深圳			
深圳市理邦精密仪器股份有限公司	是	深圳			
武汉明德生物科技股份有限公司	是	武汉			
雅培贸易(上海)有限公司	是	上海			

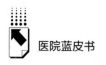
2022年HIT医院智慧技术·医院满意度排行榜

定义：参与智慧医院建设的软件系统、物联网技术厂商品牌。

HIT 软件系统·医院满意度排行榜

全院信息化管理系统（HIS）10 强			
注:排名不分先后,按厂商拼音字母排序			
厂商	是否上市	城市	医院用户
北大医疗信息技术有限公司	是	北京	烟台毓璜顶医院、山西医科大学第一医院、南昌大学第一附属医院
北京天健源达科技股份有限公司		北京	中国中医科学院广安门医院、西安市中心医院、西安长安医院
重庆中联信息产业有限责任公司		重庆	大连医科大学附属第二医院、河南科技大学第一附属医院、沈阳市第四人民医院
创业慧康科技股份有限公司	是	杭州	福建医科大学附属协和医院、徐州医科大学附属医院、上海市东方医院
东华软件股份公司	是	北京	北京协和医院、四川大学华西医院、山东省立医院
东软集团股份有限公司	是	沈阳	中国医科大学附属盛京医院、郑州大学第一附属医院、山东第一医科大学第一附属医院
联众智慧科技股份有限公司		杭州	浙江大学附属第一医院、浙江大学医学院附属第二医院、杭州市第一人民医院
卫宁健康科技集团股份有限公司	是	上海	淮安市第一人民医院、上海市第七人民医院、安徽医科大学第一附属医院
浙江和仁科技股份有限公司	是	杭州	浙江大学医学院附属邵逸夫医院、江苏省中医院、连云港市第一人民医院
智业软件股份有限公司		厦门	福建医科大学附属第一医院、厦门大学附属第一医院、柳州市工人医院
全院信息化管理系统（HIS）11~20 强			
注:排名不分先后,按厂商拼音字母排序			
厂商	是否上市	城市	医院用户
成都成电医星数字健康软件有限公司		成都	禹州市人民医院、公安县人民医院、沙湾市人民医院

续表

厂商	是否上市	城市	医院用户
河南省新星科技有限公司		郑州	三门峡市中心医院、驻马店市中心医院、周口市中医院
湖南创星科技股份有限公司		长沙	澧县人民医院、桃江县人民医院、浏阳市中医医院
江苏鑫亿软件股份有限公司		常州	东莞东华医院、新乡医学院第一附属医院、常州市第二人民医院
金蝶医疗软件科技有限公司		广州	广州医科大学附属中医医院、佛山市中医医院、广州市皮肤病防治所
山东众阳健康科技集团有限公司		济南	肇东市人民医院、成武县人民医院、平阴县人民医院
深圳坐标软件集团有限公司		深圳	龙川县人民医院、深圳华侨医院、深圳龙城医院
万达信息股份有限公司	是	上海	上海交通大学医学院附属新华医院、河南省儿童医院、中国科学院大学宁波华美医院
易联众信息技术股份有限公司	是	厦门	福建医科大学附属第二医院、广东省中医院、福建省福清市医院
用友网络科技股份有限公司	是	北京	郑州市中心医院、江门市中心医院、广西医科大学附属肿瘤医院

电子病历管理系统(EMR)10强

注:排名不分先后,按厂商拼音字母排序

厂商	是否上市	城市	医院用户
重庆中联信息产业有限责任公司		重庆	大连医科大学附属第二医院、河南科技大学第一附属医院、德阳市人民医院
创业慧康科技股份有限公司	是	杭州	福建医科大学附属协和医院、上海市东方医院、淄博市中心医院
东华软件股份公司	是	北京	青岛大学附属医院、河南省人民医院、吉林大学中日联谊医院
东软集团股份有限公司	是	沈阳	东南大学附属中大医院、山东第一医科大学第一附属医院、江苏省苏北人民医院
嘉和美康(北京)科技股份有限公司	是	北京	郑州大学第一附属医院、山西医科大学第一医院、广州医科大学附属第二医院
江苏曼荼罗软件股份有限公司		无锡	山东省立医院、聊城市人民医院、江苏大学附属医院

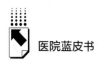

厂商	是否上市	城市	医院用户
联众智慧科技股份有限公司		杭州	杭州市第一人民医院、义乌市中心医院、浙江省立同德医院
南京海泰医疗信息系统有限公司		南京	北京大学第一医院、苏州大学附属第一医院、南昌大学第一附属医院
卫宁健康科技集团股份有限公司	是	上海	淮安市第一人民医院、上海市第七人民医院、上海中医药大学附属龙华医院
智业软件股份有限公司		厦门	厦门大学附属第一医院、柳州市工人医院、焦作市第二人民医院

电子病历管理系统(EMR)11~20强

注:排名不分先后,按厂商拼音字母排序

厂商	是否上市	城市	医院用户
北大医疗信息技术有限公司	是	北京	广州市第一人民医院、江苏省人民医院、南通大学附属医院
北京天健源达科技股份有限公司		北京	盐城市第一人民医院、徐州矿务集团总医院、西安长安医院
德臻(上海)信息科技有限公司		上海	复旦大学附属中山医院、上海交通大学医学院附属瑞金医院
河南省新星科技有限公司		郑州	三门峡市中心医院、驻马店市中心医院、周口市中医院
江苏鑫亿软件股份有限公司		常州	新乡医学院第一附属医院、东莞东华医院、上海市杨浦区中心医院
山东众阳健康科技集团有限公司		济南	莒县人民医院、遂宁市中医院、沂南县人民医院
上海泽信软件有限公司		上海	广州市妇女儿童医疗中心、南京鼓楼医院、临沂市人民医院
思创医惠科技股份有限公司	是	杭州	汕头大学医学院第一附属医院、无锡市人民医院、重庆大学附属肿瘤医院
万达信息股份有限公司	是	上海	河南省儿童医院、中国科学院大学宁波华美医院、复旦大学附属儿科医院
浙江和仁科技股份有限公司	是	杭州	浙江大学医学院附属邵逸夫医院、浙江省人民医院、江苏省中医院

实验室信息系统（LIS）10 强			
注：排名不分先后，按厂商拼音字母排序			
厂商	是否上市	城市	医院用户
重庆中联信息产业有限责任公司		重庆	大连医科大学附属第二医院、河南科技大学第一附属医院、南京江北医院
创业慧康科技股份有限公司	是	杭州	福建医科大学附属协和医院、徐州医科大学附属医院、江苏省中医院
东华软件股份公司	是	北京	兰州大学第二医院、宁夏医科大学总医院、天津中医药大学第一附属医院
东软集团股份有限公司	是	沈阳	东南大学附属中大医院、昆明医科大学第一附属医院、山东第一医科大学第一附属医院
广州阳普医疗科技股份有限公司	是	广州	广州医科大学附属第二医院、南方医科大学顺德医院、厦门市第五医院
上海瑞美电脑科技有限公司		上海	苏州大学附属第一医院、河南省人民医院、江苏大学附属医院
上海杏和软件有限公司		上海	山东省立医院、武汉大学人民医院、郑州大学第一附属医院
卫宁健康科技集团股份有限公司	是	上海	淮安市第一人民医院、上海市第七人民医院、安徽医科大学第一附属医院
武汉华莱信软件有限公司		武汉	青岛市妇女儿童医院、鄂东医疗集团黄石市中心医院、天门市第一人民医院
智方（北京）科技发展有限公司		北京	山西医科大学第一医院、江苏省苏北人民医院、佛山市中医院
医学影像信息管理系统（PACS）10 强			
注：排名不分先后，按厂商拼音字母排序			
厂商	是否上市	城市	医院用户
北京天健源达科技股份有限公司		北京	山西省人民医院、中国中医科学院广安门医院、盐城市第一人民医院
东软集团股份有限公司	是	沈阳	苏州大学附属第一医院、淮安市第一人民医院、襄阳市中心医院
蓝网科技股份有限公司		深圳	深圳市第二人民医院、天门市第一人民医院、江阴市人民医院
宁波市科技园区明天医网科技有限公司		宁波	浙江大学医学院附属邵逸夫医院、金华市中心医院、南充市中心医院

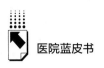
厂商	是否上市	城市	医院用户
上海岱嘉医学信息系统有限公司		上海	重庆大学附属肿瘤医院、驻马店市中心医院、张家港市第一人民医院
卫宁健康科技集团股份有限公司	是	上海	重庆医科大学附属第二医院、上海中医药大学附属龙华医院、上海市第七人民医院
易联众信息技术股份有限公司	是	厦门	广州医科大学附属中医医院、淮安市第二人民医院、新疆佳音医院
英飞达软件（上海）有限公司	是	上海	宁夏医科大学总医院、兰州大学第一医院、石家庄市人民医院
浙江格林蓝德信息技术有限公司		杭州	浙江大学医学院附属第二医院、浙江省人民医院、浙江省肿瘤医院
浙江莱达信息技术有限公司		杭州	浙江大学医学院附属第一医院、杭州市第一人民医院、杭州市肿瘤医院
医院运营管理系统（HRP）10 强 注：排名不分先后，按厂商拼音字母排序			
厂商	是否上市	城市	医院用户
东华软件股份公司	是	北京	天津中医药大学第一附属医院、徐州市中心医院、阜阳市人民医院
福建亿能达信息技术股份有限公司		福州	福建医科大学附属协和医院、福建医科大学附属第一医院、厦门大学附属第一医院
广州市灵狐系统工程有限公司		广州	佛山市中医院、广州医科大学附属中医医院、南方医科大学顺德医院
金蝶医疗软件科技有限公司		广州	上海市东方医院、南方医科大学附属珠江医院、新乡医学院第一附属医院
金算盘软件有限公司		重庆	滨州医学院附属医院、北京中医药大学房山医院、安丘市人民医院
南京盈放科技股份有限公司		南京	江苏省人民医院、南通大学附属医院、江苏省苏北人民医院
上海鼎医信息技术有限公司	是	上海	北京大学人民医院、上海交通大学附属瑞金医院、中山大学肿瘤防治中心
上海熙软科技有限公司		上海	上海交通大学医学院附属新华医院、武汉大学人民医院、常州市第一人民医院

厂商	是否上市	城市	医院用户
望海康信(北京)科技股份公司		北京	郑州大学第一附属医院、南昌大学第一附属医院、淮安市第一人民医院
用友网络科技股份有限公司	是	北京	苏州大学附属第一医院、浙江大学医学院附属邵逸夫医院、广州市第一人民医院

信息集成中心 10 强

注:排名不分先后,按厂商拼音字母排序

厂商	是否上市	城市	医院用户
北大医疗信息技术有限公司	是	北京	南昌大学第一附属医院、南通大学附属医院、滨州医学院附属医院
东华软件股份公司	是	北京	西安交通大学第二附属医院、河南省人民医院、江苏省中医院
东软集团股份有限公司	是	沈阳	郑州大学第一附属医院、东南大学附属中大医院、昆明医科大学第一附属医院
嘉和美康(北京)科技股份有限公司	是	北京	北京大学第三医院、广州医科大学附属第二医院、山东第一医科大学第一附属医院
联众智慧科技股份有限公司		杭州	杭州市第一人民医院、昆山市第一人民医院、嵊州市人民医院
思创医惠科技股份有限公司	是	杭州	徐州医科大学附属医院、广东省中医院、中国中医科学院广安门医院
卫宁健康科技集团股份有限公司	是	上海	淮安市第一人民医院、上海市第七人民医院、安徽医科大学第一附属医院
医利捷(上海)信息科技有限公司		上海	苏州大学附属第一医院、苏州大学附属儿童医院、广州医科大学附属肿瘤医院
易联众信息技术股份有限公司	是	厦门	首都医科大学附属北京安定医院、福建中医药大学附属第二人民医院、福建省福清市医院
智业软件股份有限公司		厦门	福建医科大学附属第一医院、新疆维吾尔自治区人民医院、厦门大学附属第一医院

药师管理系统 10 强

注:排名不分先后,按厂商拼音字母排序

厂商	是否上市	城市	医院用户
成都木老仁康软件信息有限公司		成都	南方医科大学南方医院、无锡市人民医院、宜兴市人民医院
重庆中联信息产业有限责任公司		重庆	大连医科大学附属第二医院、扬州市中医院、德阳市人民医院
创业慧康科技股份有限公司	是	杭州	福建医科大学附属协和医院、浙江省台州医院、江阴市人民医院

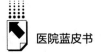

续表

厂商	是否上市	城市	医院用户
东华软件股份公司	是	北京	山东省立医院、南通大学附属医院、江苏省中医院
杭州逸曜信息技术有限公司		杭州	烟台毓璜顶医院、山西医科大学第一医院、杭州市第一人民医院
普华和诚（北京）信息有限公司		北京	苏州大学附属第一医院、广州市第一人民医院、昆山市第一人民医院
四川美康医药软件研究开发有限公司		成都	南昌大学第一附属医院、上海市东方医院、广东省中医院
天际健康医疗科技有限公司		上海	郑州大学第一附属医院、东南大学附属中大医院、山东第一医科大学第一附属医院
卫宁健康科技集团股份有限公司	是	上海	山西省人民医院、上海中医药大学附属龙华医院、上海市第七人民医院
厦门精配软件工程有限公司		厦门	厦门大学附属第一医院、厦门市第五医院、厦门市儿童医院

移动医护系统 10 强

注：排名不分先后，按厂商拼音字母排序

厂商	是否上市	城市	医院用户
北京远卓科技有限责任公司		北京	首都医科大学附属北京天坛医院、首都医科大学附属北京同仁医院、宜兴市人民医院
创业慧康科技股份有限公司	是	杭州	福建医科大学附属协和医院、盐城市第一人民医院、淄博市中心医院
东华软件股份公司	是	北京	武汉大学人民医院、南通大学附属医院、粤北人民医院
上海好智信息技术有限公司		上海	上海中医药大学附属龙华医院、南充市中心医院、宜昌市中心人民医院
上海京颐科技股份有限公司		上海	东南大学附属中大医院、福建医科大学附属第一医院、江苏大学附属医院
深圳市联新移动医疗科技有限公司		深圳	佛山市中医院、河南科技大学第一附属医院、南阳市中心医院

续表

厂商	是否上市	城市	医院用户
思创医惠科技股份有限公司	是	杭州	苏州大学附属第一医院、郑州大学第一附属医院、山东第一医科大学第一附属医院
卫宁健康科技集团股份有限公司	是	上海	淮安市第一人民医院、上海市第七人民医院、如皋市人民医院
芯联达信息科技(北京)股份有限公司		北京	武汉大学人民医院、西安交通大学第二附属医院、武汉市中心医院
中普达科技股份有限公司		北京	昆明医科大学第一附属医院、郑州市中心医院、张家港市第一人民医院

绩效管理系统 10 强

注:排名不分先后,按厂商拼音字母排序

厂商	是否上市	城市	医院用户
北京保诚医院管理有限公司		北京	浙江大学医学院附属第二医院、徐州医科大学附属医院、昆明医科大学第一附属医院
东华软件股份公司	是	北京	兰州大学第二医院、兰州大学第一医院、天津中医药大学第一附属医院
福建亿能达信息技术股份有限公司		福州	泉州市第一医院、汉中市中心医院、福清市医院
广州医博信息技术有限公司		广州	南方医科大学珠江医院、广州医科大学附属第五医院、韶关市妇幼保健院
江苏鑫亿软件股份有限公司		常州	新乡医学院第一附属医院、宜昌市中心人民医院、安庆市第一人民医院
上海东旦软件开发有限公司		上海	常州市金坛第一人民医院、敦化市医院、应城市人民医院
上海蓬海涞讯数据技术有限公司		上海	武汉大学人民医院、广州市第一人民医院、新疆维吾尔自治区人民医院
上海融达信息科技有限公司		上海	昆山市第一人民医院、张家港市中医医院、象山县第一人民医院
望海康信(北京)科技股份公司		北京	河南省人民医院、山西省人民医院、清远市人民医院
用友网络科技股份有限公司	是	北京	梅州市人民医院、江门市中心医院、东莞东华医院

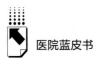
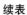

续表

DRGs 管理系统 10 强

注：排名不分先后，按厂商拼音字母排序

厂商	是否上市	城市	医院用户
北京大瑞集思技术有限公司		北京	北京天坛医院、北京儿童医院、北京世纪坛医院
北京雅丁信息技术有限公司		北京	天津医科大学第二医院、首都医科大学附属北京安贞医院、广东省人民医院
北京智诚民康信息技术有限公司		北京	北京大学人民医院、中日友好医院、北京医院
东华软件股份公司	是	北京	河南省人民医院、宁夏医科大学总医院、兰州大学第一医院
杭州火树科技有限公司		杭州	浙江大学医学院附属第二医院、武汉大学人民医院、徐州医科大学附属医院
上海今创信息技术有限公司		上海	常州市第一人民医院、淮安市第一人民医院、河南省儿童医院
上海联众网络信息股份有限公司		上海	南昌大学第一附属医院、昆明医科大学第一附属医院、山东第一医科大学第一附属医院
深圳市康比特信息技术有限公司		深圳	深圳市人民医院、深圳市第二人民医院、北京大学深圳医院
望海康信（北京）科技股份公司		北京	南通大学附属医院、东莞东华医院、广州市中西医结合医院
武汉东方赛思软件股份有限公司		武汉	广州市第一人民医院、梅州市人民医院、江门市中心医院

互联网医院信息系统 10 强

注：排名不分先后，按厂商拼音字母排序

厂商	是否上市	城市	医院用户
北大医疗信息技术有限公司	是	北京	北京大学第三医院、广东省人民医院、首都医科大学宣武医院
北京圆心医疗科技有限公司		北京	武汉市中心医院、天津市肿瘤医院、宿州市第一人民医院
创业慧康科技股份有限公司	是	杭州	东台市中医院、东台市人民医院、杭州市第三人民医院
东华软件股份公司	是	北京	南方医科大学南方医院、青岛大学附属医院、宁夏医科大学总医院

续表

厂商	是否上市	城市	医院用户
福州智医科技股份有限公司		福州	福建医科大学附属第一医院、新疆医科大学第一附属医院、武汉亚洲心脏病医院
杭州恒生芸泰网络科技有限公司		杭州	广州中医药大学第一附属医院、浙江省肿瘤医院、福建省肿瘤医院
杭州卓健信息科技股份有限公司		杭州	浙江大学附属第一医院、北京医院、河南省人民医院
纳里健康科技有限公司		杭州	浙江大学医学院附属邵逸夫医院、上海市儿童医院、福建省立医院
思创医惠科技股份有限公司	是	杭州	南京鼓楼医院、中国中医科学院广安门医院、九江学院附属医院
武汉源启科技股份有限公司		武汉	华中科技大学同济医学院附属协和医院、武汉大学中南医院、武汉儿童医院

HIT 物联网技术·医院满意度排行榜

医疗物联网平台10强			设备生命周期管理系统10强		
注:排名不分先后,按厂商拼音字母排序			注:排名不分先后,按厂商拼音字母排序		
厂商	是否上市	城市	厂商	是否上市	城市
昂科信息技术(上海)股份有限公司		上海	北京望海康信科技有限公司		北京
创业慧康科技股份有限公司	是	杭州	飞利浦医疗(苏州)有限公司	是	苏州
广东信尚安物联科技有限公司		广州	福建亿能达信息技术股份有限公司		福州
锐捷网络股份有限公司	是	福州	杭州爱惠信息技术有限公司		杭州
上海罗捷物联网技术有限公司		上海	杭州图特信息技术有限公司		杭州
深圳市康英科技有限公司		深圳	上海联影医疗科技股份有限公司	是	上海
苏州真趣信息科技有限公司		苏州	深圳市百川信息技术有限公司		深圳
无锡识凌科技有限公司		无锡	通用电气(中国)有限公司	是	上海
医惠科技有限公司	是	杭州	西门子(中国)有限公司	是	北京
银江技术股份有限公司	是	杭州	用友网络科技股份有限公司	是	北京

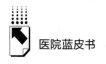

续表

智慧病房10强			智慧物流10强		
注:排名不分先后,按厂商拼音字母排序			注:排名不分先后,按厂商拼音字母排序		
厂商	是否上市	城市	厂商	是否上市	城市
昂科信息技术(上海)股份有限公司		上海	艾信智慧医疗科技发展(苏州)有限公司		苏州
广东博钧医疗信息科技有限公司		深圳	安徽中技国医医疗科技有限公司		合肥
广东德澳智慧医疗科技有限公司		东莞	北京三维海容科技有限公司		北京
广州视声智能股份有限公司		广州	光华盛大(武汉)医疗技术工程有限公司		武汉
杭州绿仰科技有限公司		杭州	国药控股美太医疗设备(上海)有限公司	是	上海
湖南尚医康医疗科技有限公司		长沙	九州通医药集团股份有限公司	是	武汉
上海爱汇健康科技有限公司		上海	培安科仪(北京)有限公司		北京
上海京颐科技股份有限公司		上海	上海瑞仕格科技有限公司	是	上海
深圳市联新移动医疗科技有限公司		深圳	苏州沃伦韦尔高新技术股份有限公司		苏州
医惠科技有限公司	是	杭州	厦门赛摩积硕科技有限公司		厦门
消毒质量追溯系统10强			医疗废物管理系统10强		
注:排名不分先后,按厂商拼音字母排序			注:排名不分先后,按厂商拼音字母排序		
厂商	是否上市	城市	厂商	是否上市	城市
北京容德信信息科技有限公司		北京	艾信智慧医疗科技发展(苏州)有限公司		苏州
东华医为科技有限公司	是	北京	昂科信息技术(上海)股份有限公司		上海
广州丁香软件有限公司		广州	北京威斯盾网络科技有限公司		北京
杭州聚仁医疗科技有限公司		杭州	成都万山顶峰科技有限公司		成都
杭州惟勤科技有限公司		杭州	上海皓伏网络技术有限公司		上海
洁定贸易(上海)有限公司	是	上海	深圳市开尔瑞智控有限公司		深圳
山东新华医疗器械股份有限公司	是	淄博	四川久傲科技有限公司		泸州
上海红柚信息技术有限公司		上海	无锡识凌科技有限公司		无锡
医惠科技有限公司	是	杭州	医惠科技有限公司	是	杭州
郑州远洋软件技术有限公司		郑州	浙江融家科技有限公司		绍兴

智能楼宇管理系统 10 强			院内导航系统 10 强		
注:排名不分先后,按厂商拼音字母排序			注:排名不分先后,按厂商拼音字母排序		
厂商	是否上市	城市	厂商	是否上市	城市
杭州海康威视数字技术股份有限公司	是	杭州	北京大希科技有限公司		北京
霍尼韦尔(中国)有限公司	是	上海	北京神州视翰科技有限公司		北京
江森自控(中国)投资有限公司	是	上海	广东信尚安物联科技有限公司		广州
上海格瑞特科技实业股份有限公司	是	上海	广东中科慈航信息科技有限公司		广州
上海美控智慧建筑有限公司	是	上海	杭州聚医智联有限公司		杭州
上海亚派软件有限公司		上海	南京畎聆信息科技有限公司		南京
苏州保控电子科技有限公司		苏州	上海图聚智能科技股份有限公司		上海
同方泰德国际科技(北京)有限公司	是	北京	医惠科技有限公司	是	杭州
浙江源创智控技术有限公司	是	杭州	浙江道一循信息技术有限公司		杭州
中达电通股份有限公司	是	上海	众虎物联网(广州)有限公司		广州
人员定位系统 10 强			智能停车系统 10 强		
注:排名不分先后,按厂商拼音字母排序			注:排名不分先后,按厂商拼音字母排序		
厂商	是否上市	城市	厂商	是否上市	城市
昂科信息技术(上海)股份有限公司		上海	北京蓝卡科技股份有限公司	是	北京
成都恒高科技有限公司		成都	东杰智能科技集团股份有限公司	是	太原
广东中科慈航信息科技有限公司		广州	杭州大中泊奥科技股份有限公司		杭州
河南航飞光电科技有限公司		郑州	杭州立方控股股份有限公司		杭州
江苏猫度云科医疗科技有限公司		南京	杭州西子智能停车股份有限公司		杭州
南京欧鹏信息技术有限公司		南京	江苏五洋停车产业集团股份有限公司	是	徐州
深圳市康英科技有限公司		深圳	深圳市富士智能系统有限公司		深圳
深圳泰立特科技有限公司		深圳	深圳市捷顺科技实业股份有限公司	是	深圳
无锡识凌科技有限公司		无锡	深圳市欧冠科技有限公司		深圳
医惠科技有限公司	是	杭州	厦门科拓通讯技术股份有限公司		厦门

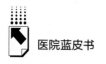

2022年社会办医·单体医院500强

社会办医·单体医院：社会资本（含国有商业资本）持股大于50%的股份制医院，不包括参加国家公立医院绩效考核的股份制医院。包括：（1）社会办康复专科医院；（2）社会办医养结合机构。

2022 年社会办医·单体医院 100 强

名次	医院	得分	省(区、市)	城市	级别	信息化评级（EMR/互联互通/智慧服务）	起源
1	佛山复星禅诚医院	764.06	广东	佛山	三甲		改制
2	东莞东华医院	758.70	广东	东莞	三甲		原创
3	东莞康华医院	744.75	广东	东莞	三甲		原创
4	濮阳市油田总医院	725.62	河南	濮阳	三甲		改制
5	武汉市普仁医院	708.47	湖北	武汉	三甲	—/四级乙等/—	改制
6	首都医科大学三博脑科医院	689.52	北京	北京	三级		原创
7	浙江萧山医院	682.21	浙江	杭州	三乙		改制
8	西安高新医院	669.85	陕西	西安	三甲		原创
9	上海交通大学医学院附属苏州九龙医院	662.07	江苏	苏州	三甲		原创
10	武汉亚洲心脏病医院	661.03	湖北	武汉	三甲		原创
11	南京鼓楼医院集团宿迁医院	640.89	江苏	宿迁	三甲		改制
12	南京医科大学附属明基医院	634.21	江苏	南京	三乙		原创
13	长安医院	620.45	陕西	西安	三甲		原创
14	厦门长庚医院 **	614.93	福建	厦门	三甲		原创
15	温州康宁医院	613.36	浙江	温州	三甲		原创
16	北京和睦家医院	598.97	北京	北京	二级		原创
17	延安大学咸阳医院	591.00	陕西	咸阳	三甲		改制
18	树兰（杭州）医院	574.25	浙江	杭州	三甲	五级/—/3级	原创
19	南京同仁医院	563.42	江苏	南京	三级		原创
20	徐州矿务集团总医院	562.26	江苏	徐州	三甲	—/四级甲等/—	改制
21	汕头潮南民生医院	547.99	广东	汕头	三乙		原创
22	新疆佳音医院	537.36	新疆	乌鲁木齐	三甲		原创

名次	医院	得分	省（区、市）	城市	级别	信息化评级（EMR/互联互通/智慧服务）	起源
23	沭阳医院**	532.49	江苏	宿迁	三乙		改制
24	南阳南石医院**	528.49	河南	南阳	三甲		改制
25	贵州省肿瘤医院	522.62	贵州	贵阳	三甲		改制
26	厦门弘爱医院	522.14	福建	厦门	三级	五级/—/—	原创
27	浙江大学明州医院	515.20	浙江	宁波	三甲		原创
28	广东祈福医院	498.44	广东	广州	三甲		原创
29	西安国际医学中心医院	484.27	陕西	西安	未定		原创
30	沭阳县中医院	470.37	江苏	宿迁	三乙		改制
31	张家港澳洋医院	461.20	江苏	苏州	三级		改制
32	南京江北医院	455.18	江苏	南京	三乙	—/四级甲等/—	改制
33	海南省肿瘤医院	451.31	海南	海口	三级		原创
34	德驭医疗马鞍山总医院	444.74	安徽	马鞍山	三甲		改制
35	盘锦辽油宝石花医院**	443.69	辽宁	盘锦	三甲		改制
36	皖北煤电集团总医院	439.51	安徽	宿州	三甲	—/四级甲等/—	改制
37	黄石爱康医院	430.90	湖北	黄石	三甲		改制
38	平煤神马集团总医院	428.98	河南	平顶山	三甲		原创
39	河南能源焦煤中央医院	421.93	河南	焦作	三甲		原创
40	淮南东方医院集团总医院	420.39	安徽	淮南	三级		改制
41	重庆捷尔医院	411.75	重庆	重庆	三甲		原创
42	河北以岭医院	407.73	河北	石家庄	三甲		原创
43	阳光融和医院	403.24	山东	潍坊	三甲		原创
44	浙江金华广福医院	398.99	浙江	金华	三乙		改制
45	晋城大医院	396.18	山西	晋城	三甲	—/四级甲等/—	改制
46	涿州市医院	395.70	河北	保定	三甲		改制
47	武汉市汉阳医院	391.63	湖北	武汉	三级		改制
48	义乌复元私立医院	389.24	浙江	金华	二甲		原创
49	河南宏力医院	384.83	河南	长垣	三甲		原创
50	淮南新华医疗集团新华医院	376.24	安徽	淮南	三甲		改制
51	北京大学国际医院	370.04	北京	北京	三级	—/四级甲等/—	原创
52	济宁市第三人民医院	368.80	山东	济宁	三级		改制
53	北大医疗鲁中医院**	367.43	山东	淄博	三甲	—/四级甲等/—	改制
54	双鸭山双矿医院	364.96	黑龙江	双鸭山	三甲		改制

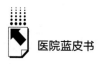

续表

名次	医院	得分	省(区、市)	城市	级别	信息化评级 (EMR/互联互通/智慧服务)	起源
55	上海杨思医院	364.33	上海	上海	二甲		原创
56	新郑华信民生医院**	363.24	河南	郑州	二甲		改制
57	洛阳东方医院	362.16	河南	洛阳	三级	一/四级甲等/一	改制
58	泗洪医院**	360.65	江苏	宿迁	三级		改制
59	厦门莲花医院**	360.45	福建	厦门	三级		原创
60	吉林国文医院	357.69	吉林	长春	三甲		原创
61	北京京煤集团总医院	357.25	北京	北京	三级		改制
62	淮南朝阳医院	356.81	安徽	淮南	三乙		原创
63	漳州正兴医院	352.58	江苏	南通	三级	五级/一/一	原创
64	鸡西矿业集团总医院	351.66	黑龙江	鸡西	三甲		改制
65	山东国欣颐养集团枣庄中心医院	349.65	山东	枣庄	三甲		原创
66	深圳恒生医院	349.02	广东	深圳	三级		原创
67	中一东北国际医院	348.18	辽宁	沈阳	三级		原创
68	西安大兴医院	347.03	陕西	西安	三甲		改制
69	深圳华侨医院	344.26	广东	深圳	三级		原创
70	徐州市肿瘤医院	340.68	江苏	徐州	三甲		原创
71	江汉油田总医院	339.22	湖北	(省直辖县)潜江	三级		改制
72	新郑市中医院	334.94	河南	郑州	二甲		改制
73	河北中石油中心医院	334.67	河北	廊坊	三甲		改制
74	石家庄平安医院**	331.90	河北	石家庄	三级		原创
75	京东中美医院	331.51	河北	廊坊	三级		原创
76	上饶东信第五医院	329.20	江西	上饶	三甲		改制
77	瓦房店第三医院	327.27	辽宁	大连	三级		改制
78	松原吉林油田医院	327.12	吉林	松原	三甲		原创
79	河北燕达陆道培医院	327.05	河北	廊坊	三甲		原创
80	唐山中心医院	318.76	河北	唐山	三级		原创
81	贵黔国际总医院	298.77	贵州	贵阳	三级		原创
82	四川现代医院	294.37	四川	成都	三甲		原创
83	漳州第三医院	293.63	福建	漳州	三级		改制
84	西电集团医院	293.37	陕西	西安	三甲		改制
85	北大医疗潞安医院	291.99	山西	长治	三甲		改制

名次	医院	得分	省(区、市)	城市	级别	信息化评级（EMR/互联互通/智慧服务）	起源
86	河北燕达医院**	290.64	河北	廊坊	三甲		原创
87	郑州颐和医院**	290.35	河南	郑州	三级		原创
88	中山市陈星海医院	286.70	广东	中山	三级		改制
89	沈阳何氏眼科医院	285.00	辽宁	沈阳	三级		原创
90	南京鼓楼医院集团仪征医院	280.07	江苏	扬州	二甲		改制
91	云南博亚医院	263.33	云南	昆明	三级		原创
92	深圳龙城医院*	259.87	广东	深圳	三甲		原创
93	厦门大学附属厦门眼科中心	243.29	福建	厦门	三甲		改制
94	兖矿新里程总医院	238.04	山东	济宁	三甲		改制
95	暨南大学附属复大肿瘤医院	237.35	广东	广州	三级		原创
96	苏州明基医院	234.05	江苏	苏州	三级		原创
97	运城市第一医院	219.97	山西	运城	三级		改制
98	广州中医药大学金沙洲医院	211.63	广东	广州	三级		原创
99	成都上锦南府医院	206.20	四川	成都	三甲		原创
100	北京燕化医院	203.70	北京	北京	三级		改制

注：＊社会办康复专科医院，＊＊社会办医养结合机构。

2022 年社会办医·单体医院 101~300 强

名次	医院	省(区、市)	城市	级别	起源
101	徐州仁慈医院	江苏	徐州	三级	原创
102	广州新市医院	广东	广州	三级	原创
103	南通瑞慈医院**	江苏	南通	三乙	原创
104	鹤岗鹤矿医院	黑龙江	鹤岗	三甲	改制
105	丹东市第一医院	辽宁	丹东	三甲	改制
106	湖南旺旺医院	湖南	长沙	三甲	原创
107	泰康仙林鼓楼医院	江苏	南京	三级	原创
108	山东国欣颐养集团莱芜中心医院	山东	济南	二甲	原创
109	泗阳县人民医院	江苏	宿迁	二甲	改制
110	京东誉美中西医结合肾病医院	河北	廊坊	三甲	原创
111	北京市健宫医院	北京	北京	三级	改制
112	西山煤电公司职工总医院	山西	太原	三乙	改制

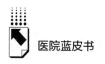

续表

名次	医院	省（区、市）	城市	级别	起源
113	吉林市化工医院	吉林	吉林	三甲	改制
114	西安凤城医院	陕西	西安	二甲	原创
115	六安世立医院	安徽	六安	三级	改制
116	苏州永鼎医院	江苏	苏州	二甲	原创
117	齐齐哈尔建华医院	黑龙江	齐齐哈尔	三甲	改制
118	沈阳维康医院	辽宁	沈阳	三级	原创
119	西安宝石花长庆医院	陕西	西安	二甲	改制
120	广东同江医院	广东	佛山	二甲	原创
121	宝鸡高新医院	陕西	宝鸡	三甲	原创
122	贵州医科大学附属白云医院	贵州	贵阳	三级	原创
123	甘肃宝石花医院	甘肃	兰州	三甲	改制
124	天水 407 医院	甘肃	天水	三乙	改制
125	包钢三医院	内蒙古	包头	三甲	原创
126	广东顺德新容奇医院	广东	佛山	二甲	改制
127	四川友谊医院	四川	成都	三甲	原创
128	慈林医院	浙江	宁波	三乙	原创
129	盱眙县中医院	江苏	淮安	三级	改制
130	昆明同仁医院	云南	昆明	三级	原创
131	黄山首康医院	安徽	黄山	三级	原创
132	成都市西区医院	四川	成都	三甲	原创
133	西华第一医院	河南	周口	二级	改制
134	哈尔滨嘉润医院	黑龙江	哈尔滨	三级	原创
135	河南信合医院	河南	信阳	二甲	原创
136	重庆市黔江民族医院	重庆	重庆	二甲	原创
137	潍坊眼科医院	山东	潍坊	三级	原创
138	东莞常安医院	广东	东莞	二甲	原创
139	葫芦岛市第二人民医院	辽宁	葫芦岛	三级	改制
140	浙江康静医院	浙江	杭州	三乙	改制
141	华北石油管理局总医院	河北	任丘	三甲	改制
142	合肥京东方医院	安徽	合肥	三级	原创
143	四川宝石花医院	四川	成都	三乙	改制
144	四川锦欣妇女儿童医院	四川	成都	三甲	改制
145	西安唐城医院	陕西	西安	二甲	原创
146	兰考第一医院	河南	开封	二甲	改制

名次	医院	省(区、市)	城市	级别	起源
147	北京新世纪儿童医院	北京	北京	二级	原创
148	贺州广济医院	广西	贺州	三级	改制
149	重庆北部宽仁医院	重庆	重庆	三级	原创
150	东莞光华医院	广东	东莞	二级	原创
151	海宁康华医院	浙江	嘉兴	三乙	原创
152	泉州德诚医院**	福建	泉州	三级	原创
153	河南鹿邑真源医院	河南	周口	二甲	原创
154	泗阳县中医院	江苏	淮安	三乙	改制
155	五四一总医院	山西	运城	三乙	原创
156	浙江新安国际医院	浙江	嘉兴	三乙	原创
157	郓城诚信医院	山东	菏泽	二级	原创
158	山东国欣颐养集团肥城医院	山东	泰安	三乙	原创
159	东莞仁康医院**	广东	东莞	未定	原创
160	湘雅博爱康复医院*	湖南	长沙	三甲	原创
161	北京北亚骨科医院	北京	北京	三乙	原创
162	云南圣约翰医院	云南	昆明	三级	原创
163	淮南东方医院集团肿瘤医院	安徽	淮南	三级	改制
164	巩义瑞康医院**	河南	郑州	二甲	原创
165	成都誉美医院	四川	成都	二甲	原创
166	单县东大医院	山东	菏泽	二甲	原创
167	黄骅开发区博爱医院	河北	沧州	二级	原创
168	汕尾市人民医院	广东	汕尾	三级	改制
169	邯郸明仁医院	河北	邯郸	三级	原创
170	灌南县人民医院	江苏	连云港	二甲	改制
171	兴安界首中西医结合医院	广西	桂林	二甲	改制
172	成都新华医院	四川	成都	三乙	原创
173	湖南益阳康雅医院**	湖南	益阳	三级	原创
174	中信惠州医院	广东	惠州	三级	原创
175	扬州友好医院	江苏	扬州	二甲	原创
176	北京市朝阳区三环肿瘤医院	北京	北京	二级	原创
177	宿迁市钟吾医院	江苏	宿迁	二甲	原创
178	苏州广慈肿瘤医院	江苏	苏州	二级	原创
179	惠阳三和医院	广东	惠州	三级	原创
180	皖北康复医院**	安徽	淮北	三级	改制

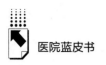

续表

名次	医院	省(区、市)	城市	级别	起源
181	洋河第一医院	江苏	宿迁	三级	改制
182	北大医疗康复医院*	北京	北京	三级	原创
183	上海远大心胸医院	上海	上海	三级	原创
184	义乌市稠州医院	浙江	金华	二甲	原创
185	台州骨伤医院	浙江	台州	三乙	原创
186	茂名石化医院	广东	茂名	三级	改制
187	北京美中宜和妇儿医院	北京	北京	二级	原创
188	宣威云峰医院**	云南	曲靖	二甲	原创
189	北京京都儿童医院	北京	北京	三级	原创
190	来安县家宁医院	安徽	滁州	二甲	原创
191	苏州大学附属瑞华医院	江苏	苏州	二甲	原创
192	吉林心脏病医院	吉林	长春	三甲	原创
193	扬州洪泉医院	江苏	扬州	二甲	原创
194	青岛开泰耳鼻喉头颈外科医院	山东	青岛	二级	原创
195	邳州东大医院	江苏	徐州	二级	原创
196	湖南泰和医院	湖南	长沙	三级	原创
197	横店文荣医院**	浙江	金华	二甲	原创
198	常州鼎武医院**	江苏	常州	二级	原创
199	宝鸡市第三医院	陕西	宝鸡	三级	改制
200	贵州医科大学附属乌当医院	贵州	贵阳	三级	原创
201	南昌三三四医院	江西	南昌	三级	改制
202	北大医疗淄博医院	山东	淄博	三级	改制
203	徐州矿务集团第二医院	江苏	徐州	二甲	改制
204	巨野县北城医院	山东	菏泽	二级	原创
205	东莞广济医院	广东	东莞	三级	原创
206	周口永兴医院	河南	周口	二级	原创
207	遂平仁安医院	河南	驻马店	二级	原创
208	冠县新华医院**	山东	聊城	二甲	原创
209	鄂钢医院	湖北	鄂州	三乙	改制
210	徐州矿务集团第一医院	江苏	徐州	二甲	改制
211	东营鸿港医院	山东	东营	三级	原创
212	安徽济民肿瘤医院	安徽	合肥	三级	原创
213	株洲新兴医院	湖南	株洲	二级	原创
214	武汉紫荆医院	湖北	武汉	三级	原创

续表

名次	医院	省(区、市)	城市	级别	起源
215	淮北朝阳医院 **	安徽	淮北	二甲	原创
216	诸城中医医院	山东	潍坊	三甲	改制
217	永州湘南医院	湖南	永州	三级	改制
218	上海安达医院	上海	上海	一甲	原创
219	徐州新健康医院	江苏	徐州	三级	原创
220	深圳禾正医院	广东	深圳	三级	原创
221	泰康同济(武汉)医院	湖北	武汉	未定	原创
222	前海人寿广州总医院	广东	广州	三级	原创
223	广州和睦家医院	广东	广州	二级	原创
224	云南瑞奇德医院	云南	昆明	未定	原创
225	如皋博爱医院	江苏	南通	二甲	原创
226	海城市正骨医院	辽宁	鞍山	三甲	改制
227	昆山宗仁卿纪念医院	江苏	苏州	二甲	原创
228	佛山健翔医院	广东	佛山	三级	原创
229	杭州口腔医院	浙江	杭州	二甲	原创
230	洛阳中京医院	河南	洛阳	二甲	改制
231	重庆三博江陵医院	重庆	重庆	二级	改制
232	徐州市矿山医院	江苏	徐州	二甲	改制
233	淮南新华医疗集团北方医院	安徽	淮南	二甲	改制
234	安宁鑫湖医院	云南	昆明	二乙	原创
235	莆田盛兴医院	福建	莆田	二级	原创
236	台州市博爱医院	浙江	台州	二甲	原创
237	淮南东方医院集团凤凰医院	安徽	淮南	三级	改制
238	兖州九一医院 **	山东	济宁	三甲	改制
239	萍乡赣西医院	江西	萍乡	二甲	改制
240	河南(郑州)中汇心血管病医院	河南	郑州	二级	原创
241	武冈展辉医院	湖南	邵阳	二甲	原创
242	崇州市第二医院	四川	成都	二甲	改制
243	泗洪县中医院	江苏	宿迁	二甲	改制
244	宁波开发区中心医院	浙江	宁波	二乙	原创
245	潍坊潍城经开医院	山东	潍坊	三级	原创
246	东莞台心医院	广东	东莞	三级	原创
247	重庆莱佛士医院(重庆慎安医院)	重庆	重庆	二级	原创
248	郑州大桥医院	河南	郑州	二级	原创

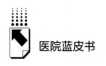

名次	医院	省（区、市）	城市	级别	起源
249	海南现代妇女儿童医院	海南	海口	三甲	原创
250	莆田滨海医院	福建	莆田	二甲	原创
251	辽宁奉天中医院	辽宁	沈阳	三甲	原创
252	皖东人民医院	安徽	滁州	二甲	原创
253	重庆红岭医院	重庆	重庆	二甲	改制
254	曹县磐石医院	山东	菏泽	二级	原创
255	武汉太康医院	湖北	武汉	三级	原创
256	洛阳市东都医院	河南	洛阳	二级	改制
257	南阳张仲景医院	河南	南阳	三级	原创
258	建德市中医院	浙江	杭州	二甲	改制
259	大同新建康医院	山西	大同	三级	原创
260	保定裕东医院**	河北	保定	二级	原创
261	顺德和平外科医院	广东	佛山	二级	原创
262	北京市朝阳区桓兴肿瘤医院	北京	北京	二级	原创
263	江山贝林医院	浙江	衢州	二乙	原创
264	揭阳市慈云医院	广东	揭阳	一甲	原创
265	昭通仁安医院	云南	昭通	二甲	原创
266	荣县新城医院**	四川	自贡	二甲	原创
267	青海仁济医院	青海	西宁	三乙	原创
268	上海交通大学医学院附属瑞金医院舟山分院	浙江	舟山	三甲	原创
269	长沙爱尔眼科医院	湖南	长沙	二级	原创
270	苏州口腔医院	江苏	苏州	二级	改制
271	泉州东南医院	福建	泉州	二甲	原创
272	武汉爱尔眼科医院	湖北	武汉	三级	原创
273	上蔡蔡州医院	河南	驻马店	二级	原创
274	南京鼓楼集团安庆市石化医院	安徽	安庆	二甲	改制
275	武汉长峰康复医院*	湖北	武汉	三级	改制
276	宁波华信医院**	浙江	宁波	三级	原创
277	周口永善医院	河南	周口	二级	原创
278	深圳万丰医院	广东	深圳	二级	原创
279	上海赫尔森康复医院*	上海	上海	未定	原创
280	南华附二醴陵兆和医院	湖南	株洲	二级	原创
281	衡阳华程医院	湖南	衡阳	二级	原创
282	昆明市第一人民医院星耀医院	云南	昆明	二甲	原创

名次	医院	省(区、市)	城市	级别	起源
283	广州现代医院	广东	广州	二级	原创
284	长沙南雅医院	湖南	长沙	二级	原创
285	合肥长江医院	安徽	合肥	二甲	原创
286	建始民族医院	湖北	恩施州	二级	原创
287	新泰洪强医院	山东	泰安	三乙	原创
288	黄山新晨医院	安徽	黄山	二级	原创
289	成都爱尔眼科医院	四川	成都	三乙	原创
290	绵阳富临医院	四川	绵阳	三乙	原创
291	西藏阜康医院	西藏	拉萨	三级	原创
292	沈阳爱尔眼科医院	辽宁	沈阳	三级	原创
293	新钢中心医院	江西	新余	三级	改制
294	温州老年病医院	浙江	温州	未定	改制
295	博鳌超级医院	海南	琼海	未定	原创
296	重庆三博长安医院	重庆	重庆	二级	原创
297	北京长峰医院	北京	北京	二级	原创
298	西安济仁医院	陕西	西安	二甲	原创
299	淄博岜山万杰医院	山东	淄博	三级	原创
300	沭阳铭和医院	江苏	宿迁	二甲	原创

注：＊社会办康复专科医院，＊＊社会办医养结合机构。

2022 年社会办医·单体医院 301~500 强

医院	城市	级别	起源	医院	城市	级别	起源
黑龙江省							
哈尔滨爱尔眼科医院	哈尔滨	未定	原创	佳木斯市骨科医院	佳木斯	三甲	原创
黑龙江玛丽亚妇产医院	哈尔滨	三级	原创	建一克山医养康复医院＊＊	齐齐哈尔	二级	原创
吉林省							
吉林市康圣医院	吉林	二甲	原创	长春月潭医院＊＊	长春	二甲	原创
吉林普济医院	长春	未定	原创	中华慈善吉林延安医院	长春	二甲	原创
辽宁省							
大连港医院	大连	三级	原创	营口何氏眼科医院	营口	未定	原创
沈阳兴齐眼科医院	沈阳	三级	原创				

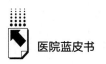

医院	城市	级别	起源	医院	城市	级别	起源
北京市							
北京爱育华妇儿医院	北京	三级	原创	北京陆道培血液病医院	北京	三级	原创
北京大望路急诊抢救医院	北京	三级	原创	北京马应龙长青肛肠医院	北京	三甲	原创
北京高博博仁医院	北京	二级	原创	北京明德医院	北京	未定	原创
北京广慈中医药研究院广济中医医院	北京	未定	原创	北京王府中西医结合医院	北京	三甲	原创
北京和美妇儿医院	北京	二级	原创	北京嫣然天使儿童医院	北京	二级	原创
河北省							
曲阳第一医院	保定	二级	原创	唐山弘慈医院	唐山	二甲	原创
任丘康济新图医院	沧州	二级	原创	唐山利康医院	唐山	二级	原创
承德围场大都医院	承德	二级	原创	张家口宣钢医院	张家口	二甲	改制
石家庄长城医院	石家庄	二甲	原创				
内蒙古自治区							
阿鲁科尔沁安宁医院	赤峰	二甲	原创	赤峰铭仁医院	赤峰	二甲	改制
山西省							
大同瑞慈康复医院**	大同	二级	原创	华晋骨科医院	太原	三级	原创
大同魏都医院**	大同	三甲	原创	中化二建集团医院	太原	二甲	原创
大同现代医院	大同	未定	原创	忻州现代医院	忻州	二级	原创
晋城合聚心脑血管病医院	晋城	三级	原创	运城同德医院	运城	三级	原创
朔州现代医院	朔州	二级	原创	长治云峰医院	长治	二甲	原创
天津市							
天津北大医疗海洋石油医院	天津	二甲	改制	天津建华医院	天津	二级	原创
天津航医心血管病医院	天津	三乙	原创	天津石氏医院	天津	二级	原创
天津和睦家医院	天津	未定	原创	天津美中宜和妇儿医院	天津	未定	原创
安徽省							
无为济民医院	芜湖	二级	原创	阜南仁和医院	阜阳	二级	原创
芜湖邦尔骨科医院	芜湖	二级	原创	中国中铁阜阳中心医院	阜阳	三级	改制
芜湖广济医院	芜湖	二甲	原创				
福建省							
福清融强医院	福州	二甲	原创	厦门海沧新阳医院	厦门	二乙	原创
龙岩慈爱医院**	龙岩	二乙	改制	厦门科宏眼科医院	厦门	三级	原创
莆田涵江医院	莆田	三级	原创	厦门新开元医院	厦门	二级	原创
泉州滨海医院	泉州	三级	原创				

医院	城市	级别	起源	医院	城市	级别	起源
江苏省							
南京南钢医院	南京	二乙	原创	无锡国济康复医院**	无锡	二级	原创
南京扬子医院	南京	二甲	原创	无锡市虹桥医院	无锡	二丙	原创
上海市东方医院集团宿迁市东方医院	宿迁	二甲	原创	滨海康达医院	盐城	二级	原创
沭阳县中兴医院	宿迁	二甲	改制	滨海新仁慈医院	盐城	二级	原创
泗洪县安颐医院	宿迁	三级	原创	盐城市亭湖区人民医院	盐城	二甲	原创
泰州妇产医院	泰州	二甲	原创	扬州东方医院	扬州	二级	原创
江西省							
抚州健强第五医院	抚州	二甲	原创	新余银河医院**	新余	二甲	原创
大余县中医院	赣州	二甲	原创	万载诚济医院	宜春	二级	原创
遂川云岭新城医院	吉安	二级	原创	宜春新建医院	宜春	二甲	原创
余干仁和医院	上饶	二甲	原创				
山东省							
曹县县立医院	菏泽	二级	原创	青岛莲池妇婴医院	青岛	二级	原创
单县海吉亚医院	菏泽	二级	原创	威海海大医院	威海	二级	原创
单县正大康复医院*	菏泽	二级	原创	潍坊市实力医院	潍坊	二甲	原创
临沂高新医院	临沂	二甲	原创	淄博莲池妇婴医院	淄博	二甲	原创
上海市							
上海德达医院	上海	二级	原创	上海太平康复医院*	上海	未定	原创
上海和睦家医院	上海	三甲	原创	上海泰康申园康复医院*	上海	二级	原创
上海美华妇儿医院	上海	未定	原创	上海新视界眼科医院	上海	未定	原创
浙江省							
杭州顾连通济医院	杭州	二级	原创	兰溪瑞康医院**	金华	未定	原创
杭州九和医院	杭州	二级	原创	浦江第二医院	金华	二乙	原创
杭州绿康老年康复医院**	杭州	二级	原创	缙云县田氏伤科医院	丽水	未定	原创
杭州明州脑康康复医院*	杭州	未定	原创	仙居邦尔医院	台州	未定	原创
杭州邦尔医院**	杭州	二乙	原创	乐清开发区同乐医院	温州	未定	原创
浙江绿城心血管病医院	杭州	三级	原创	平阳县长庚怡宁医院	温州	二甲	原创
浙江明州康复医院*	杭州	未定	原创	温州东华医院	温州	未定	原创
长兴第二医院	湖州	未定	改制	温州建国医院*	温州	二乙	原创

255

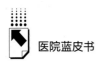

续表

医院	城市	级别	起源	医院	城市	级别	起源
海盐邦尔医院 **	嘉兴	未定	原创	普陀仁济医院	舟山	未定	原创
嘉兴邦尔骨科医院	嘉兴	未定	原创	舟山定海广华医院	舟山	二级	原创
河南省							
洛阳新里程医院	洛阳	二级	原创	郑州仁济医院	郑州	二级	原创
汝州市金庚康复医院 *	平顶山	二级	原创	郑州圣玛妇产医院	郑州	三级	原创
南乐中兴医院	濮阳	二级	原创	郑州新华医院	郑州	二级	原创
新乡同盟医院	新乡	二级	原创	郑州中医骨伤病医院	郑州	三级	原创
许昌市第二人民医院	许昌	二级	改制	周口协和骨科医院	周口	三级	原创
湖北省							
恩施亚菲亚妇产医院	恩施州	三级	原创	武钢二医院	武汉	三乙	原创
黄石普仁医院	黄石	二级	原创	武汉济和医院	武汉	二级	原创
潜江优抚医院	（省直辖县）潜江	二级	原创	宜城市仁杰医院	宜城	二级	原创
湖南省							
长沙东协盛医院	长沙	二级	原创	桂阳佰俊泰康医院	郴州	二级	原创
长沙康乃馨老年病医院 **	长沙	二级	原创	怀化沅陵南方医院	怀化	二级	原创
长沙珂信肿瘤医院	长沙	三级	原创	新宁崀山医院	邵阳	二甲	原创
长沙三真康复医院 *	长沙	二级	原创	岳阳广济医院	岳阳	二甲	原创
醴陵市泰安医院	株洲	二乙	原创	株洲恺德心血管病医院	株洲	三级	原创
广东省							
东莞康怡医院	东莞	二级	原创	梅州铁炉桥医院	梅州	二级	原创
东莞市樟木头石新医院	东莞	二甲	原创	汕头澄海港立医院	汕头	未定	原创
佛山市禅城区永安医院 **	佛山	二级	原创	深圳爱尔眼科医院	深圳	未定	原创
广州白云山医院	广州	二级	原创	深圳宝田医院	深圳	未定	原创
广州东方医院	广州	二甲	原创	深圳宝兴医院	深圳	一级	原创
广州仁爱天河医院	广州	二级	原创	深圳博爱曙光医院	深圳	未定	原创
广州泰康粤园医院 **	广州	一级	原创	深圳希玛林顺潮眼科医院	深圳	二级	原创
河源友好医院	河源	二级	原创	深圳远东妇产医院	深圳	三级	原创
惠州华康医院	惠州	三级	原创	湛江西南医院	湛江	二甲	原创
广西壮族自治区							
大化民生宁医院	河池	二级	原创	南宁广济高峰医院 **	南宁	二级	原创
贺州广济妇产医院	贺州	二级	原创	广西玉林市桂南医院	玉林	二甲	原创

医院	城市	级别	起源	医院	城市	级别	起源
海南省							
慈铭博鳌国际医院	琼海	三级	原创	三亚哈尔滨医科大学鸿森医院	三亚	三甲	原创
甘肃省							
华亭煤业集团总医院	平凉	二甲	原创				
青海省							
青海省康乐医院	西宁	三乙	原创				
宁夏回族自治区							
吴忠市新区医院	吴忠	二甲	原创				
陕西省							
西安北环医院	西安	二甲	原创	西安交大一附院韩城医院	渭南	二甲	原创
西安市华山中心医院	西安	二甲	原创	延安市博爱医院	延安	二甲	原创
西安冶金医院	西安	二级	原创	神木中西医结合医院	榆林	二级	原创
新疆维吾尔自治区							
和田新生医院	和田地区	二级	原创	新疆心脑血管病医院	乌鲁木齐	三甲	原创
重庆市							
重庆爱尔眼科医院	重庆	未定	原创	重庆东华医院	重庆	二甲	原创
重庆安琪儿妇产医院	重庆	三级	原创	重庆康心医院	重庆	三级	原创
贵州省							
纳雍新立医院	毕节	三级	原创	湄潭家礼医院	遵义	二级	原创
贵阳市第六医院	贵阳	二甲	原创	仁怀新朝阳医院	遵义	二级	原创
六枝博大医院	六盘水	二级	原创				
四川省							
成都安琪儿妇产医院	成都	二级	原创	彭州同一医院	成都	二甲	原创
成都黄再军医院**	成都	一级	原创	广汉市骨科医院	德阳	二甲	原创
成都金沙医院	成都	二乙	原创	丹棱南苑中医医院	眉山	二乙	原创
成都锦江大观医院	成都	二甲	原创	眉山肿瘤医院	眉山	三级	原创
成都普瑞眼科医院	成都	三级	原创	资中资州医院	内江	二级	原创
成都双楠医院	成都	二甲	原创	第十九冶金建设公司职工医院	攀枝花	未定	原创
成都长江医院**	成都	二甲	原创	自贡高新医院	自贡	二级	原创
攀钢集团成都医院	成都	未定	原创				
云南省							
昆明三博脑科医院	昆明	三级	原创	师宗现代医院	曲靖	二甲	原创
云南新昆华医院**	昆明	三级	原创	通海秀山医院	玉溪	二甲	原创

注：*社会办康复专科医院，**社会办医养结合机构。

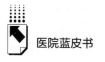

2022 年社会办医·康复医院 10 强

名次	医院	省份	城市	级别	起源
1	深圳龙城医院	广东	深圳	三甲	原创
2	湘雅博爱康复医院	湖南	长沙	三甲	原创
3	北大医疗康复医院	北京	北京	三级	原创
4	武汉长峰康复医院	湖北	武汉	三级	改制
5	上海赫尔森康复医院	上海	上海	未定	原创
6	上海太平康复医院	上海	上海	未定	原创
7	汝州市金庚康复医院	河南	平顶山	二级	原创
8	长沙三真康复医院	湖南	长沙	二级	原创
9	浙江明州康复医院	浙江	杭州	未定	原创
10	单县正大康复医院	山东	菏泽	二级	原创

2022 年社会办医·医养结合机构 30 强

名次	医院	省份	城市	级别	起源
1	厦门长庚医院(厦门长庚医院护理院)	福建	厦门	三甲	原创
2	沭阳医院(沭阳县贤官新城养老护理院)	江苏	宿迁	三乙	改制
3	南阳南石医院(南阳南石医院老年康复护理院)	河南	南阳	三甲	改制
4	盘锦辽油宝石花医院(盘锦宝石花医养中心)	辽宁	盘锦	三甲	改制
5	北大医疗鲁中医院(淄博市康寿护理养生院)	山东	淄博	三甲	改制
6	新郑华信民生医院(新郑市华信民生养护中心)	河南	郑州	二甲	改制
7	泗洪医院(泗洪县中心养老护理院)	江苏	宿迁	三级	改制
8	厦门莲花医院(厦门莲花爱心护理院)	福建	厦门	三级	原创
9	石家庄平安医院(石家庄市裕华区平安养老院)	河北	石家庄	三级	原创
10	河北燕达医院(金色年华健康养护中心)	河北	廊坊	三甲	原创
11	郑州颐和医院(郑州市二七区福康老年公寓)	河南	郑州	三级	原创
12	南通瑞慈医院(南通瑞慈美邸护理院)	江苏	南通	三乙	原创
13	泉州德诚医院(惠安县德诚如家护养院)	福建	泉州	三级	原创
14	东莞仁康医院(东莞仁康护理院)	广东	东莞	未定	原创
15	巩义瑞康医院(巩义瑞康医养院)	河南	郑州	二甲	原创
16	湖南益阳康雅医院(康雅养生园、馨雅护理院)	湖南	益阳	三级	原创
17	皖北康复医院(惠康老年公寓)	安徽	淮北	三级	改制
18	宣威云峰医院(宣威云峰医院老年康复公寓)	云南	曲靖	二甲	原创

名次	医院	省份	城市	级别	起源
19	横店文荣医院(横店文荣医院老年养护中心)	浙江	金华	二甲	原创
20	常州鼎武医院(常州市圩塘康乐中心)	江苏	常州	二级	原创
21	冠县新华医院(新华康复医养院)	山东	聊城	二甲	原创
22	淮北朝阳医院(朝阳老年公寓)	安徽	淮北	二甲	原创
23	兖州九一医院(兖州区九一慧济颐康护理院)	山东	济宁	三甲	改制
24	保定裕东医院(裕东托老会所)	河北	保定	二级	原创
25	荣县新城医院(荣县新城医院有限公司养老服务中心)	四川	自贡	二甲	原创
26	宁波华信医院(宁波华信颐养园)	浙江	宁波	三级	原创
27	新余银河医院(新余市银河园老年服务中心)	江西	新余	二甲	原创
28	长沙康乃馨老年病医院(康乃馨国际老年呵护中心)	湖南	长沙	二级	原创
29	云南新昆华医院(新昆华老年康养中心)	云南	昆明	三级	原创
30	杭州余杭邦尔医院(杭州市余杭区仁济老年颐乐园)	浙江	杭州	二乙	原创

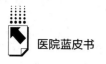

2022年社会办医·医院集团100强

社会办医医院集团：由同一个集团法人控制（全资、控股、可合并报表）的法人医疗机构，包括医院、诊所。包括ST上市医服企业，不包括无股权关系的医院集团、医联体、医共体等。

名次	集团名称	全球总部	医院总数	三级医院数（综合/专科）	2022年社会办医·单体医院500强上榜数	标杆医院（2022年社会办医·单体医院500强名次）	是否上市	2022年上市医服排名（A榜）	得分
1	通用环球医疗集团有限公司	北京	79	12/0	9	盘锦辽油宝石花医院（35）	是	3	769.51
2	爱尔眼科医院集团股份有限公司	长沙	413	0/28	7	长沙爱尔眼科医院(269)	是	1	729.25
3	上海复星医药（集团）股份有限公司	上海	14	3/2	7	佛山复星禅诚医院（1）	是	5	610.72
4	华润医疗控股有限公司	北京	22	4/2	3	北京京煤集团总医院（61）	是	4	572.68
5	国药医疗健康产业有限公司	北京	29	7/0	0	国药同煤总医院	否		532.93
6	新里程健康集团有限公司	北京	75	5/1	4	晋城大医院（45）	否		498.79
7	远东宏信健康产业发展有限公司	上海	37	1/13	13	泗阳县中医院（154）	是	6	431.76
8	三博脑科医院管理集团股份有限公司	北京	6	0/4	4	首都医科大学三博脑科医院（6）	否		422.07
9	贵州信邦制药股份有限公司	贵阳	7	2/1	5	贵州省肿瘤医院（25）	是	12	386.00
10	宁波三星医疗电气股份有限公司	宁波	16	3/0	3	浙江大学明州医院（27）	是	15	364.22

名次	集团名称	全球总部	医院总数	三级医院数（综合/专科）	2022年社会办医·单体医院500强上榜数	标杆医院（2022年社会办医·单体医院500强名次）	是否上市	2022年上市医服排名（A榜）	得分
11	淮南东方医院集团	淮南	15	2/1	3	淮南东方医院集团总医院（40）	否		363.74
12	温州康宁医院股份有限公司	温州	24	0/1	1	温州康宁医院（15）	是		359.03
13	中信医疗健康产业集团有限公司	北京	6	3/3	3	五四一总医院（155）	否		358.12
14	同仁医疗产业集团有限公司	南京	3	2/0	2	南京同仁医院（19）	否		350.65
15	湖北普仁医疗管理集团有限公司	武汉	8	1/0	1	武汉市普仁医院（5）	否		342.62
16	中美医疗集团	北京	6	1/1	2	京东中美医院（75）	否		336.19
17	和睦家医疗集团	北京	9	1/1	4	北京和睦家医院（16）	否		325.20
18	邦尔骨科医院集团股份有限公司	杭州	14	2/2	4	嘉兴邦尔骨科医院（500强）	否		306.16
19	通策医疗股份有限公司	杭州	30	0/4	1	杭州口腔医院（229）	是	8	303.93
20	广东康华医疗股份有限公司	东莞	5	1/1	2	东莞康华医院（3）	是	13	303.49
21	金陵药业股份有限公司	南京	4	1/0	2	南京鼓楼医院集团宿迁医院（11）	是	17	298.23
22	北大医疗产业集团有限公司	北京	27	7/4	6	北京大学国际医院（51）	否		296.22
23	江苏澳洋健康产业股份有限公司	苏州	9	1/0	1	张家港澳洋医院（31）	是	23	291.20

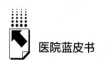

名次	集团名称	全球总部	医院总数	三级医院数（综合/专科）	2022年社会办医·单体医院500强上榜数	标杆医院（2022年社会办医·单体医院500强名次）	是否上市	2022年上市医服排名（A榜）	得分
24	康健国际医疗集团有限公司	香港	4	1/0	1	南阳南石医院（24）	是	27	289.71
25	佳音医院集团股份有限公司	乌鲁木齐	7	0/2	1	新疆佳音医院（22）	否		279.96
26	华厦眼科医院集团股份有限公司	厦门	56	0/7	1	厦门大学附属厦门眼科中心（93）	否		260.19
27	沭阳县中医院集团	宿迁	8	1/0	1	沭阳县中医院（30）	否		252.17
28	华北医疗健康产业集团有限公司	石家庄	22	2/0	0	峰峰总医院	否		250.70
29	江苏省沭阳医院	宿迁	5	1/0	1	沭阳医院（23）	否		250.45
30	西安国际医学投资股份有限公司	西安	4	1/0	1	西安高新医院（8）	是	7	245.84
31	创新医疗管理股份有限公司	绍兴	7	1/0	2	齐齐哈尔建华医院（117）	是	29	240.77
32	淮海医院管理（徐州）有限公司	徐州	3	1/0	3	徐州矿务集团总医院（20）	否		235.77
33	陆道培医疗集团	北京	4	0/3	2	河北燕达陆道培医院（79）	否		233.23
34	山东颐养健康集团医疗（集团）有限公司	济南	17	4/0	2	山东国欣颐养集团枣庄中心医院（65）	否		232.39
35	河南华信民生健康产业集团	郑州	8	0/0	1	新郑华信民生医院（56）	否		228.36
36	浙江和康医疗集团	杭州	11	0/0	2	黄山新晨医院（288）	否		228.04

名次	集团名称	全球总部	医院总数	三级医院数（综合/专科）	2022年社会办医·单体医院500强上榜数	标杆医院（2022年社会办医·单体医院500强名次）	是否上市	2022年上市医服排名（A榜）	得分
37	锦欣生殖医疗集团有限公司	成都	17	0/3	1	四川锦欣妇女儿童医院（144）	是	14	223.29
38	海吉亚医疗控股有限公司	上海	15	1/0	3	贺州广济医院（148）	是	11	222.47
39	昆明博健医疗（集团）有限公司	昆明	6	1/0	1	云南博亚医院（91）	否		217.32
40	山东新华医疗器械股份有限公司	淄博	5	0/1	1	株洲新兴医院（213）	是	28	215.76
41	瑞慈医疗服务控股有限公司	上海	4	1/0	1	南通瑞慈医院（103）	是	10	214.02
42	淮南新华医疗集团	淮南	2	1/0	2	淮南新华医疗集团新华医院（50）	否		211.61
43	弘和仁爱医疗集团有限公司	北京	5	0/1	2	浙江金华广福医院（44）	是	32	209.60
44	浙江天瑞医疗投资管理集团股份有限公司	台州	7	0/0	1	台州市博爱医院（236）	否		206.52
45	山东市立医院控股集团股份公司	济南	19	0/0	3	潍坊市实力医院（500强）	否		205.24
46	河北平安健康集团股份有限公司	石家庄	8	1/0	1	石家庄平安医院（74）	否		204.99
47	宜华健康医疗股份有限公司	汕头	12	1/0	3	南昌三三四医院（201）	是	33	200.18
48	广西广济医院投资管理集团有限公司	贺州	6	0/0	2	贺州广济妇产医院（500强）	否		200.02

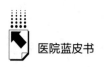
续表

名次	集团名称	全球总部	医院总数	三级医院数（综合/专科）	2022年社会办医·单体医院500强上榜数	标杆医院（2022年社会办医·单体医院500强名次）	是否上市	2022年上市医服排名（A榜）	得分
49	深圳市精诚医疗管理集团有限公司	深圳	4	1/1	1	延安大学咸阳医院（17）	否		197.09
50	北京爱康医疗投资控股集团有限公司	北京	4	1/0	1	黄石爱康医院（37）	否		195.79
51	德驭医疗管理集团有限公司	南京	4	2/0	2	南京江北医院（32）	否		191.59
52	明基友达集团	台湾	2	2/0	2	南京医科大学附属明基医院（12）	否		190.24
53	泗洪医院集团	宿迁	3	1/0	2	泗洪医院（58）	否		189.02
54	盈康生命科技股份有限公司	青岛	6	2/0	3	运城市第一医院（97）	是	20	188.58
55	辽宁何氏眼科医院集团股份有限公司	沈阳	29	0/1	2	沈阳何氏眼科医院（89）	是	22	184.80
56	希玛眼科医疗控股有限公司	香港	9	0/0	1	深圳希玛林顺潮眼科医院（500强）	是	25	182.68
57	宏力医疗管理集团有限公司	新乡	1	1/0	1	河南宏力医院（49）	是	31	181.15
58	厦门莲花医养集团	厦门	2	1/0	1	厦门莲花医院（59）	否		179.79
59	贵州益佰制药股份有限公司	贵阳	7	1/0	2	灌南县人民医院（170）	是	34	178.35
60	河南大河医疗集团有限公司	驻马店	7	0/0	1	遂平仁安医院（207）	否		178.02
61	马应龙药业集团股份有限公司	武汉	6	0/1	1	北京马应龙长青肛肠医院（500强）	是	40	177.77

名次	集团名称	全球总部	医院总数	三级医院数（综合/专科）	2022年社会办医·单体医院500强上榜数	标杆医院（2022年社会办医·单体医院500强名次）	是否上市	2022年上市医服排名（A榜）	得分
62	上海嘉愈医疗投资管理有限公司	上海	5	0/1	2	暨南大学附属复大肿瘤医院（95）	是	48	175.45
63	凤凰医疗集团	北京	8	1/1	2	北京燕化医院（100）	否		175.12
64	上海九悦医疗投资管理有限公司	上海	11	0/0	2	普陀仁济医院（500强）	否		173.60
65	北京长峰医院股份有限公司	北京	21	0/0	1	北京长峰医院（297）	否		170.24
66	武汉和润合医院管理有限公司	武汉	20	2/0	5	武汉市汉阳医院（47）	否		166.48
67	光正眼科医院集团股份有限公司	上海	12	0/0	1	上海新视界眼科医院（500强）	是	26	166.27
68	新世纪医疗控股有限公司	北京	6	0/0	1	北京新世纪儿童医院（147）	是	30	165.24
69	安琪儿医疗控股集团	成都	5	0/3	2	成都安琪儿妇产医院（500强）	否		164.15
70	美中宜和医疗集团	北京	7	0/0	2	北京美中宜和妇儿医院（187）	否		163.52
71	云南省医疗投资管理集团有限公司	昆明	2	1/1	1	云南新昆华医院（500强）	否		162.29
72	安徽和天医院管理有限公司	合肥	2	1/0	1	六安世立医院（115）	否		159.11
73	树兰医疗管理股份有限公司	杭州	6	2/0	1	树兰（杭州）医院（18）	否		155.84

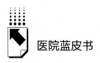

续表

名次	集团名称	全球总部	医院总数	三级医院数（综合/专科）	2022年社会办医·单体医院500强上榜数	标杆医院（2022年社会办医·单体医院500强名次）	是否上市	2022年上市医服排名（A榜）	得分
74	成都普瑞眼科医院股份有限公司	成都	21	0/7	1	成都普瑞眼科医院（500强）	否		153.69
75	上海美华医疗投资管理有限公司	上海	4	0/0	1	上海美华妇儿医院（500强）	否		147.67
76	泰康健康产业投资控股有限公司	北京	5	2/0	4	泰康仙林鼓楼医院（107）	否		145.64
77	广东健翔医院管理集团有限公司	佛山	5	0/1	1	佛山健翔医院（228）	否		143.51
78	济民健康管理股份有限公司	台州	4	1/0	0	博鳌国际医院	是	38	142.91
79	大同市现代医院管理有限责任公司	大同	5	0/1	4	大同现代医院（500强）	否		141.14
80	瑞尔集团有限公司	北京	7	0/0	0	北京瑞泰口腔医院	是		136.96
81	祈福医疗集团有限公司	广州	1	1/0	1	广东祈福医院（28）	否		130.20
82	莱佛士医疗管理（中国）有限公司	新加坡	3	0/0	1	重庆莱佛士医院（重庆慎安医院）（247）	否		129.18
83	北京天健华夏医院管理有限公司	北京	9	1/0	1	茂名石化医院（186）	否		125.84
84	国药控股医疗投资管理有限公司	上海	11	1/1	1	莆田涵江医院（500强）	否		125.28

名次	集团名称	全球总部	医院总数	三级医院数（综合/专科）	2022年社会办医·单体医院500强上榜数	标杆医院（2022年社会办医·单体医院500强名次）	是否上市	2022年上市医服排名（A榜）	得分
85	苏州瑞兴医院集团有限公司	苏州	5	0/0	1	苏州大学附属瑞华医院（191）	否		124.49
86	海南海药股份有限公司	海口	2	1/0	1	鄂钢医院（209）	是	43	124.07
87	朗姿股份有限公司	北京	5	0/0	0	四川米兰柏羽医学美容医院	是	18	121.08
88	和美医疗控股有限公司	北京	10	0/0	1	北京和美妇儿医院（500强）	否		120.27
89	上海辰韦仲德医院管理有限公司	上海	7	0/2	0	云南中德骨科医院	否		116.87
90	广东固生堂中医养生健康科技股份有限公司	广州	2	0/0	0	北京固生堂潘家园中医医院	是	16	116.86
91	上海均瑶医疗健康科技有限公司	上海	1	0/0	1	沐阳县中兴医院（500强）	是	19	114.55
92	朝聚眼科医疗控股有限公司	北京	17	0/3	0	内蒙古朝聚眼科医院	是	21	110.20
93	湖南珂信健康产业集团	长沙	6	0/2	1	长沙珂信肿瘤医院（500强）	否		105.90
94	华韩医疗科学技术股份有限公司	南京	7	0/1	0	南京医科大学友谊整形外科医院	否		104.72
95	江河创建集团股份有限公司	北京	9	0/0	0	南京维视眼科医院	是	24	104.28
96	西藏阜康医疗股份有限公司	拉萨	2	1/0	1	西藏阜康医院（291）	否		103.18

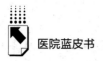

续表

名次	集团名称	全球总部	医院总数	三级医院数（综合/专科）	2022年社会办医·单体医院500强上榜数	标杆医院（2022年社会办医·单体医院500强名次）	是否上市	2022年上市医服排名（A榜）	得分
97	中珠医疗控股股份有限公司	省直辖县（潜江）	2	0/0	1	广西玉林市桂南医院（500强）	是	37	101.68
98	深圳市博爱投资管理有限公司	深圳	6	0/1	2	深圳远东妇产医院（500强）	否		100.62
99	顾连医疗集团	上海	8	0/2	1	杭州顾连通济医院（500强）	否		86.37
100	上海美迪亚医院投资集团有限公司	上海	12	0/0	1	温州建国医院（500强）	否		78.05

注：由于华润医疗控股有限公司属下的昆明儿童医院、广东三九脑科医院、武钢医院、淮矿总医院，国药医疗健康产业有限公司属下的国药东风总医院、国药同煤总医院，以及华北医疗健康产业集团属下的峰峰总医院采用"参公管理"形式，参加国家公立医院绩效考核，因此该集团仅计算没有参加公立医院绩效考核的其他医院。

2022年上市医服企业50强

评价对象：由同一个集团法人控制（全资、控股、可合并报表）的法人医疗机构，包括医院、诊所。包括 ST 上市医服企业，不包括无股权关系的医院集团、医联体、医共体等。

名次	企业名称	2021年医服营收（万元）	上市类别	股票代码	标杆医院（2022年社会办医·单体医院500强名次）
1	爱尔眼科	1500080.94	A 股创业板	300015.SZ	长沙爱尔眼科医院（269）
2	美年健康	913960.85	A 股主板	002044.SZ	—
3	环球医疗	460840.00	港股主板	02666.HK	盘锦辽油宝石花医院（35）
4	华润医疗	444747.70	港股主板	01515.HK	北京京煤集团总医院（61）
5	复星医药	411800.00	A 股主板	600196.SH	佛山复星禅诚医院（1）
6	远东宏信	400310.00	港股主板	03360.HK	泗阳县中医院（154）
7	国际医学	289243.88	A 股主板	000516.SZ	西安高新医院（8）
8	通策医疗	263242.00	A 股主板	600763.SH	杭州口腔医院（229）
9	ST 恒康	253216.53	A 股主板	002219.SZ	泗阳县人民医院（109）
10	瑞慈医疗	250652.20	港股主板	01526.HK	南通瑞慈医院（103）
11	海吉亚医疗	231534.90	港股主板	06078.HK	贺州广济医院（148）
12	信邦制药	207105.94	A 股中小板	002390.SZ	贵州省肿瘤医院（25）
13	康华医疗	194098.20	港股主板	03689.HK	东莞康华医院（3）
14	锦欣生殖	183882.60	港股主板	01951.HK	四川锦欣妇女儿童医院（144）
15	三星医疗	137000.21	A 股主板	601567.SH	浙江大学明州医院（27）
16	固生堂	134299.60	港股主板	02273.HK	北京固生堂潘家园中医医院
17	金陵药业	128795.98	A 股主板	000919.SZ	南京鼓楼医院集团宿迁医院（11）
18	朗姿股份	111992.62	A 股中小板	002612.SZ	四川米兰柏羽医学美容医院
19	大东方	106640.00	A 股主板	600327.SH	沭阳中兴医院
20	盈康生命	102802.85	A 股创业板	300143.SZ	运城市第一医院（97）
21	朝聚眼科	99694.50	港股主板	02219.HK	内蒙古朝聚眼科医院
22	何氏眼科	95868.59	A 股创业板	301103.SZ	沈阳何氏眼科医院（89）
23	澳洋健康	94811.61	A 股中小板	002172.SZ	张家港澳洋医院（31）
24	江河集团	94394.25	A 股主板	601886.SH	南京维视眼科医院

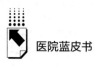
续表

名次	企业名称	2021年医服营收（万元）	上市类别	股票代码	标杆医院（2022年社会办医·单体医院500强名次）
25	希玛眼科	79494.79	港股主板	03309.HK	深圳希玛林顺潮眼科医院（500强）
26	光正眼科	75962.07	A股中小板	002524.SZ	上海新视界眼科医院（500强）
27	康健国际医疗	75546.77	港股主板	03886.HK	南阳南石医院（24）
28	新华医疗	73548.56	A股主板	600587.SH	株洲新兴医院（213）
29	创新医疗	70936.90	A股中小板	002173.SZ	齐齐哈尔建华医院（117）
30	新世纪医疗	62132.10	港股主板	01518.HK	北京新世纪儿童医院（147）
31	宏力医疗管理	60683.70	港股主板	009906.HK	河南宏力医院（49）
32	弘和仁爱	51591.50	港股主板	03869.HK	上海杨思医院（55）
33	宜华健康	48815.74	A股主板	000150.SZ	南昌三三四医院（201）
34	益佰制药	38065.88	A股主板	600594.SH	灌南县人民医院（170）
35	兴齐眼药	31743.88	A股创业板	300573.SZ	沈阳兴齐眼科医院（500强）
36	方盛制药	28663.47	A股主板	603998.SH	—
37	ST中珠	27489.54	A股主板	600568.SH	广西玉林市桂南医院（500强）
38	济民制药	24381.25	A股主板	603222.SH	慈铭博鳌国际医院（500强）
39	长江健康	20174.53	A股主板	002435.SZ	郑州圣玛妇产医院
40	马应龙	18461.58	A股主板	600993.SH	北京马应龙长青肛肠医院（500强）
41	苏宁环球	17963.49	A股主板	000718.SZ	—
42	欧普康视	17699.74	A股创业板	300595.SZ	合肥康视眼科医院
43	海南海药	16678.67	A股主板	000566.SZ	鄂钢医院（209）
44	康芝药业	16319.03	A股创业板	300086.SZ	云南九洲医院
45	莎普爱思	16288.85	A股主板	603168.SH	泰州市妇女儿童医院
46	朗玛信息	16044.22	A股创业板	300288.SZ	贵阳市第六医院（500强）
47	模塑科技	15089.77	A股主板	000700.SZ	无锡明慈心血管病医院
48	常宝股份	14320.40	A股中小板	002478.SZ	单县东大医院（166）
49	景峰医药	9766.76	A股主板	000908.SZ	云南联顿骨科医院
50	浙江震元	8544.37	A股主板	000705.SZ	震元堂中医院

注：一、信息来源：上市公司2021年度报告。

二、评价对象：单独上市的医疗服务企业（简称"医服企业"）或上市综合企业属下能够单独披露医服营业收入的企业，包括控股的医院、诊所、向病人收费的体检机构、检验检查机构。

三、上市地点：国内外资本市场。

四、营业地点：中国大陆。

五、指标：美国《财富》500强总榜只以上市企业总营收为排名的唯一指标。因此，广州艾力彼上市医服企业排行榜以上市企业披露的医服总营收为唯一指标。

说明：上榜企业需满足"一票否决四要素"要求：一年内无骗保（无重大价格或收费违法事件、无恶意骗取医保基金）、无虚假广告、无斯诈病人（虚假检查、无病收治、乱收费等）和无医方承担主要责任的一级甲等医疗事故。

B.19
智慧医院 HIC 及医疗企业 MIT 评价方法与指标

庄一强　徐权光*

智慧医院的建设和发展，直接影响医院的未来竞争力。艾力彼一直关注智慧医院建设情况，自 2015 年起，每年发布智慧医院 HIC（Hospital Information Competitiveness）排行榜，为医院信息建设提供行业标杆，获得医院院长们的普遍肯定。

智慧医院建设发展分三个阶段。第一阶段以需求为导向，提高患者就医体验及医院运行效率，实现系统互联互通；第二阶段以数据驱动、辅助决策为核心，提升医疗质量、患者安全、临床科研应用及员工满意度，实现全院数据共享；第三阶段以趋势分析和决策干预为目的，以患者价值为导向，持续提升临床诊疗能力、提高医院管理的结果和效率，实现院内院外医疗健康大数据整合。

未来十年左右将迎来医院的第三次洗牌。而第三次洗牌离不开"云大物移智"这五个字，即云计算、大数据、物联网、移动互联网和人工智能。"云大物移智"的发展将使得精准医学、"去时空"医疗、机器人护理、全生命周期健康管理等 e 时代手段成为可能。未来医院信息化评价的不仅仅是电子病历、互联互通、4S 等技术和应用层面的评价，其评价焦点更在于医院信息竞争力。

医院要高质量发展，离不开医疗企业的协助，其中最重要的医疗企业包括 MIT 三个细分行业。这里 M 是指 MED（Medical Equipment and Device，医

---

* 庄一强，广州艾力彼医院管理中心主任；徐权光，广州艾力彼医院管理中心副主任。

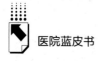

疗仪器设备），I 是指 IVD（In Vitro Diagnostic，体外诊断设备），T 是指 HIT（Hospital Information Technology，医院智慧技术）。医院高质量发展和转化医学研究需要 MIT 企业的配合和支撑，企业利用自身的优势产品、创新技术和优质服务帮助医院解决问题，双方合作提升医院综合竞争力。

为了帮助医院找到合适的 MIT 厂商，帮助 MIT 厂商提高品牌的行业影响力，广州艾力彼医院管理中心于 2021 年首次发布了 HIT 医院智慧技术·医院满意度排行榜（含软件系统和物联网技术，以下简称 HIT）；2022 年首次发布 MED 医疗仪器设备智慧化·医院满意度排行榜（以下简称 MED）及 IVD 体外诊断设备智慧化·医院满意度排行榜（以下简称 IVD）。

本文从参评对象、评价方法、指标体系和数据来源几个方面，介绍如何评价智慧医院 HIC 及医疗企业 MIT。

一 参评对象

智慧医院 HIC：含综合性医院、专科医院、社会办医单体医院，不含部队医院。

MED、IVD、HIT：主营医疗仪器设备、体外诊断设备、医院智慧技术的厂商品牌。一个厂商可以有多个品牌入选。

二 评价方法

综合评价方法有很多，例如秩和比法、加权 TOPSIS 法、层次分析法、模糊评价法等，各种方法均具有不同的优劣势。加权 TOPSIS 法能够充分利用原有数据信息、引入不同量纲的评价指标进行综合评价。经过多方论证和听取业界专家意见后，本书最后采用了加权 TOPSIS 法来对指标体系的多个维度进行定量分析，得出各评价对象的综合得分及排名。

TOPSIS 的全称是"逼近于理想值的排序方法"（Technique for Order Preference by Similarity to an Ideal Solution），是 C. L. Hwang 和 K. Yoon 于

1981 年提出的一种适用于根据多项指标、对多个对象进行比较选择的分析方法。TOPSIS 法根据有限个评价对象与理想化目标的接近程度进行排序，是评价现有对象之间的相对优劣。理想化目标有两个，一个是最优目标，另一个是最劣目标。评价最好的对象应该与最优目标的距离最近，而与最劣目标最远。距离的计算可采用明考斯基距离，常用的欧几里得几何距离是明考斯基距离的特殊情况。加权 TOPSIS 法是对 TOPSIS 分析法的进一步深化，与普通的 TOPSIS 法相比，它更加强调各项评价指标的不同重要性，从而使评价结果更合理。加权 TOPSIS 法的计算步骤如下。

1. 建立评价对象的数据矩阵

针对评价对象原始数据（见表 1）建立数据矩阵记为 X，i 为评价对象，j 为评价指标，x_{ij} 为第 i 个对象第 j 个指标的原始数据，其中 $i = 1$，2，$\cdots$，n；$j = 1$，2，$\cdots$，m。

表 1　评价对象原始数据

评价对象 i	参与评价的指标 j			
	指标 1	指标 2	$\cdots$	指标 m
对象 1	x_{11}	x_{12}	$\cdots$	x_{1m}
对象 2	x_{21}	x_{22}	$\cdots$	x_{2m}
$\cdots$	$\vdots$	$\vdots$	$\ddots$	$\vdots$
对象 n	x_{n1}	x_{n2}	$\cdots$	x_{nm}

原始数据矩阵：

$$X = \begin{pmatrix} x_{11} & x_{12} & \cdots & x_{1m} \\ x_{21} & x_{22} & \cdots & x_{2m} \\ \vdots & \vdots & \ddots & \vdots \\ x_{n1} & x_{n2} & \cdots & x_{nm} \end{pmatrix}$$

2. 同趋势化处理

在保持高优指标不变的情况下，对原始指标进行同趋势化变换，即将低优指标和适度指标进行高优化，同趋势化后的指标数据矩阵记为 Y，其中 y_{ij}

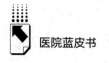

为第 i 个对象第 j 个指标的同趋势化后数据。

$$Y = \begin{pmatrix} y_{11} & y_{12} & \cdots & y_{1m} \\ y_{21} & y_{22} & \cdots & y_{2m} \\ \vdots & \vdots & \ddots & \vdots \\ y_{n1} & y_{n2} & \cdots & y_{nm} \end{pmatrix}$$

3. 归一化处理

对指标数据进行归一化处理的目的是消除因指标的单位和含义不同而产生的数据上的不可比性，建立规范化矩阵。归一化后的指标数据矩阵记为 Z，其中 z_{ij} 为第 i 个对象第 j 个指标的归一化后数据。

$$Z = \begin{pmatrix} z_{11} & z_{12} & \cdots & z_{1m} \\ z_{21} & z_{22} & \cdots & z_{2m} \\ \vdots & \vdots & \ddots & \vdots \\ z_{n1} & z_{n2} & \cdots & z_{nm} \end{pmatrix}, 其中 z_{ij} = \frac{y_{ij}}{\sqrt{\sum_{i=1}^{n} y_{ij}^{2}}}$$

4. 寻找最优目标与最劣目标

针对每个指标，从归一化后的指标数据矩阵中找出最大值和最小值，分别构成最优目标及最劣目标，且最优目标 $Z^{+} = (z_1^{+}, z_2^{+}, \cdots, z_m^{+})$，最劣目标 $Z^{-} = (z_1^{-}, z_2^{-}, \cdots, z_m^{-})$，其中 $z_j^{+} = max(z_{1j}, z_{2j}, \cdots, z_{nj})$ 与 $z_j^{-} = min(z_{1j}, z_{2j}, \cdots, z_{nj})$ 分别为矩阵中第 j 列的最大值和最小值。

5. 计算评价对象与最优目标和最劣目标间的距离

各评价对象与最优目标的距离为 $D_i^{+} = \sqrt{\sum_{j=1}^{m} \phi_j (z_{ij} - z_j^{+})^2}$，各评价对象与最劣目标的距离为 $D_i^{-} = \sqrt{\sum_{j=1}^{m} \phi_j (z_{ij} - z_j^{-})^2}$，其中 i 为评价对象个数，ϕ_j 为指标 j 的权重。

权重是权衡某因素在被评价对象总体中相对重要程度的量值。目前权重系数的确定方法大致可分为两大类：一类为主观赋权法，另一类为客观赋权法。主观赋权法客观性较差，但解释性强；客观赋权法确定的权数在大多数情况下精度较高，但有时会与实际情况相悖，而且对所得结果难以给予明确的解释。本排行榜综合利用主、客观赋权法的方式，来确定指标权重。

6.计算相对贴近度，并据此对各评价对象进行排序

加权 TOPSIS 指数是衡量各评价对象与最优目标的相对贴近度。

$$C_i = \frac{D_i^-}{D_i^+ + D_i^-}, i = 1, 2, \cdots, n$$

显然 $C_i \in [0, 1]$，其值越接近于 1，表示该评价对象越接近最优水平，按 C_i 的大小对评价对象进行排序，C_i 越大，排序的位置越靠前，表明该评价对象的综合结果越好。

三　指标体系

智慧医院 HIC 和医疗企业 MIT 满意度评价需要构造完整的指标体系才能得到科学全面的综合排名结果。由于指标之间往往具有一定的相互关系，甚至有信息重叠的现象，并不是所有指标都有必要选入评价体系，指标的选取需要平衡考虑。指标体系设置应考虑四大原则：一是科学性，即数据能代表被测量的对象，能表达设计的效果，这是数据的效度；二是可获得性，指的是数据获取的难易程度；三是准确性，即数据真实可靠，这是数据的信度；四是持续获得性，即数据收集可持续进行，形成时间序列，可供纵向分析，了解事物发展趋势。

1.智慧医院 HIC 指标体系

智慧医院 HIC 指标体系包含五个维度。第一个维度是医院基本情况，评价医院的基本运营现状。第二个维度是信息化基础建设及认证，评价医院信息化基础建设现状及所通过的行业认证结果。第三个维度是智慧医院建设投入，评价医院对智慧医院的人财物投入情况。第四个维度是智慧医院创新应用，评价创新智慧技术的应用状态。第五个维度是行业影响力，评价信息化应用与学术研究成果，及行业协会任职情况。评价指标体系见表 2。

表 2　智慧医院 HIC 指标体系

一级指标	二级指标
医院基本情况	医疗机构在岗职工
	医院实开床位
	基本运营数据
信息化基础建设及认证	机房建设
	云应用情况
	全院性集成平台
	硬件系统应用情况
	软件系统应用情况
	行业认证:EMR、互联互通、4S、等级保护等
智慧医院建设投入	信息部门人员职称、学历人数
	厂商长期驻点技术人员数
	医院智慧化近 3 年资金投入金额(硬件、软件、维保等)及占比[1]
	实开床位数/信息部门人员总数
	医院终端设备数量/在岗职工
智慧医院创新应用	互联网医院应用
	区域性互联应用(检查检验网上互认、5G 远程操作、远程会诊等)
	智慧服务、管理、医疗的创新应用
行业影响力	全国性信息协会任职情况
	信息化研究发表论文数及影响因子
	信息化研究及应用获奖情况

注:1. 资金投入占比=信息化投入金额/医院总收入×100%。

2. MIT 指标体系

MIT 指标体系包括四大维度,第一个维度是医院满意度,衡量医院对厂商品牌的购买价格、服务费用、服务水平的满意程度。第二个维度是公司实力及未来发展,主要评价厂商的规模大小、营收状况和发展潜力。第三个维度是品牌竞争力,评价厂商品牌的市场占有率和客户情况。第四个维度是智慧化,仅适用于 MED、IVD,评价厂商应用创新智慧技术的程度。评价指标体系见表3。

表3 MED、IVD、HIT 指标体系

一级指标	二级指标
医院满意度	设备[1](系统[2])价格
	验收后年服务费用
	项目计划工期
	项目实际工期
	常驻工程师人数[2]
	安装、调试、培训满意度[1]
	系统实施服务满意度[2]
	用户友好度[1]
	系统使用体验[2]
	需求响应效率
	设备故障率[1]
	软件维护与升级更新满意度[1]
	系统功能完整度[2]
	功能及服务的性价比
公司实力及未来发展	注册金额
	相关行业认证
	员工人数
	硕士研究生学历以上员工
	研发人员
	高级项目管理师和PMP[2]
	营业收入、营业收入同比
	营业成本、营业成本同比
	营业利润、营业利润同比
	研发技术投入金额及占比
	近三年专利授权数
	获奖情况(如国家科学技术进步奖、国家技术发明奖等)
品牌竞争力	市场占有率
	中标项目数量及金额
	市场保有率[1]
	市场重点区域数量[2]
	典型案例数量
	用户数量
	医院通过信息互联互通标准化成熟度四乙及以上用户数量[2]
	医院通过电子病历系统应用水平五级及以上用户数量[2]

续表

一级指标	二级指标
智慧化[3]	临床辅助诊断
	临床辅助诊疗
	全流程信息管理
	设备智能维保、APM(Asset Performance Management,资产绩效管理)、MEEM(Medical Equipment Efficiency Model,医疗设备效益评价)

注：1. 该指标仅适用于 MED、IVD。2. 该指标仅适用于 HIT。3. 该一级指标及其下的二级指标，仅适用于 MED、IVD。

四　数据来源

1. 医院对厂商品牌满意度调查反馈。

2. 厂商品牌信息反馈。

3. 艾力彼智慧医院 HIC 排名数据库。

4. 上市公司年报、公司官网、中标信息、行业报告、政府网站、专利数据库等公开信息。

参考文献

［1］庄一强、曾益新主编《中国医院竞争力报告（2017）》，社会科学文献出版社，2017。

［2］庄一强、王兴琳主编《中国医院评价报告（2020）》，社会科学文献出版社，2020。

［3］U. S. News & World Report：How and Why We Rank and Rate Hospitals，https：//health. usnews. com/health-care/best-hospitals/articles/faq-how-and-why-we-rank-and-rate-hospitals.

［4］Hwang，C. L.；Yoon，K.（1981）.*Multiple Attribute Decision Making：Methods and Applications.* New York：Springer-Verlag.

［5］Yoon，K.（1987）."A Reconciliation among Discrete Compromise Situations".*Journal of the Operational Research Society.* 38（3）：277-286.

［6］ Hwang，C. L.；Lai，Y. J.；Liu，T. Y.（1993）."A New Approach for Multiple Objective Decision Making". *Computers and Operational Research.* 20（8）：889-899.

［7］ Yoon，K. P.；Hwang，C.（1995）.*Multiple Attribute Decision Making*：*An Introduction.* California：SAGE publications.

［8］ Medical Design & Outsourcing, 2021 Medtech Big 100：The World's Largest Medical Technology Industry Companies，https：//www. medicaldesignandoutsourcing. com/2021-big-100/.

［9］《2020 年度中国医疗设备行业数据调研》，《中国医疗设备》杂志社，2021。

［10］刘士远主编《中国医学影像人工智能发展报告 2020》，科学出版社，2021。

［11］夏宁邵、郑铁生主编《体外诊断产业技术》，人民卫生出版社，2021。

［12］中国医院协会编著《2014~2020 年中国医院信息化发展研究报告》，中国协和医科大学出版社，2021。

［13］国家卫生健康委员会医政医管局：《公立医院高质量发展促进行动（2021~2025年）》，http：//www. nhc. gov. cn/yzygj/s3594q/202110/9eed14e125b74f67 b927eca 2bc354934. shtml。

［14］GE Digital，What is Asset Performance Management?，https：//www. ge. com/digital/applications/asset-performance-management.

B.20
社会办医单体医院及医院集团排名指标

庄一强　刘剑文*

社会办医·单体医院评价对象为社会资本（含国有商业资本）持股大于50%的股份制医院，不包括参加国家公立医院绩效考核的股份制医院。包括（1）社会办康复专科医院；（2）社会办医养结合机构。具体排名指标见表1。

表1　社会办医·单体医院竞争力排名指标

一级指标	二级指标
医疗技术	正高、副高职称医师人数/医师人数
	博士、硕士学位医师人数/医师人数
	医师人数/全院职工人数
	护士人数/全院职工人数
	年门诊量/年住院量
	年住院手术量/年住院量
	各类手术（日间手术、微创手术、四级手术、全麻手术等）占比
	DRG指标（DRGs组数、CMI、低风险组病例死亡率）
	手术患者并发症发生率
	I类切口手术部位感染率
	抗菌药物使用强度（DDDs）
	国家卫健委、省级卫健委临床重点专科数/总专科数
	通过国家室间质量评价的临床检验项目数
	重症医学科床位数/床位数
资源配置	医护比
	医师人数/床位数[1]
	管床护士人数/床位数
	重症医学科医师人数/重症医学科床位数
	重症医学科护士人数/重症医学科床位数
	感染科床位数/床位数
	固定急诊医师人数/急诊在岗医师人数

---

* 庄一强，广州艾力彼医院管理中心主任；刘剑文，广州艾力彼医院管理中心数据分析师。

续表

一级指标	二级指标
资源配置	康复科床位数/床位数
	康复治疗师人数/康复床位数
	麻醉、儿科、病理、中医医师/医师人数
	医师人数/年门诊量
	医师人数/年急诊量
	医师人数/年住院量
	手术间数/床位数
	杂交手术室间数
	医疗设备资产值/总资产值
医院运营	平均住院天数
	床位使用率[2]
	年门诊患者平均预约诊疗率
	门诊次均费用/当地人均 GDP
	住院次均费用/当地人均 GDP
	医疗服务收入占医疗收入比例
	人员支出占业务支出比重
	资产负债率
智慧医院建设	医院年度信息化近三年投入金额:硬件、软件、维保
	信息部门工作人员数:信息科人数、HIT 厂商长期驻点技术人员数
	终端数量:PC、平板、移动推车等
	全院性集成平台
	行业认证:EMR、互联互通、4S、等级保护等
	智慧医院 HIC 排名名次
诚信服务	综合信用:一票否决四要素[3]
	社会责任:世界银行"医疗伦理原则(EPIHC)"符合度[4]、社会公益活动参与度[5]、社会公益捐赠
	品牌影响度:医院认证项目、行业协会任职、省级及以上奖项[6]
	患者满意度、医疗责任险

注:1. 实开床位数;医养结合机构指医疗床位数(不含产科和儿科床位)。

2. 与艾力彼测算的最优使用率对比,两者越接近,该指标得分越高。

3. 一票否决四要素,包括一年内无骗保(无重大价格或收费违法事件、无恶意骗取医保基金)、无虚假广告、无欺诈病人(虚假检查、无病收治、乱收费等)和无医方承担主要责任的一级甲等医疗事故。

4. 艾力彼是全球首批采用世界银行(World Bank)"医疗伦理原则"(Ethical Principles in Health Care,EPIHC)的第三方医院评价机构。

5. 社会公益活动参与度:"施予受"器官捐献志愿者登记人数、医疗扶贫、"一带一路"医疗、对口支援等。

6. 品牌影响度:a. 医院认证项目(包括官方认证、本土第三方认证和国际认证);b. 行业协会任职(社会办医医院适用);c. 省级及以上奖项(政府或行业协会颁发,社会办医医院适用)。

社会办医·医院集团的评价对象为由同一个集团法人控制（全资、控股、可合并报表）的法人医疗机构，包括医院、诊所。包括 ST 上市医服企业，不包括无股权关系的医院集团、医联体、医共体等。具体排名指标见表 2。

表 2　社会办医·医院集团指标体系

一级指标	二级指标	三级指标
基础指标	集团医院总数	三级综合医院数
		三级专科医院数
		二级综合医院数
		二级专科医院数
	医院分布省份数	
服务能力	业务量	年门急诊量
		年出院量
		年住院手术量
		实开床位数
		ICU 床位数
	员工数	医院职工总人数
		全职医师人数
		高级医师人数
		护士人数
		医技人数
	重点专科	国家卫健委临床重点专科数
		省卫健委临床重点专科数
		国家中医药局临床重点专科数
		省中医药局临床重点专科数
竞争力排名	入围社会办医·单体医院 100 强机构数	
	入围社会办医·单体医院 101~300 强机构数	
	入围社会办医·单体医院 301~500 强机构数	
品牌诚信	综合信用：一票否决四要素[1]	
	社会责任：世界银行"医疗伦理原则（EPIHC）"符合度[2]、社会公益活动参与度[3]、社会公益捐赠	
	品牌影响度：医院认证项目、行业协会任职、省级及以上奖项[4]	
	患者满意度、医疗责任险	

注：1. 一票否决四要素，包括一年内无骗保（无重大价格或收费违法事件、无恶意骗取医保基金）、无虚假广告、无欺诈病人（虚假检查、无病收治、乱收费等）和无医方承担主要责任的一级甲等医疗事故。

2. 艾力彼是全球首批采用世界银行（World Bank）"医疗伦理原则"（Ethical Principles in Health

Care，EPIHC）的第三方医院评价机构。

3. 社会公益活动参与度："施予受"器官捐献志愿者登记人数、医疗扶贫、"一带一路"医疗、对口支援等。

4. 品牌影响度：a. 医院认证项目（包括官方认证、本土第三方认证和国际认证）；b. 行业协会任职（社会办医医院适用）；c. 省级及以上奖项（政府或行业协会颁发，社会办医医院适用）。

参考文献

［1］庄一强、王兴琳主编《中国医院竞争力报告（2022）》，社会科学文献出版社，2022。

［2］庄一强主编《中国医院竞争力报告（2020～2021）》，社会科学文献出版社，2021。

［3］庄一强主编《中国医院竞争力报告（2019～2020）》，社会科学文献出版社，2020。

［4］庄一强主编《中国医院竞争力报告（2018～2019）》，社会科学文献出版社，2019。

［5］庄一强主编《中国医院竞争力报告（2017～2018）》，社会科学文献出版社，2018。

［6］庄一强、曾益新主编《中国医院竞争力报告（2017）》，社会科学文献出版社，2017。

［7］庄一强、曾益新主编《中国医院竞争力报告（2016）》，社会科学文献出版社，2016。

［8］Methodology U. S. News & World Report 2021－22 Best Hospitals：Specialty Rankings. ［J］，U. S. News & World Report，2021.

［9］American Hospital Association（AHA）. Annual Survey of Hospitals Database Documentation manual. Chicago，IL：American Hospital Association，2016.

［10］Peter E. Rivard. Using Patient Safety Indicators to Estimate the Impact of Potential Adverse Events on Outcomes ［J］. *Medical Care Research and Review*，2008，65（1）.

B.21
转化医学最佳医院排名指标

庄一强　刘剑文　梁婉莹*

转化医学将基础研究和临床治疗连接起来，为开发新药品、新器械研究新疗法等开辟新途径，为提高医学技术水平、实现"健康中国 2030"目标提供强有力的支撑。艾力彼推出转化医学榜单，以期为更多的医院提供标杆，参考其转化模式，提高医学成果转化率，促进转化医学事业发展。2021年秋季艾力彼发布了首届转化医学最佳医院排行榜——"2021 年转化医学最佳医院 50 强"，在对榜单进行了更深入的研究后，今年的第二届榜单将扩大到 80 强。

"2022 年转化医学最佳医院 80 强"榜单的评价对象为转化研究投入和研究成果转化处于全国领先的医院，含综合医院、中医医院、专科医院，不含部队医院。

转化医学最佳医院评价指标围绕医院转化医学研究的专利授权、转让专利、管线开发和产品批准四个阶段来设计，包括 4 个一级指标、10 个二级指标和 28 个三级指标（一级指标和二级指标见图 1）。

专利成果通过专利、成果奖和论文发表情况来评价。专利方面仅统计发明专利相关指标，不含实用新型和外观设计专利。论文方面统计发表于 *NEJM*、*LANCET*、*JAMA*、*BMJ*、*Cell*、*Nature*、*Science* 的转化医学相关的论文情况。

成果转化包括专利转化和产品化两个方面，三级指标包括专利实施情况、与企业合作获得政府批文或已上市产品情况等。

---

* 庄一强，广州艾力彼医院管理中心主任；刘剑文，广州艾力彼医院管理中心数据分析师；梁婉莹，广州艾力彼医院管理中心数据分析师。

平台投入通过研究型平台资质和转化医学研究中心建设情况等指标来评价，衡量医院对转化医学研究的投入力度和发展潜力。

医院的转化医学研究成果除了专利、论文、产品，还包括指南、标准、共识等。临床应用维度通过医院完成的国际和国家级指南、标准、共识以及国际、国内多中心临床研究情况来考量。

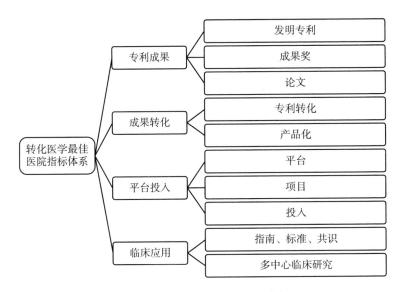

图1 转化医学最佳医院排名指标

参考文献

［1］庄一强、王兴琳主编《中国医院竞争力报告（2022）》，社会科学文献出版社，2022

［2］庄一强主编《中国医院竞争力报告（2020~2021）》，社会科学文献出版社，2021

［3］庄一强主编《中国医院竞争力报告（2019~2020）》，社会科学文献出版社，2020

［4］庄一强主编《中国医院竞争力报告（2018~2019）》，社会科学文献出版社，2019

［5］庄一强主编《中国医院竞争力报告（2017~2018）》，社会科学文献出版社，2018

［6］ 庄一强、曾益新主编《中国医院竞争力报告（2017）》，社会科学文献出版社，2017

［7］ 庄一强、曾益新主编《中国医院竞争力报告（2016）》，社会科学文献出版社，2016

［8］ Methodology U. S. News & World Report 2021-22 Best Hospitals：Specialty Rankings. ［J］ U. S. News & World Report，2021.

［9］ American Hospital Association（AHA）. Annual Survey of Hospitals Database Documentation manual. Chicago，IL：American Hospital Association；2016.

［10］ James Geraghty. Adenomatous polyposis coli and translational medicine ［J］. *Lancet*，1996，348（9025）：422.

B.22
医疗企业 MIT 国内外行业政策概览

表 1 医疗企业 MIT 国外行业政策概览

发布时间	政策名称	国家/地区	主要内容
2014 年	《2014—2020 欧洲机器人技术战略研究计划》《欧盟机器人研发计划》	欧盟	重点关注医疗机器人发展,包括利用微型机器人进行外科手术和急救,利用康复机器人辅助治疗等
2016 年	《机器人伦理宪章》	韩国	明确了机器人法律、安全与社会伦理等方面问题的规定
2016 年 4 月	《一般资料保护条例》	欧盟	取代 1995 年《欧盟数据保护指令》,规定了数据的合法性要求、个人特殊数据的处理方式、数据主体的访问权、数据纠正权、数据迁移权、数据删除权、数据泄露通知义务等,可规范医疗人工智能的数据隐私保护
2016 年 5 月	《新产业构造蓝图》	日本	提出利用人工智能及物联网等技术,普及自动驾驶汽车及建立新医疗系统,以 AI 技术为核心有可能在金融、医疗、教育、能源、物流和制造业等广泛领域创造出新的服务与业务,如配各 AI 提升功能的医疗和护理机器人等
2016 年 10 月	《国家人工智能研究和发展战略计划》	美国	人工智能将为医疗诊断和处方治疗提供决策支持系统,为个人提供药物定制,由此提高医疗效果、患者舒适度和减少浪费
2016 年 10 月	《为人工智能的未来做好准备》	美国	利用人工智能提高对医疗并发症的预测水平,从而采取预防性治疗
2016 年 10 月	《机器人技术和人工智能》	英国	提出人工智能可能引发的道德与法律问题,倡导成立专门的监管机构,以应对伦理道德与监管挑战
2016 年 11 月	《人工智能:未来决策的机会与影响》	英国	对数据合理获取、个人隐私保护等提出明确要求。提出利用人工智能进行健康服务需求预测和精准医疗服务
2017 年 2 月	《机器人之民法规则》	欧盟	人工智能必须符合隐私和数据保护规则,确保数据获取、数据流通、数据使用的合法性

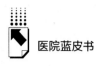

发布时间	政策名称	国家/地区	主要内容
2017年3月	《人工智能的研究开发目标和产业化路线图》	日本	对生产、医疗、移动域中人工智能应用前景做出详细描述，并提供促进政府、企业、学校三方合作以及促进创新企业发展的政策方针
2017年5月	《医疗器械条例》	欧盟	新增了医疗人工智能产品准入标准，符合标准的产品可申请CE认证，在欧洲市场自由流通
2017年10月	《在英国发展人工智能》	英国	将人工智能运用于医疗可以进行诊断支持、对潜在的大流行病进行早期发现和追踪疾病发生率，以帮助预防和控制疾病传播、影像诊断
2017年12月	《人工智能未来法案》	美国	提出保护个人的隐私权，尤其强调个人隐私保护的重要性
2018年3月	《人工智能时代:确立以人为本的欧洲战略》	欧盟	欧盟将对人工智能在健康分析和精准医疗等领域的应用深入研究，将在医疗健康领域进行人工智能产品和服务的第一批测试和建设相应实验基础设施，同时将修订公共部门信息开放指令，出台私营部门数据分享指南，修订科研信息获取和保存建议，并出台医疗健康数字化转型政策(包括分享基因数据及其他医疗数据)
2018年4月	《欧洲人工智能》	欧盟	提出制定人工智能道德准则与法律体系
2018年4月	《人工智能行业新政》	英国	提出增加教育投资，开展转换课程促进人才转型，更改移民政策吸引国际人工智能人才
2018年5月	《人工智能研发战略》	韩国	着重推进人工智能技术在新兴医药、医疗器械等领域的融合与应用
2018年7月	《联邦政府人工智能战略要点》	德国	联邦政府将在医疗卫生领域、护理领域的应用和研发，同时在医疗卫生方面推广教育、培训和继续教育计划，推进人工智能系统在医疗卫生体系的应用，并考虑在医疗卫生领域引入人工智能的强制性标准
2019年2月	《美国人工智能倡议》	美国	命令联邦政府指导现有资金、项目和数据，以支持人工智能研究和商业化
2019年2月	《国家人工智能研究与发展战略规划:2019年更新》	美国	新增一条战略，扩大公私合作以加速人工智能发展，为联邦政府在人工智能研发上的投资确定了优先领域。在人工智能研发策略规划中，将医学医疗作为重点领域
2019年4月	《可信赖的人工智能道德准则》	欧盟	提出在人工智能伦理方面制定相应的准入政策，提升公众对人工智能的信任

续表

发布时间	政策名称	国家/地区	主要内容
2019 年 12 月	《人工智能国家战略》	韩国	提出在研究国际机构及主要国家人工智能伦理规范的基础上,制定相应的人工智能伦理标准,开发并普及人工智能伦理教育课程
2020 年 2 月	《人工智能白皮书》	欧盟	从数字医疗到精准农业,从自动驾驶到智慧城市,人工智能技术应用领域广泛。经济潜力巨大,医疗设备等在数据安全方面"高风险"行业的人工智能企业被列为重点审核和监管对象

资料来源:广州艾力彼医疗管理中心数据库、公开信息整理。

表 2　医疗企业 MIT 国内行业政策概览

发布时间	政策名称	主要内容
2009 年 3 月	《关于深化医药卫生体制改革的意见》	提出以医院管理和电子病历为重点,推进医院信息化建设;利用网络信息技术,促进城市医院与社区卫生服务机构的合作
2011 年 4 月	《关于印发〈三级综合医院评审标准(2011 年版)〉的通知》	从组织、技术、安全、人员、资金等方面评价医院信息化水平。电子病历要符合《电子病历基本规范》
2015 年 7 月	《关于积极推进"互联网+"行动的指导意见》	鼓励发展基于互联网的在线医疗、远程服务和跨医院的数据共享
2016 年 5 月	《"互联网+"人工智能三年行动实施方案》	到 2018 年,打造人工智能基础资源与创新平台,人工智能产业体系、创新服务体系、标准化体系基本建立,基础核心技术有所突破,总体技术和产业发展与国际同步,应用及系统级技术局部领先
2016 年 6 月	《关于促进和规范健康医疗大数据应用发展的指导意见》	提出到 2020 年建成 100 个区域临床医学数据示范中心,健康医疗大数据相关政策、法规、标准体系不断完善,健康医疗大数据应用发展模式基本建立,产业体系初步形成、新业态蓬勃发展
2016 年 10 月	《"健康中国 2030"规划纲要》	到 2020 年,建立覆盖城乡居民的中国特色基本医疗卫生制度,健康素养水平持续提高,健康服务体系完善高效,人人享有基本医疗卫生服务和基本体育健身服务,基本形成内涵丰富、结构合理的健康产业体系,主要健康指标居于中高收入国家前列

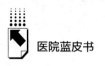

续表

发布时间	政策名称	主要内容
2016 年 12 月	《关于印发"十三五"卫生与健康规划的通知》	全面实施"互联网+"健康医疗益民服务,发展面向中西部和基层的远程医疗和线上线下相结合的智慧医疗,促进云计算、大数据、物联网、移动互联网、虚拟现实等信息技术与健康服务的深度融合,提升健康信息服务能力
2017 年 5 月	《关于征求互联网诊疗管理办法(试行)(征求意见稿)》《关于推进互联网医疗服务发展的意见(征求意见稿)意见的函》	从互联网诊疗活动准入的要求、医疗机构执业规则、互联网诊疗活动监管以及相关法律责任明细 4 个方面,提出了具体的要求,"互联网+医疗"有法可依
2017 年 7 月	《新一代人工智能发展规划》	推广应用人工智能治疗新模式新手段,建立快速精准的智能医疗体系。探索智慧医院建设,开发人机协同的手术机器人、智能诊疗助手,研发柔性可穿戴、生物兼容的生理监测系统,研发人机协同临床智能诊疗方案,实现智能影像识别、病理分型和智能多学科会诊
2017 年 12 月	《促进新一代人工智能产业发展三年行动计划(2018~2020 年)》	到 2020 年,在工业、医疗、金融、交通等领域汇集一定规模的行业应用数据,用于支持创业创新。推动医学影像数据采集标准化与规范化,加快医疗影像辅助诊断系统的产品化及临床辅助应用
2018 年 3 月	《第十三届全国人民代表大会第一次会议关于政府工作报告的决议》	加速"互联网+医疗"、异地就医实时结算、分级诊疗、医联体等领域的建设
2018 年 4 月	《全国医院信息化建设标准与规范(试行)》	在《医院信息平台应用功能指引》和《医院信息化建设应用技术指引》基础上,明确医院信息化建设的建设内容和建设要求
2018 年 4 月	《关于促进"互联网+医疗健康"发展的意见》	健全"互联网+医疗健康"服务体系;完善"互联网+医疗健康"支撑体系,加快实现医疗健康信息互通共享,健全"互联网+医疗健康"标准体系,提高医院管理和便民服务水平;加强行业监管和安全保障,强化医疗质量监管,保障数据安全
2018 年 6 月	《关于做好 2018 年国家基本公共卫生服务项目工作的通知》	稳妥推进基层高血压医防融合试点、积极开展基层糖尿病医防融合管理工作,推动电子健康档案向个人开放等 3 项工作将为年度重点工作
2018 年 7 月	《关于深入开展"互联网+医疗健康"便民惠民活动的通知》(国卫规划发〔2018〕22 号)	加快推进智慧医院建设,改造优化诊疗流程。推进智能医学影像识别、病理分型和多学科会诊以及多种医疗健康场景下的智能语音技术应用,提高医疗服务效率

续表

发布时间	政策名称	主要内容
2018 年 7 月	《互联网诊疗管理办法（试行）》《互联网医院管理办法（试行）》《远程医疗服务管理规范（试行）》	首次明确互联网诊疗的定义，将"互联网+医疗服务"分为远程医疗、互联网诊疗活动、互联网医院三类；要求医师需具有三年独立临床经验，不得对首诊患者开展互联网诊疗等；对互联网医疗、互联网医院和远程医疗都做了明确的规范和指引
2018 年 8 月	《关于进一步推进以电子病历为核心的医疗机构信息化建设工作的通知》	建立健全电子病历信息化建设工作机制、不断加强电子病历信息化建设、充分发挥电子病历信息化作用、加强电子病历信息化水平评价
2018 年 9 月	《国家健康医疗大数据标准、安全和服务管理办法（试行）》	加强健康医疗大数据服务管理，促进"互联网+医疗健康"发展，充分发挥健康医疗大数据作为国家重要基础性战略资源的作用
2018 年 9 月	《互联网诊疗管理办法（试行）》《互联网医院管理办法（试行）》《远程医疗服务管理规范（试行）》	进一步规范互联网诊疗行为，发挥远程医疗服务积极作用，提高医疗服务效率，保证医疗质量和医疗安全
2018 年 10 月	《关于印发公立医院开展网络支付业务指导意见的通知》	要求有条件的地方可以探索区域共享网络支付平台建设，通过提供更加快捷的支付结算服务，优化服务流程，提高工作效率，提升服务质量，改善就医体验
2018 年 12 月	《关于印发电子病历系统应用水平分级评价管理办法（试行）及评价标准（试行）的通知》	电子病历系统应用水平分级评价管理办法；电子病历系统应用水平分级评价标准
2019 年 1 月	《关于开展"互联网+护理服务"试点工作的通知》	规范"互联网+护理服务"，保障医疗质量和安全，确定北京、上海、天津、江苏、浙江、广东为首批试点省市
2019 年 1 月	《国务院办公厅关于加强三级公立医院绩效考核工作的意见》	通过加强信息系统建设，提高绩效考核数据信息的准确性，保证关键数据信息自动生成、不可更改，确保绩效考核结果真实客观。根据医学规律和行业特点，发挥大数据优势，强化考核数据分析应用，提升医院科学管理水平
2019 年 3 月	《关于印发医院智慧服务分级评估标准体系（试行）的通知》	指导医疗机构科学、规范开展智慧医院建设，逐步建立适合国情的医疗机构智慧服务分级评估体系
2019 年 8 月	《关于印发〈促进健康产业高质量发展行动纲要（2019~2022 年）〉的通知》	发展优质健康管理；建设全民健康信息平台；应用健康医疗大数据；加快发展"互联网+医疗"；积极发展"互联网+药品流通"；发展"互联网+中医药贸易"

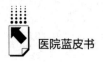

续表

发布时间	政策名称	主要内容
2019年8月	《关于印发全国深化"放管服"改革优化营商环境电视电话会议重点任务分工方案的通知》	2020年底前落实互联网诊疗和互联网医院管理相关政策,推动二级以上医院普遍提供分时段预约诊疗、诊间结算、移动支付等服务
2020年2月	《关于在疫情防控中做好互联网诊疗咨询服务工作的通知》	充分发挥互联网医疗服务优势,大力开展互联网诊疗服务,特别是对发热患者的互联网咨询服务,进一步完善"互联网+医疗健康"服务功能
2020年3月	《关于推进新冠肺炎疫情防控期间开展"互联网+"医保服务的指导意见》	明确要求常见病、慢性病患者在互联网医疗机构复诊可以依规进行医保报销
2020年3月	《关于深化医疗保障制度改革意见》	创新医保协议管理,及时将符合条件的医药机构纳入协议管理范围,支持"互联网+医疗"等新服务模式发展
2020年3月	《关于组织实施2020年新型基础设施建设工程(宽带网络和5G领域)的通知》	在七项5G创新应用提升工程中,"面向重大公共卫生突发事件的5G智慧医疗系统建设"居于首位
2020年4月	《〈关于推进"上云用数赋智"行动培育新经济发展实施方案〉的通知》	开展互联网医疗的医保结算、支付标准、药品网售、分级诊疗、远程会诊、多点执业、家庭医生、线上生态圈接诊等改革试点、实践探索和应用推广
2020年5月	《关于进一步完善预约诊疗制度加强智慧医院建设的通知》	推动互联网诊疗与互联网医院发展,总结新冠肺炎疫情防控时期开展互联网诊疗、建设互联网医院、运用远程医疗服务的有益经验
2020年7月	《关于支持新业态新模式健康发展激活消费市场带动扩大就业的意见》	积极发展互联网医疗,以改善互联网就医体验,打造健康消费新生态,进一步加强智慧医院建设,推进线上预约检查检验,探索检查结果、线上处方信息等互认制度,探索建立健全患者主导的医疗数据共享方式和制度
2020年7月	《关于进一步优化营商环境更好服务市场主体的实施意见》	互联网医疗服务纳入医保范围,鼓励地方通过搭建供需对接平台等为新技术、新产品提供更多应用场景
2020年8月	《关于印发医院信息互联互通标准化成熟度测评方案(2020年版)的通知》	指导医院信息标准化建设,推进医疗健康信息互联互通和共享协同,规范医院信息互联互通标准化成熟度测评工作开展
2020年10月	《关于进一步加强远程医疗网络能力建设的通知》	扩大网络覆盖、提高网络能力、推广网络应用、加强组织保障

续表

发布时间	政策名称	主要内容
2020 年 10 月	《关于积极推进"互联网+"医疗服务医保支付工作的指导意见》	明确"互联网+"医疗服务协议管理范围、协议申请条件,医保支付范围、结算对象,解决了如何支付的问题;强化"互联网+"医疗服务监管
2020 年 11 月	《药品网络销售监督管理办法(征求意见稿)》	药品零售企业通过网络销售处方药的,应当确保电子处方来源真实、可靠,并按照有关要求进行处方调剂审核,对已使用的处方进行电子标记
2020 年 12 月	《关于深入推进"互联网+医疗健康""五个一"服务行动的通知》	坚持线上线下一体融合,优化智慧医疗服务流程,推动区域信息共享互认;推进"一码通"融合服务,破除多码并存互不通用信息壁垒;推进"一站式"结算服务,完善"互联网+"医疗在线支付工作等
2020 年 12 月	《关于进一步推进"互联网+医疗健康"试点工作的通知》	各省(区、市)均可结合实际开展"互联网+护理服务"试点工作,进一步扩大试点范围并规范开展试点工作
2020 年 12 月	《关于进一步规范医疗行为促进合理医疗检查的指导意见》	卫生健康部门要加强区域卫生信息平台建设,通过建立医疗机构检查资料数据库或"云胶片"等形式,推进检查资料共享。加强紧密型城市医疗集团和县域医疗共同体建设,牵头医院要推进医疗联合体内信息互联互通,开展医疗检查的质量控制,通过互联网医院、互联网诊疗、远程医疗等方式,为患者提供便捷的检查服务
2020 年 12 月	《关于印发三级医院评审标准(2020 年版)的通知》	明确要求"医疗服务能力与质量安全监测数据部分",在评审综合得分中的权重不低于60%
2021 年 2 月	《电子病历系统应用水平分级评价工作规程和专家管理办法》	新增"监督管理"内容,提出对电子病历应用水平 0~4 级的医院每年度进行监督抽查,不合格者取消评价结果;不合格率超过 30%,驳回该年度该省全部审核结果。每年对既往通过 5 级以上的医院进行监督抽查,不合格的取消结果
2021 年 3 月	《医院智慧管理分级评估标准体系(试行)》	该标准评估对象为用信息化、智能化手段开展管理的医院。针对医院管理的核心内容,从智慧管理的功能和效果两个方面进行评估,评估结果分为 0 级至 5 级。评估项目划分为医疗护理管理、人力资源管理、财务资产管理、药品耗材管理、运营管理等 10 个工作角色 33 个业务项目
2021 年 3 月	《中华人民共和国国民经济和社会发展第十四个五年规划和 2035 年远景目标纲要》	支持社会办医,推广远程医疗,提升慢病管理服务质量;将符合条件的互联网医疗服务纳入医保支付范围

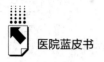

续表

发布时间	政策名称	主要内容
2021年4月	《关于服务"六稳""六保"进一步做好"放管服"改革有关工作的意见》	出台有关互联网诊疗服务和监管的规范性文件,推动互联网诊疗和互联网医院规范发展;支持实体医疗机构从业医务人员在互联网医院和诊疗平台多点执业;出台电子处方流转指导性文件;探索医疗机构处方信息与药品零售消费信息互联互通;优先推广针对急诊死亡率高的心血管疾病的智慧监测和医疗服务
2021年6月	《关于推动公立医院高质量发展的意见》	推动云计算、大数据、物联网、区块链、第五代移动通信(5G)等新一代信息技术与医疗服务深度融合。推进电子病历、智慧服务、智慧管理"三位一体"的智慧医院建设和医院信息标准化建设。大力发展远程医疗和互联网诊疗。推动手术机器人等智能医疗设备和智能辅助诊疗系统的研发与应用。建立药品追溯制度,探索公立医院处方信息与药品零售消费信息互联互通
2021年6月	《关于印发〈"十四五"优质高效医疗卫生服务体系建设实施方案〉的通知》	深度运用5G、人工智能等技术,打造国际先进水平的智慧医院,建设重大疾病数据中心。推进跨地区、跨机构信息系统的互联互通、互认共享、术语规范以及数据的整合管理,建设主要疾病数据库和大数据分析系统
2021年6月	《深化医药卫生体制改革2021年重点工作任务》	推进医保支付方式改革。推进按疾病诊断相关分组付费、按病种分组付费试点,促进精细管理,适时总结经验并向全国推广。推进全民健康信息化建设。制定全国医疗卫生机构医疗健康信息互通共享实施方案,破除信息壁垒,促进数据共享互认。加强智慧医院建设,推动人工智能、第五代移动通信(5G)等新技术应用
2021年7月	《人工智能医用软件产品分类界定指导原则》	在管理类别界定上,对于算法在医疗应用中成熟度低(指未上市或安全有效性尚未得到充分证实)的人工智能医用软件,若用于辅助决策,如提供病灶特征识别、病变性质判定、用药指导、治疗计划制定等临床诊疗建议,按照第三类医疗器械管理;若用于非辅助决策,如进行数据处理和测量等提供临床参考信息,按照第二类医疗器械管理。对于算法在医疗应用中成熟度高(指安全有效性已得到充分证实)的人工智能医用软件,其管理类别按照现行的《医疗器械分类目录》和分类界定文件等执行

续表

发布时间	政策名称	主要内容
2021 年 9 月	《关于印发"十四五"全民医疗保障规划的通知》	医疗保障信息化水平显著提升,全国统一的医疗保障信息平台全面建成,"互联网+医疗健康"医保服务不断完善,医保大数据和智能监控全面应用,医保电子凭证普遍推广,就医结算更加便捷。提出分步实施医疗器械唯一标识制度,拓展医疗器械唯一标识在卫生健康、医疗保障等领域的衔接应用
2021 年 10 月	《公立医院高质量发展促进行动(2021~2025 年)》	建设"三位一体"智慧医院。到 2022 年,全国二级和三级公立医院电子病历系统应用水平平均级别分别达到 3 级和 4 级,智慧服务平均级别力争达到 2 级和 3 级,智慧管理平均级别力争达到 1 级和 2 级。实施医疗质量提升行动。充分利用信息化手段开展医疗质量管理与控制;实施医院管理提升行动。提升医院管理精细化水平,建立基于数据循证的医院运营管理决策支持系统
2021 年 10 月	《三级医院评审标准(2020 年版)实施细则》	提及"信息化"20 次。提出强化基于电子病历的医院信息平台建设,满足医疗质量管理与控制工作需要。医院信息系统能够系统、连续、准确地采集、存储、传输、处理相关的信息,为医院管理、临床医疗和服务提供包括决策支持类的信息技术支撑,并根据国家相关规定,实现信息互联互通、交互共享
2021 年 10 月	《关于印发〈"十四五"国家临床专科能力建设规划〉的通知》	积极推动智慧医疗体系建设,加强人工智能、传感技术在医疗行业的探索实践,推广"互联网+"医疗服务新模式,争取在手术机器人、3D 打印、新医学材料应用、计算机智能辅助诊断、远程医疗等方面取得积极进展
2021 年 11 月	《关于印发〈"千县工程"县医院综合能力提升工作方案(2021~2025 年)〉的通知》	信息共享:建设实时交互智能平台,实现患者信息院前院内共享,提升重大急性病医疗救治质量和效率。改善设备:加快数字健康基础设施建设,改善医疗、信息化等设备。推动运营:管理规范建立医院运营管理决策支持系统,推动医院运营管理的科学化、规范化、精细化
2021 年 11 月	《关于印发 DRG/DIP 支付方式改革三年行动计划的通知》	落实 DRG/DIP 付费所需数据的传输需要,确保信息实时传输、分组结果和有关管理指标及时反馈并能实时监管。定点医疗机构开发病案智能校验工具
2021 年 11 月	《医疗机构检查检验结果互认管理办法(征求意见稿)》	医疗机构应当按照医院信息化建设标准与规范要求,加强以电子病历为核心的医院信息平台建设。建立健全本机构内的互认工作管理制度,加强人员培训,规范工作流程,为有关医务人员开展互认工作提供必要的设备设施及保障措施;医联体牵头医院应当推进医联体内数据信息的互联互通,加强检查检验的质量控制,提升检查检验的同质化水平,实现检查检验结果的互认共享

资料来源:广州艾力彼医疗管理中心数据库、公开信息整理。

Guangzhou Asclepius Healthcare Accreditation Institute

Guangzhou Asclepius Healthcare Accreditation Institute (hereinafter referred to as GAHA) is an independent third-party hospital evaluation institution based on big data. Combining the experiences and the data of Chinese hospitals competitiveness ranking for over a decade, GAHA established the Evaluation System of Comprehensive Competitiveness and Specialty Ability of Hospitals, and created Star Hospital Accreditation and Hospital Information Competitiveness Accreditation. Its star hospital accreditation standard was awarded the international recognized certification by ISQua (International Society for Quality in Health Care) in 2019, which is the first third-party hospital evaluation standard in mainland China to be internationally recognized. Moreover, its surveyor training programs are also accredited by ISQua in 2021. GAHA is also the first third-party hospital evaluation institute to be approved by the World Bank under the Ethical Principles in Health Care. Besides, in 2018, with the approval of the Education Department of Guangdong Province, GAHA officially became the student internship base spot of for Southern Medical University, School of Health Management. In September 2021, GAHA's hospital evaluation researcher was appointed as the postgraduate mentor of Social Medicine and Health Service Management (hospital evaluation direction) at Guangzhou University of Chinese Medicine.

GAHA to become the best big data founded, third-party hospital and innovative medical industry evaluation institute in China that matches international standards and regulations.

The mission of GAHA is to promote professionalization in hospital management, transparency of medical data, intelligence of the medical industry and value maximization of innovative products. GAHA will promote hospital management professionalism through hospital ranking, star hospital accreditation, management consulting and GAHA hospital management training, and enhances transparency of medical data through data products such as data research and mining, HIC ranking, HIT smart technology · hospital satisfaction ranking, hospital information competitiveness accreditation, HIC case competition, HQ-Share sharing information platforms, hospital operation and performance bench-marking projects.

GAHA organizes and conducts academic research on third-party hospital evaluation, medical big data, hospital specialty development, hospital operating efficiency, hospital investment and financing, hospital development strategy, etc. The GAHA research team has published dozens of hospital management papers in various medical management journals, and released over ten books such as *Annual Report on China's Hospital Competitiveness series* (*2016 – 2020*), *Annual Report on China Hospital Evaluation series* (*2018–2020*), *Annual Report on China's Private Hospital Competitiveness series* (*2014 – 2015*), *Hospital Brand Strategy*, and are the main translator of *the 4th fourth Edition of JCI Hospital Evaluation Standards*. Among these books, *Annual Report on China's Hospital Competitiveness* (*2017– 2018*) won the "Excellent Blue Book Award" in 2019 in the 10th Chinese Academy of Social Sciences Blue Book Selection Competition, ranking 37th out of more than 400 books and no. 1 in the big Health category. Since 2016, GAHA has been publishing the *Annual Report on Chinese Hospital Competitiveness* every year, an annual industry report based on horizontal and vertical comparative study and summary analysis of more than 3000 domestic and overseas hospitals of different levels and categories according to the results of Chinese hospitals competitiveness rankings.

Foreword

In October 2021, the National Health Commission issued the "High-quality Development Promotion Action of Public Hospitals (2021 – 2025)", which proposed that informatization should be taken as a priority field of hospital infrastructure construction, and a "trinity" smart hospital information system of electronic medical records, smart services and smart management should be built to improve the top-level design of smart hospital grading evaluation.

GAHA conducts sequential evaluation and ranking research on hospitals from the perspective of the third party, and now has a mature hospital evaluation system. The Chinese Smart hospital HIC 500 ranking was firstly published in 2015. It conducts stratified research and evaluation on the intelligence of hospitals from five dimensions: hospital basic information, information infrastructure construction and certification, investment in the construction of smart hospitals, innovative application of smart hospitals and industry influence so as to provide industry benchmark and development direction for the development of smart hospitals. With the continuous increase of national requirements for hospital information construction, GAHA launched the second blue book—*Blue Book of Hospitals: Annual Report on the Development of China's Smart Hospital* (2022).

In the "14th Five-year Plan" period, facing the complex international situation, China's smart medical technology development must be self-reliant, based on technological innovation and research and development. In recent years, GAHA has been conducting research and evaluation on translational medicine in hospitals, and will launch the list of best Hospitals for Translational Medicine in 2021 to promote the innovation of national smart medical technology and the development of translational medicine research.

298

The further improvement of smart hospitals and translational medicine requires the collaborative development of "industry-university-research-medical investment" and the full cooperation of medical-related enterprises, including the three subsectors of MIT. M stands for MED (Medical Equipment and Device); I stands for In Vitro Diagnostic device (IVD); T stands for HIT (Hospital Information Technology). In order to improve the information competitiveness of hospitals and the research capacity of translational medicine, GAHA released HIT Smart Technology · Hospital satisfaction ranking for the first time in 2021. The ranking of Smart MED medical equipment and hospital satisfaction and the ranking of Smart IVD diagnostic equipment and hospital satisfaction will be released for the first time this year.

As an annual development report of the industry, I expect that the publication of this book can provide valuable industry information and decision-making basis for the construction of smart hospitals in China.

Cao Ronggui
Former Vice Minister of Heath Department
Former President of Chinese Hospital Association
6th Jun, 2022

Preface

President Xi said Innovation is the soul of a nation's progress and the inexhaustible driving force for a country's prosperity. In the fierce international competition, only the innovators are strong, and only the innovators will win.

In 2016, the State Council issued the "National Innovation – Driven Development Strategy Outline", which emphasized that the government will promote innovation and entrepreneurship, stimulate the creativity of the whole society; strengthen the main body of innovation, lead innovation and development; optimize the layout of regional innovation, and create regional economic growth poles. The state has paid more and more attention to the innovation and transformation of the medical and health field, and has frequently introduced policies to promote the implementation of innovation achievements.

The high quality development of hospital is inseparable from the application of cutting-edge technology and innovative technology in medical treatment. With the mission of promoting hospital innovation and transformation, GAHA responds to the innovative China strategy and combines the characteristics of the medical industry and industry to take the lead in putting forward the integrated development strategy of "industry – university – research – medical investment", namely, the medical industry, universities, research institutes, hospitals and investment institutions. Based on years of quantitative evaluation of hospitals, HIC evaluation of smart hospitals and industrialization evaluation of translational medicine, GAHA further promotes the evaluation of intelligent MIT in medical enterprises. We hope to promote the innovative development of "smart hospital, robot application, intelligent inspection, image future, new ultrasound, intelligent pharmaceutical management, large-scale intervention, hospital IOT".

How to promote the high – quality development of hospitals, enhance the competitiveness of specialties and make medical treatment step to a new level under the condition of intelligence is a subject worthy of careful study. It is hoped that the publication of *Blue Book of Hospital*: *China Smart Hospital Development Report 2022* will take science and technology to empower hospital management to improve the level of specialized diagnosis and treatment as a starting point, bring out the old and bring forth the new, establish an innovation benchmark in the medical field, and bring enlightenment to promote the innovation of Chinese hospitals!

Eric YK Chong

Director of Guangzhou Ailibi Hospital Management Center

June 6, 2022

Abstract

Blue Book of Hospitals: Annual Report on the Development of China's Smart Hospital 2022 is based on two series of GAHA's Smart Hospital Ranking, one is Smart Hospital HIC rankings, the other is Medical Enterprise MIT rankings, and it analyzes the ranking results horizontally and vertically. Complying with the principle of data-driving and fact-based, this report analyzes Chinese smart hospitals at different levels, through methods of statistical analysis, literature review, data comparison, quantitative and qualitative analysis, in order to find out the problems existing in the development of domestic smart hospitals and medical enterprises, explore the prospect of high-quality development of smart hospitals in the future, and provide valuable reference for hospital managers to make decisions.

Smart hospital construction promotes high-quality development of hospitals is theme of this report which analyzes the present situation and development prospects of Chinese smart hospital and smart medical industry. Based on the results of the GAHA rankings in 2022, it conducts hierarchical classification analysis of smart hospitals and satisfaction analysis of smart medical equipment industry, and selects excellent smart hospital cases for the reference of hospital managers. Firstly, from the perspective of the current situation and prospects, the development of hospital informatization and intelligence in China is still in the growth stage, and its high-speed development requires the full integration and application of AI, 5G, blockchain, Internet of Things and other new technologies into smart hospitals. Medical enterprises, as the main providers of core technologies of smart medical care, will face significant changes and transformations with the rapid growth of the market demand and the rapid expansion of the scale of smart medical care, as well as the guidance and support of industry policies. Secondly, from the perspective of stratification and classification, the information competitiveness of top-level hospitals is the best as well as their medical strength. Prefecture-level hospitals and specialized hospitals have higher information competitiveness, while the information competitiveness of private hospitals is comparatively weak. Thirdly, from the perspective of the satisfaction of the smart medical equipment industry, the headquarters of the enterprises listed in the satisfaction rankings of Medical Equipment and Device (MED) and In Vitro Diagnostic (IVD) equipment are mainly concentrated in Shanghai, Beijing and Shenzhen and other economically developed areas. The number of domestic brands on both rankings is more than that of foreign brands, indicating that domestic brands have stronger development potential and market competitiveness. The manufacturers listed in Hospital Information Technology (HIT) satisfaction ranking are mainly from Shanghai, Beijing, Zhejiang and Guangdong, with a total of more than 70%.

Keywords: Smart Hospital; Medical Enterprise; Medical Equipment; Hospital Ranking

Contents

I General Report

Abstract: The development status of smart hospitals is comprehensively evaluated from the HIC double horizontal and double vertical evaluation matrix of smart hospitals developed by GAHA. From the HIC ranking of smart hospitals in 2022, it can be seen that the development prospect of smart hospitals includes the long-term impact of time-free medical treatment, blockchain and meta-universe technology on the wisdom of hospitals. As the main provider of key technologies in smart medical care, MIT will face significant changes and transformation with the rapid growth of the smart medical market demand and the rapid expansion of the scale, as well as the guidance and support of industry policies. By reviewing the policy environment of smart medical care in recent years and analyzing the intelligent development level of medical enterprise MIT, it provides decision-making basis for participants in the construction of smart medical ecosystem.

Keywords: Smart Hospital; Smart Medicine; Medical Enterprise; MIT

II Theme Reports

B . 2 Report on the Development of "Industry-University-
Research Hospital Investment" in Hospital Wisdom in 2022

Wang Xinglin, Li Qiong and Cai Hua / 020

Abstract: This article will conduct a comprehensive research on the construction, academic, research, medical, and investment rankings related to smart hospitals and the development of the development of integrated platforms based on data. Essence Data results tips: The size of the domestic smart medical market and registered enterprises are growing rapidly, but the distribution of enterprises that are meticulous MIT in the shortlisted hospital satisfaction. The first echelon cities are concentrated in Beijing and Shanghai. The "double first -class" discipline settings of strong medical universities have nothing to do with intelligence; 34. 1% of the 80th pharmaceuticals are included in the three-way hospitals of Bei-Shang-Guang Top Medical University; Essence In the construction and industrial clusterization of high -tech parks, the first echelon city attracts foreign capital; the second echelon is mainly private. In addition, MIT's listing companies are obviously uneven, and they have left sufficient room for introduction for other cities. At present, the hospital's intelligent development needs are large, and the R & D and transformation and industry matching are insufficient; especially the HIT companies are small and scattered. To solve the "stuck neck", the government needs to promote it. Only in order to lead the direction of industrial investment and the formation of industrial clustering, and create a competitive integrated platform.

Keywords: Hospital Intelligentization; Industry, Research and Medical Investment; Industrial Clustering; Integrated Platform

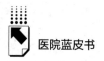

B . 3   Report on Policy Environment and Future Prospects

of Smart Cities and Smart Hospitals in China in 2022

Wu Qingzhou, Chen Peitian, Wang Wenhui and Eric YK Chong / 037

Abstract: This paper mainly introduces the policy environment and development process of smart city and smart hospital in China, and forecasts the future prospect of smart hospital innovation. From the concept of "smart", the evolution of smart city, the emergence of smart medical treatment and the development of policy environment, the value and future prospects of smart hospital construction in continuously promoting medical service improvement, accelerating the high-quality development of hospitals, enabling the improvement of the overall medical level and so on are summarized. Finally, it is suggested that hospitals at all levels should take measures according to the time and place, select the optimal construction strategy based on their own site conditions, processes and investment, attach importance to information security infrastructure construction, and constantly improve the information security awareness of all staff.

Keywords: Smart City; Smart Medicine; Smart Hospital

Ⅲ   Smart Health Services Reports

B . 4   Smart hospital HIC 500 Research report in 2022

Chen Peitian, Wang Wenhui, Wu Qingzhou, Xu Quanguang and Liu Xin / 048

Abstract: This report analyzes smart hospital HIC 500 listed hospitals from the aspects of geographical distribution, hospital grade and cross list, describes the current situation of smart hospital construction in China through data, seeks benchmark for smart hospital construction, and helps promote hospital informatization construction and improve hospital management ability through model effect. According to the analysis, smart hospital HIC listed hospitals are mainly distributed in the eastern coastal provinces and cities with good economic development and rich medical resources. In terms of capital investment, the top 100, 300 and 500 hospitals show a gradually decreasing trend. In general, the construction level of smart hospitals has a strong positive correlation with regional economy, hospital strength and construction investment.

Keywords: Smart Hospital; Informatization Construction; HIC Index

B.5   HIC Hierarchical Classification Research Report on Smart Hospitals in 2022

Wang Wenhui, Chen Peitian, Wu Qingzhou, Xu Quanguang and Liu Xin / 062

Abstract: This report analyzes the geographical distribution and construction investment of the smart hospital sub-list by stratification (including top hospitals, provincial hospitals, prefecture-level hospitals, and county-level hospitals) and classification (including TCM hospitals, specialized hospitals, and private hospitals). For the same level and the same type of hospital to find benchmark, explore in line with the hospital information construction and development direction. According to the stratified and classified analysis, the number of hospitals on the list is far ahead in East China, while the number of hospitals on the list is small in northwest China. Among the three provinces (autonomous regions and municipalities) in South China, only Guangdong province has the highest number. According to the statistics of provinces (regions and cities), Jiangsu, Guangdong, Zhejiang and Beijing all ranked top, while the number of hospitals listed in western provinces (regions and cities) was relatively small.

Keywords: Stratification and Classification; Smart Hospital; HIC Index

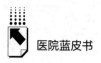

B.6　Translational Medicine Research Report 2022

Eric YK Chong, Liu Jianwen and Liang Wanying / 069

Abstract：This report analyzes the regional distribution and some ranking indicators of the top 80 hospitals for translational Medicine in 2022. It found that the landing is the maximum number of institutions in Shanghai and Beijing（17）, followed by Guangdong（8）, 80 - strong hospital region have a more prosperous economic development, medical equipment, or drug manufacturer, high quality medical schools and other characteristics, can for the hospital scientific research and personnel training, project cooperation, support transformation of scientific research achievements, etc. From the ranking index, the number of hospital invention patent authorization increased in recent three years. High-quality personnel allocation, difficult research projects and results showed great differences with the ranking of the list, indicating a large gap in translational medicine research capacity among the top 80 hospitals. Most of the top 80 hospitals are affiliated to universities and have close exchanges with universities in terms of translational medicine research platform construction and project cooperation. This report lists typical cases of translational medicine research in hospitals, in order to provide reference for the cooperation model of hospitals, universities and enterprises, integrate multiple resources and advantages, improve the commercialization rate of research results, and apply them to the clinical benefit of patients.

Keywords：Translational Medicine；Project Cooperation；Productization

Ⅳ　Smart Medical Industry Reports

B.7　2022 Research Report on HIT

Xu Quanguang, Liu Jiahao and Weng Jianing / 079

Abstract：HIT hospital information industry development status and related policies are briefly analyzed. According to the survey of the hospital feedback information and related industries, output HIT wisdom technology, hospital satisfaction list, the hope is that according to the degree of hospital, medical information dimension of manufacturer's comprehensive strength and brand competitiveness, to HIT the existing software systems, Internet of things technology vendors for effective evaluation. The results show that donghua Hospital occupies the highest proportion of HIS (11. 28%), followed by Chuangye Huikang, Neusoft Group and Weining Health with 10. 39% , 9. 50% and 9. 20% , respectively. The top four users account for more than 40% ; In terms of the overall distribution of electronic medical record system (EMR) manufacturers, Jiahe Meikang, Weining Health and Donghua Medical Occupy 17. 51% , 10. 92% and 9. 15% respectively, and Jiahe Meikang is in the leading position. From the evaluation of the high level of electronic medical records, Neusoft group has helped 30 hospital customers to pass the high-level functional application level of the national electronic medical records system, and is currently leading the industry.

Keywords: Software System; Internet of Things; Hospital Informatization

B . 8   2022 Reseach Report on MED and IVD

Liu Jianwen, Li Haizhen, Liang Wanying,

Qiu Yue and Lei Zhishan / 092

Abstract: With the continuous growth of the demand for MED and IVD medical equipment, China has issued encouraging policies to promote the high-quality development of domestic medical equipment industry in recent years. This report analyzes the brands of major MED and IVD manufacturers from the aspects of listed number, geographical distribution, origin distribution and listing status. GE and Philips ranked the most on the MED list, while Roche, Abbott and Mindray ranked the most on the IVD list, all leading the industry. In terms of geographical distribution, the headquarters of the listed companies are mainly concentrated in Shanghai, Beijing and Shenzhen, and the distribution of headquarters is positively correlated with regional economic development. From

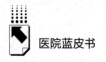

the perspective of domestic imports, the number of domestic brands on both lists is more than that of imported brands, indicating that domestic brands have development potential and market competitiveness. Moreover, the total number of listed companies or subsidiaries of listed companies accounts for more than 50%, and their brand medical equipment occupies a certain market share.

Keywords: Medical Equipment; In Vitro Diagnostic; Equipment Manufacturer Brand

V Reports on the Intelligence of Private Hospitals

B.9 Report on the Development of Private Hospitals in 2022

Cai Hua, Guo Zhenkui, Luo Yun, Chen Shenze and Weng Jianing / 106

Abstract: Under the background of the promotion of private medical service by the government, the number of private hospitals has been increasing, and private medical service has become an important force of medical service. As an important part of China's medical and health service system, private medical services are of great significance in meeting the diverse and multi-level needs of the people for medical and health services. This report aims to track the development and change of private hospitals from the perspectives of regional distribution, change trend and origin type by analyzing the list of private hospitals. The analysis shows that the strong are getting stronger and the weak are getting weaker. Tertiary hospitals and general hospitals play a dominant role in the ranking, and the comprehensive strength of head hospitals is constantly improving.

Keywords: Private Medical Service; Private Hospitals; Regional Distribution

Abstract: The report analyzes the top 100 social medical groups and top 50 listed medical service enterprises in 2021 from the dimensions of number, size, category, geographical distribution, listing and operating status, and understands the development and changes of competitiveness of social medical groups and listed medical service enterprises. hrough the comparative study, it is found that in 2021, the scale of social hospital groups will continue to expand, and ophthalmology and women and children occupy the main advantages in specialty areas. East and North China remain the main centers of social medical group headquarters, with Beijing and Shanghai continuing to top the list, with one new overseas city added. In 2021, the top 50 listed medical service enterprises face fierce competition, the ranking of the list changes greatly, the competitiveness of enterprises is constantly improving, and there is "organic growth". The social medical industry is about to enter a critical period of transformation from quantitative change to qualitative change. In 2021, the government will strengthen the on-site inspection of listed medical service enterprises and IPO enterprises, and the capital market management will be more strict and standardized. In the future, collectivization development and listing are two major development directions of specialized hospital group.

Keywords: Private Medical Service; Private Hospital Group; Listed Enterprise; Medical Service; Competitiveness

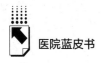
Ⅵ   Case Reports

B.11   Hospital VTE Prevention and Management
System Construction

Zhu Siqi，Huang Chengzhang，Ding Xiaorong，

Song Weidong and Yi Li / 131

Abstract：The construction of the prevention and management system of intravenous venous thrombosis in the hospital is a guarantee for effective prevention and diagnosis and treatment of venous thrombosis. Our hospital has achieved remarkable results in the construction of the system, so that the prevention and control system is quickly implemented and the management system is gradually improved. This article introduces the steps and specific processes of the construction of the system, focusing on the analysis of the construction details and methods. It is believed that the construction of the system should be led by the administrative management department and steadily advanced in stages. The means to ensure the standardization of the process, dynamically adjust the quality control indicators, and promote the efficient and stable operation of the project.

Keywords：Varic Venous Thrombosis；Prevention and Treatment；Informatization

B.12   Deepen System Research and Development and Application,
and Constantly Improve Management Effectiveness

Wu Xueying，Tang Qihai，Yang Lei，Wang Yulong，Long Jianjun，

Chen Xiaojun，Yang Jie，Tang Yafang and Shen Anna / 138

Abstract：With the wisdom of the construction of the hospital, various kinds of software emerge in endlessly, specialized subject of hospital business process optimization, system construction, information construction and application of medical quality management are also gradually deepened, good application of information system can improve work efficiency, comprehensively promote clinical raise health care's quality and safety and quality management. The three cases provided in this report introduce the application of information system from the perspectives of emergency business process optimization, rehabilitation digital specialty construction, intelligent MDT security management of adverse events in hospitals, and improve the effectiveness of medical management.

Keywords: Emergency Green Channel; Rehabilitation Management; Adverse Event Management

B.13 Chinese Medicine Intelligent Auxiliary Decision System Based on Chinese Medicine Knowledge Base

Xiao Zhen, Dong Liang / 144

Abstract: Knowledge base is the organic combination of artificial intelligence and database, and is the key and core of a series of artificial intelligence systems such as expert system and decision support system. The construction of intelligent clinical assisted decision system is mainly aimed at serving clinical diagnosis and treatment practice, mining and inheriting TCM experience and meeting the needs of TCM personnel training. In this paper, the construction and clinical application of knowledge base of TCM and intelligent auxiliary decision system are explored. The results show that the overall score of the electronic medical record completed by using the intelligent assisted decision system is higher than that completed by not using the electronic medical record, indicating that the intelligent assisted decision system has obvious effect on improving the quality of electronic medical record in Longhua Hospital. Through the establishment of intelligent decision-making system and the application of TCM knowledge base system in clinical practice, the

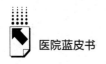
医院蓝皮书

efficiency of hospital treatment and the quality of electronic medical record can be effectively improved, and the patient evaluation with higher satisfaction can be obtained.

Keywords: Chinese Medicine; Knowledge Base; Intelligent Auxiliary Decision

B.14　Build a Homogeneous Quality Management Platform to
　　　 Enhance the Service Capacity of the Medical Community

Zhang Hua, Jiang Xuefeng, Xu Qiang, Chen Zhigao and Gu Huimin / 148

Abstract: For medical, medical services, common development of whole body, in order to enhance service for our internal quality safety and grassroots medical institutions ability as the goal, really take leading hospital comprehensive ability of pipe, use "hematopoiesis" means to promote grassroots medical institutions service ability, also for the implementation of medical total body health care payment reform, unified optimization classification diagnosis and lay a solid foundation. Centering on the national requirements for the construction of "community of responsibility, community of management, community of service and community of interest" by the medical community, this paper expounds that our hospital carries out personalized and targeted promotion according to the characteristics and needs of primary hospitals, and builds a homogenized quality management platform based on quality management tools such as RCA, PDCA and OKR.

Keywords: Medical Body; Primary Health Care; Homogeneity

B.15　Build an Extended, Integrated and Standard Medical
　　　 Data Intelligent Platform

Wang Ning, Chen Liying, Jiao Yun, Geng Likai and Wan Yanping / 154

Abstract: After years of informatization construction, the hospital accumulated the massive medical data, the data distribution in different system, how to make full use of the information platform to realize the connectivity between the information system, medical data management application, give full play to the value of data assets, comprehensive support hospital medicine, teaching and research of the development needs of the business, is a question. This paper introduces how to build a highly expanded, hyper-converged, standardized medical data intelligent platform through two cases.

Keywords: Medical Data Platform; Data Governance; Connectivity

B.16 Exploration and application of "Internet + Medical Care"

Li Bing, Li Xinglin, Huang Jinyu, Chen Bin and Gu Xiaohui / 160

Abstract: In recent years, with the continuous development of technology, under the guidance of national policies, many hospitals have actively explored "Internet + medical care", in order to meet people's growing demand for health services and promote the development of graded diagnosis and treatment. In this paper, three cases of hospitals are selected to discuss the concrete embodiment of exploring and applying the "Internet + Medical" mode in the comprehensive construction of hospitals, and jointly explore the changes brought by the Internet hospital service mode to hospitals and patients. Relying on Internet hospitals, Liuzhou Workers' Hospital has carried out exploration and practice, and established a health management model of whole-person, whole-process and whole-cycle chronic disease management. Hangzhou First People's Hospital has actively promoted the construction of "Internet + Medical", improved the level of equal, universal and convenient medical and health services, and made convenient medical treatment at your fingertips. Sichuan Province People's Hospital of Internet hospital with "to provide patients with cover pre-hospital and grade of the courts, the classification of hospital after continuous health management" as the goal, to explore the building in conformity with the characteristics of sichuan province people's hospital Internet hospital whole course management system and operation

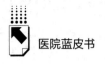
mode, has realized the cross-regional, cross team (doctors, nurses, dieticians, management personnel) management, So that chronic disease management gradually deepened.

Keywords: "Internet +"; Internet Hospital; Graded Diagnosis and Treatment

B.17 Application of Fully Structured Electronic Medical
    Record Based on Standardized Medical Terms

Qin Xihu, Tang Liming, Liu Guangjun and Chen Qiang / 166

Abstract: Wisdom to solve our country hospital health data standard is not unified, developing hospital information department and clinical inadequate communication, to improve data quality and application level, such problems as insufficient information safety protection ability, this paper proposes a whole structured based on medical terminology standardization and application and popularization of electronic medical records to complete the full structured medical record, 219108, 131600 standardized medical terms and 69019 templates for writing medical records have been created, forming more than 600 million standardized medical data. It has achieved: standardizing diagnosis and treatment behavior, improving medical quality, unifying data induction, serving scientific research management, sharing medical information, boosting graded diagnosis and treatment, promoting artificial intelligence, and derivating health products.

Keywords: Fully Structured Electronic Medical Records; Standardized Medical Terms; Artificial Intelligence

VII Appendices

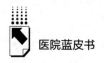

皮 书

智库成果出版与传播平台

❖ 皮书定义 ❖

皮书是对中国与世界发展状况和热点问题进行年度监测，以专业的角度、专家的视野和实证研究方法，针对某一领域或区域现状与发展态势展开分析和预测，具备前沿性、原创性、实证性、连续性、时效性等特点的公开出版物，由一系列权威研究报告组成。

❖ 皮书作者 ❖

皮书系列报告作者以国内外一流研究机构、知名高校等重点智库的研究人员为主，多为相关领域一流专家学者，他们的观点代表了当下学界对中国与世界的现实和未来最高水平的解读与分析。截至 2021 年底，皮书研创机构逾千家，报告作者累计超过 10 万人。

❖ 皮书荣誉 ❖

皮书作为中国社会科学院基础理论研究与应用对策研究融合发展的代表性成果，不仅是哲学社会科学工作者服务中国特色社会主义现代化建设的重要成果，更是助力中国特色新型智库建设、构建中国特色哲学社会科学"三大体系"的重要平台。皮书系列先后被列入"十二五""十三五""十四五"时期国家重点出版物出版专项规划项目；2013~2022 年，重点皮书列入中国社会科学院国家哲学社会科学创新工程项目。

皮书网

（网址：www.pishu.cn）

发布皮书研创资讯，传播皮书精彩内容
引领皮书出版潮流，打造皮书服务平台

栏目设置

◆关于皮书

何谓皮书、皮书分类、皮书大事记、
皮书荣誉、皮书出版第一人、皮书编辑部

◆最新资讯

通知公告、新闻动态、媒体聚焦、
网站专题、视频直播、下载专区

◆皮书研创

皮书规范、皮书选题、皮书出版、
皮书研究、研创团队

◆皮书评奖评价

指标体系、皮书评价、皮书评奖

◆皮书研究院理事会

理事会章程、理事单位、个人理事、高级
研究员、理事会秘书处、入会指南

所获荣誉

◆2008年、2011年、2014年，皮书网均
在全国新闻出版业网站荣誉评选中获得
"最具商业价值网站"称号；

◆2012年,获得"出版业网站百强"称号。

网库合一

2014年，皮书网与皮书数据库端口合
一，实现资源共享，搭建智库成果融合创
新平台。

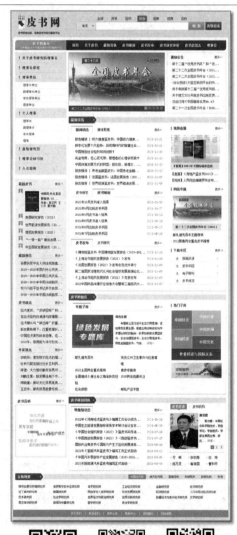

皮书网

"皮书说"
微信公众号

皮书微博

权威报告·连续出版·独家资源

皮书数据库
ANNUAL REPORT(YEARBOOK)
DATABASE

分析解读当下中国发展变迁的高端智库平台

所获荣誉

- 2020年，入选全国新闻出版深度融合发展创新案例
- 2019年，入选国家新闻出版署数字出版精品遴选推荐计划
- 2016年，入选"十三五"国家重点电子出版物出版规划骨干工程
- 2013年，荣获"中国出版政府奖·网络出版物奖"提名奖
- 连续多年荣获中国数字出版博览会"数字出版·优秀品牌"奖

皮书数据库

"社科数托邦"
微信公众号

成为会员

登录网址www.pishu.com.cn访问皮书数据库网站或下载皮书数据库APP，通过手机号码验证或邮箱验证即可成为皮书数据库会员。

会员福利

- 已注册用户购书后可免费获赠100元皮书数据库充值卡。刮开充值卡涂层获取充值密码，登录并进入"会员中心"—"在线充值"—"充值卡充值"，充值成功即可购买和查看数据库内容。
- 会员福利最终解释权归社会科学文献出版社所有。

数据库服务热线：400-008-6695
数据库服务QQ：2475522410
数据库服务邮箱：database@ssap.cn
图书销售热线：010-59367070/7028
图书服务QQ：1265056568
图书服务邮箱：duzhe@ssap.cn

社会科学文献出版社 皮书系列
SOCIAL SCIENCES ACADEMIC PRESS (CHINA)
卡号：939513644743
密码：

S 基本子库
SUB DATABASE

中国社会发展数据库（下设 12 个专题子库）

紧扣人口、政治、外交、法律、教育、医疗卫生、资源环境等 12 个社会发展领域的前沿和热点，全面整合专业著作、智库报告、学术资讯、调研数据等类型资源，帮助用户追踪中国社会发展动态、研究社会发展战略与政策、了解社会热点问题、分析社会发展趋势。

中国经济发展数据库（下设 12 专题子库）

内容涵盖宏观经济、产业经济、工业经济、农业经济、财政金融、房地产经济、城市经济、商业贸易等 12 个重点经济领域，为把握经济运行态势、洞察经济发展规律、研判经济发展趋势、进行经济调控决策提供参考和依据。

中国行业发展数据库（下设 17 个专题子库）

以中国国民经济行业分类为依据，覆盖金融业、旅游业、交通运输业、能源矿产业、制造业等 100 多个行业，跟踪分析国民经济相关行业市场运行状况和政策导向，汇集行业发展前沿资讯，为投资、从业及各种经济决策提供理论支撑和实践指导。

中国区域发展数据库（下设 4 个专题子库）

对中国特定区域内的经济、社会、文化等领域现状与发展情况进行深度分析和预测，涉及省级行政区、城市群、城市、农村等不同维度，研究层级至县及县以下行政区，为学者研究地方经济社会宏观态势、经验模式、发展案例提供支撑，为地方政府决策提供参考。

中国文化传媒数据库（下设 18 个专题子库）

内容覆盖文化产业、新闻传播、电影娱乐、文学艺术、群众文化、图书情报等 18 个重点研究领域，聚焦文化传媒领域发展前沿、热点话题、行业实践，服务用户的教学科研、文化投资、企业规划等需要。

世界经济与国际关系数据库（下设 6 个专题子库）

整合世界经济、国际政治、世界文化与科技、全球性问题、国际组织与国际法、区域研究 6 大领域研究成果，对世界经济形势、国际形势进行连续性深度分析，对年度热点问题进行专题解读，为研判全球发展趋势提供事实和数据支持。

法律声明

"皮书系列"（含蓝皮书、绿皮书、黄皮书）之品牌由社会科学文献出版社最早使用并持续至今，现已被中国图书行业所熟知。"皮书系列"的相关商标已在国家商标管理部门商标局注册，包括但不限于LOGO（ ）、皮书、Pishu、经济蓝皮书、社会蓝皮书等。"皮书系列"图书的注册商标专用权及封面设计、版式设计的著作权均为社会科学文献出版社所有。未经社会科学文献出版社书面授权许可，任何使用与"皮书系列"图书注册商标、封面设计、版式设计相同或者近似的文字、图形或其组合的行为均系侵权行为。

经作者授权，本书的专有出版权及信息网络传播权等为社会科学文献出版社享有。未经社会科学文献出版社书面授权许可，任何就本书内容的复制、发行或以数字形式进行网络传播的行为均系侵权行为。

社会科学文献出版社将通过法律途径追究上述侵权行为的法律责任，维护自身合法权益。

欢迎社会各界人士对侵犯社会科学文献出版社上述权利的侵权行为进行举报。电话：010-59367121，电子邮箱：fawubu@ssap.cn。

社会科学文献出版社